Comprendre l'écho-Doppler vasculaire

CHEZ LE MÊME ÉDITEUR

Dans la même collection

IRM PRATIQUE EN NEURORADIOLOGIE, par F. HÉRAN, F. LAFITTE. 2007, 368 pages.

IRM PRATIQUE, par L. ARRIVÉ. 2007, 304 pages.

Autres ouvrages

NEURO-IMAGERIE. NEURORADIOLOGIE DIAGNOSTIQUE, par J.-L. DIETEMANN. *Collection Imagerie médicale – Précis*. 2007, 712 pages.

IMAGERIE DU RACHIS, DES MÉNINGES ET DE LA MOELLE ÉPINIÈRE, par F. LECOUVET, G. COSNARD. *Collection Imagerie médicale – Diagnostic*. 2007, 2e édition, 336 pages.

IRM EN GYNÉCOLOGIE, OBSTÉTRIQUE ET SÉNOLOGIE, par C. BALLEYGUIER, N. PERROT. *Collection Imagerie médicale – Diagnostic*. 2007, 448 pages.

IMAGERIE DIAGNOSTIQUE DU SEIN. MAMMOGRAPHIE, ÉCHOGRAPHIE, IRM, TECHNIQUES INTERVENTIONNELLES, par S. HEYWANG-KÖBRUNNER, I. SCHREER. *Collection Imagerie médicale – Précis*. 2007, 528 pages.

IMAGERIE DE LA THYROÏDE, par J. TRAMALLONI. *Collection Imagerie médicale – Formation*. 2006, 192 pages.

COMPRENDRE L'IRM, par B. KASTLER, D. VETTER. *Collection Imagerie médicale – Diagnostic*. 2006, 6e édition, 400 pages.

IMAGERIE CARDIAQUE : SCANNER ET IRM, par O. VIGNAUX. *Collection Imagerie médicale – Diagnostic*. 2005, 264 pages.

RADIOPROTECTION EN MILIEU MÉDICAL, par Y.-S. CORDOLIANI. *Collection Abrégés de médecine*. 2005, 208 pages.

ECHOGRAPHIE ENDOVAGINALE. DOPPLER COULEUR EN GYNÉCOLOGIE-OBSTÉTRIQUE, par N. PERROT, I. FREY. *Collection Imagerie médicale – Diagnostic*. 5e édition, 2004, 288 pages.

ECHO-DOPPLER VASCULAIRE ET VISCÉRAL, par PH. MELKI, O. HÉLÉNON, F. CORNUD. *Collection Imagerie médicale – Diagnostic*. 1999, 296 pages.

Imagerie médicale
PRATIQUE

Comprendre l'écho-Doppler vasculaire

Kenneth MYERS
Amy CLOUGH

Traduit de l'anglais par :
Marie-France Bellin

ELSEVIER
MASSON

Traduction autorisée de l'ouvrage publié en langue anglaise sous le titre
Making sense of vascular ultrasound
A hands-on guide

First published in Great Britain in 2004 by Arnold, a member of the Hodder headline Group

Whilst the advice and information in this book are believed to be true and accurate at the date of foing to press, neither the author[s] nor the publisher can accept any legal responsibility or liability for any errors or omissions that may be made. In particular, (but without limiting the generality of the preceding disclaimer) every effort has been made to check drug dosages ; however it is still possible that errors have been missed. Furthermore, dosage schedules are constantly being revised and new side-effects recognized. For these reasons the reader is strongly urged to consult the drug companies' printed instructions before aministering any of the drugs recommended in this book.

ISBN : 978-2-294-06448-7

ELSEVIER MASSON S.A.S. – 62, rue Camille-Desmoulins,
92442 Issy-les-Moulineaux cedex

Auteurs et traductrice

AUTEURS

Myers Kenneth A
MS FRACS FACS DDU(Vasc)
Consultant Vascular Surgeon, Epworth Hospital and Monash Medical centre; Consultant in Vascular Imaging, Melbourne Vascular Ultrasound, Melbourne, Victoria, Australia

Clough Amy
BSc DMU(Vasc)
Senior Vascular Ultrasonographer, Melbourne Vascular Ultrasound, Epworth Hospital, Melbourne, Victoria, Australia

TRADUCTRICE

Bellin Marie-France
Professeur des universités, université Paris-Sud 11, praticien hospitalier, chef du service d'imagerie médicale, hôpital Paul-Brousse AP-HP, Villejuif, France

Avant-propos

On observe, depuis ces trente dernières années, une explosion de technologies nouvelles en matière d'ultrasonographie vasculaire. Les appareils rustiques en noir et blanc du milieu des années 1980 sont maintenant remplacés par des appareils très sophistiqués qui visualisent le flux en imagerie couleur bi- ou tridimensionnelle. Ils utilisent à la fois le mode B et l'évaluation Doppler associée à l'imagerie en Doppler puissance et harmonique ; de nombreuses innovations technologiques sont encore à venir. Partout dans le monde il n'y a pratiquement plus d'exercice de la radiologie, de la chirurgie vasculaire ou de la médecine vasculaire qui n'utilise les ultrasons pour évaluer les patients ayant des pathologies artérielles ou veineuses. Les échographistes généralistes doivent désormais se familiariser avec les pré-requis spécifiques de l'échographie vasculaire, ses avantages et ses limites. De plus en plus, on utilise l'échographie pour guider concrètement à la fois le traitement des maladies artérielles et celui des maladies veineuses. Pour le diagnostic, les rôles respectifs de l'artériographie conventionnelle, de l'échographie et des autres modalités d'imagerie sont en train d'être réévalués afin d'optimiser leur apport et de permettre leur complémentarité. L'avantage essentiel de l'ultrasonographie repose sur son caractère non invasif et relativement peu coûteux. Néanmoins, l'ultrasonographie vasculaire est complexe et son apprentissage peut devenir difficile, que ce soit pour les débutants ou les praticiens expérimentés. Le but de ce livre est de rentrer au cœur des applications des principes physiques et physiologiques pour obtenir de l'échographie les meilleurs résultats, quelque soit le site vasculaire examiné. Il est conçu pour être un livre pratique utilisable pour répondre rapidement aux questions soulevées par la pratique quotidienne. Bien sûr, il pourra également devenir un livre de référence concis pour les échographistes en formation qui doivent apprendre les techniques et réussir leurs examens. Nous espérons qu'il simplifie les questions complexes de façon à rendre facilement accessible l'ultrasonographie vasculaire.

Sommaire

Liste des abréviations

AAA	anévrisme de l'aorte abdominale
ABI	*ankle/brachial pressure index* (index de pression cheville/bras)
ACA	artère cérébrale antérieure
ACC	artère carotide commune
ACE	artère carotide externe
ACI	artère carotide interne
ACM	artère cérébrale moyenne
ACoA	artère communicante antérieure
ACoP	artère communicante postérieure
ACP	artère cérébrale postérieure
AFC	artère fémorale commune
AFP	artère fémorale profonde
AFS	artère fémorale superficielle
AIC	artère iliaque commune
AICA	artère cérébelleuse inféro-antérieure
AIE	artère iliaque externe
AII	artère iliaque interne
AIT	accident ischémique transitoire
ALARA	*as low as reasonably achievable* (niveau le plus faible possible)
AMI	artère mésentérique inférieure
AMS	artère mésentérique supérieure
ATA	artère tibiale antérieure
ATP	artère tibiale postérieure
CGS	crosse de la grande veine saphène
CPS	crosse de la petite veine saphène
DGC	*depth gain compensation* (compensation du gain en fonction de la profondeur)

DSA	*digital subtraction angiography* (angiographie digitalisée par soustraction)
EC	extension à la cuisse de la petite veine saphène
EPS	élargissement spectral holosystolique
EVAR	*endovascular aneurysm repair* (réparation endovasculaire des anévrismes, endoprothèses)
FAV	fistule artérioveineuse
GVS	grande veine saphène
HITS	*high-intensity transient signals* (signaux transitoires de haute intensité)
IA	indice d'accélération
IP	indice de pulsatilité
IR	indice de résistance
KE	*kinetic energy* (énergie cinétique)
PE	*potential energy* (énergie potentielle)
PICA	artère cérébelleuse inféro-postérieure
PPG	photopléthysmographie
PRF	*pulse repetition frequency* (fréquence de répétition des impulsions)
PSP	pic systolique précoce
PTFE	polytétrafluoro-éthylène
PVS	petive veine saphène
RAR	*renal-aortic ratio* (ratio réno-aortique)
ROC	*receiver operating characteristics*
RTD	ratio télédiastolique
TA	temps d'accélération
TGC	*time gain compensation* (courbe de compensation du gain en fonction du temps)
TIPS	*transjugular intrahepatic portosystemic shunting* (shunt porto-systémique intrahépatique posé par voie transjugulaire)
TSC	*time sensitivity control* (contrôle de la sensibilité en fonction du temps)
TVP	thrombose veineuse profonde
VCCA	veine circonflexe de la cuisse antérieure
VCCP	veine circonflexe de la cuisse postérieure
VCI	veine cave inférieure
VCS	veine cave supérieure
VF	veine fémorale
VFC	veine fémorale commune
VFP	veine fémorale profonde
VFS	veine fémorale superficielle

VIC	veine iliaque commune
VIE	veine iliaque externe
VII	veine iliaque interne
VMI	veine mésentérique inférieure
VMS	veine mésentérique supérieure
VSAA	veine saphène accessoire antérieure
VSAP	veine saphène accessoire postérieure
VSM	vitesse systolique maximale
VTA	veine tibiale antérieure
VTD	vitesse télédiastolique
VTP	veine tibiale postérieure

CHAPITRE

1

Principes de l'ultrasonographie vasculaire

L'ultrasonographie vasculaire associe des modalités variées pour étudier les vaisseaux et le flux sanguin (Fig. 1-1). Les appareils modernes combinent l'utilisation du mode B et du Doppler pulsé, connue sous le nom de balayage en duplex. Ce livre n'essaye pas d'explorer tous les aspects de la physique des ultrasons, car ils sont décrits dans des ouvrages spécifiques (voir « Lectures recommandées » en fin d'ouvrage). Néanmoins, l'ultrasonographie vasculaire ne peut pas être appréhendée sans discuter les principes de base.

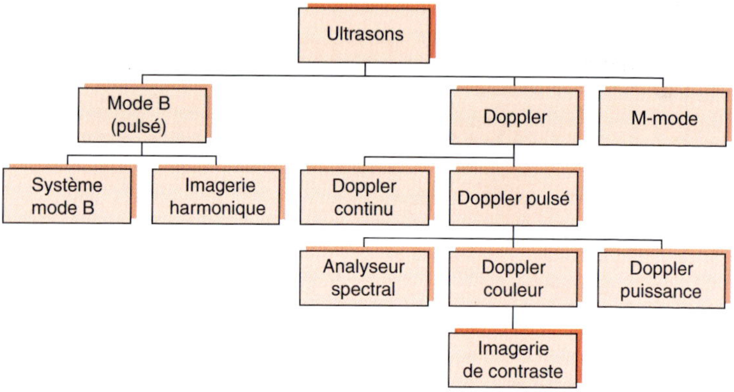

Fig. 1-1
Modalités utilisées en ultrasonographie vasculaire pour l'étude des vaisseaux sanguins et du flux.

PRINCIPES DE BASE DE L'ÉCHOGRAPHIE

Les principales caractéristiques des ondes acoustiques sont décrites dans l'encadré 1-1.

Les ultrasons ont une fréquence > 20 KHz, qui se situe au-delà de l'échelle des fréquences accessibles à l'oreille humaine. Les fréquences utilisées se chiffrent en millions de cycles par seconde (MHz). Les ultrasons sont générés et détectés grâce aux oscillations mécaniques de cristaux synthétiques piézo-électriques (effet piézo-électrique) (Fig. 1-2).

PROPAGATION DES ULTRASONS DANS LES TISSUS

Les ultrasons interagissent avec les tissus lors de leur propagation aller et retour (Fig. 1-3). Leurs propriétés sont exposées dans l'encadré 1-2.

Encadré 1-1
Caractéristiques des ondes ultrasonores

- **Fréquence** : nombre de cycles par seconde (1Hz = 1 cycle/s)
- **Période** : durée d'un cycle (secondes)
- **Longueur d'onde** : longueur d'un cycle (mm)
- **Vélocité** : vitesse de propagation de l'onde ultrasonore (cm/s)
- **Amplitude** : quantité d'énergie de l'onde ultrasonore
- **Puissance** : taux de transfert d'énergie (W)
- **Intensité** : puissance/surface (W/m^2)

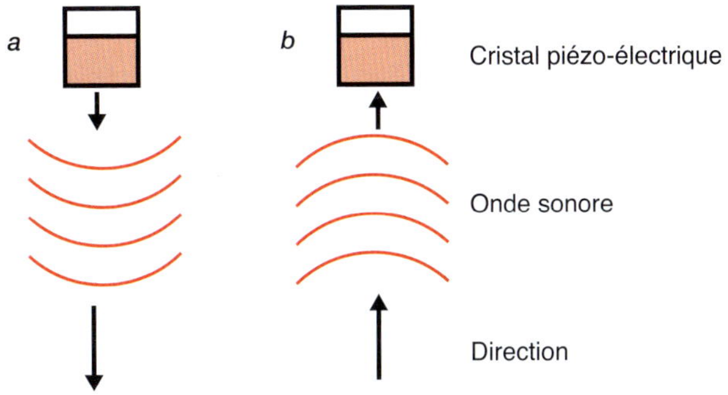

Fig. 1-2
Signaux ultrasonores.
a. Un courant électrique appliqué à un cristal piézo-électrique entraîne son expansion puis sa contraction, ce qui génère des ultrasons à la même fréquence que celle qui traverse le corps.
b. Les ondes ultrasonores réfléchies frappent le cristal et engendrent des signaux électriques alternatifs à la même fréquence que ceux qui sont ensuite produits par l'appareil d'échographie.

L'EFFET DOPPLER : INTERACTION DES ULTRASONS AVEC LE FLUX CIRCULANT

Lorsqu'une source émet des ondes acoustiques, la fréquence de l'onde réfléchie à partir d'un objet situé sur son trajet augmente ou diminue respectivement selon que l'objet se rapproche ou s'éloigne de la source. C'est l'**effet Doppler** (Christian Andreas Doppler [1803–1863] était un mathématicien autrichien) et le changement de fréquence est appelé **signal Doppler**. Les ultrasons émis par une source stationnaire et dirigés vers le flux circulant détectent un signal Doppler provenant des globules rouges qui est proportionnel à la vélocité sanguine et se situe dans le domaine des fréquences audibles (Fig. 1-8).

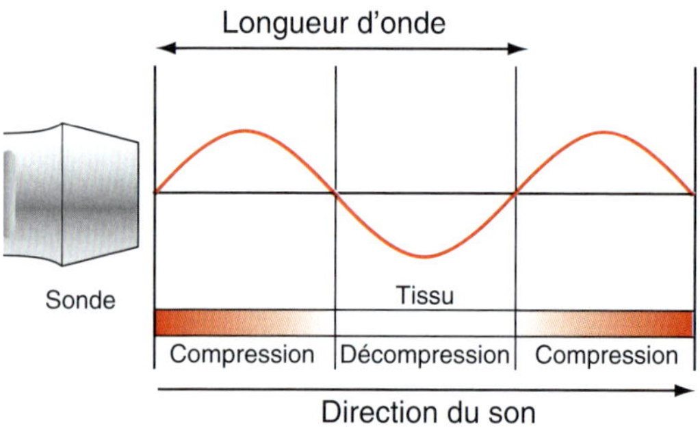

Fig. 1-3
Passage des ultrasons à travers les tissus.
Les ultrasons traversent les tissus comme une onde longitudinale qui provoque une oscillation des particules tissulaires dans la même direction et à la même fréquence.

Encadré 1-2
Propriétés des ultrasons

- **Vitesse de propagation** : moyenne dans les tissus mous = 1540 m/s
- **L'indépendance acoustique** moyenne dans la résistance à la transmission à travers un tissu – l'impédance acoustique moyenne dans les tissus mous est Z = 1,6 kg/m^2/s (Rayls)
- **Interface** : jonction entre des tissus d'impédances acoustiques différentes
- **Réflexion** : lorsque les ultrasons rencontrent une interface plus grande que la longueur d'onde avec des angles proches de 90° (Fig. 1-4)
- **Réfraction** : lorsque les ultrasons frappent une interface avec un angle au-delà d'un angle critique différent de 90° (Fig. 1-5)
- **Diffusion** : lorsqu'un ultrason rencontre des particules ou une surface rugueuse (Fig. 1-6)
- **Interférence** : plusieurs ondes ultrasonores de fréquences différentes traversent un tissu et se rehaussent ou entrent en compétition l'une avec l'autre
- **Atténuation** : perte d'énergie ultrasonore lors du passage des tissus, proportionnelle à la fréquence ultrasonore, à la distance entre la sonde et le point étudié, et à la densité tissulaire (Fig. 1-7)
- **Absorption** : conversion de l'énergie ultrasonore en chaleur lors du passage des tissus

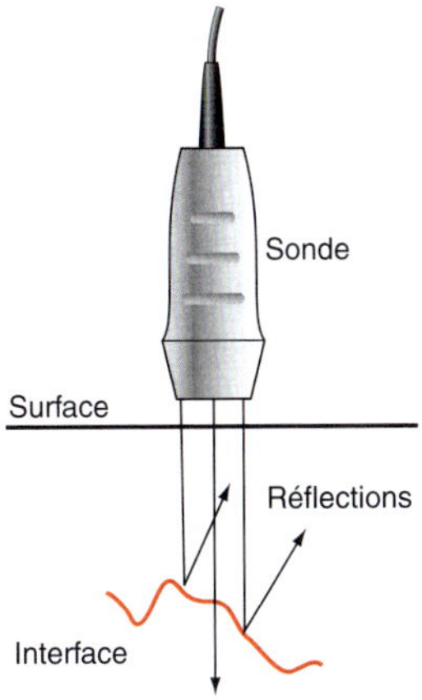

Fig. 1-4
Réflexion.
Un « réflecteur puissant » est un réflecteur dont les impédances de part et d'autre de l'interface sont très différentes.
• Dans la plupart des tissus : seulement 1 à 2 % des ultrasons sont réfléchis.
• Interface tissu mou et air : > 99 % sont réfléchis, ce qui explique que le couplage par un gel soit nécessaire entre la sonde et la peau.
• Interface tissu mou et os : environ 40 % des ultrasons sont réfléchis et les études transcrâniennes peuvent être difficiles.
• Les réflexions provenant du sang sont faibles comparativement à celles provenant des tissus solides.

Le signal Doppler ou fréquence Doppler (f_d) est calculé selon la formule :

$$f_d = \frac{2 f_0 v \cos\theta}{c}$$

où

f_o = fréquence des ultrasons transmis à partir de la sonde
v = vélocité du flux sanguin
θ = angle entre la direction du flux sanguin et l'axe d'insonation
c = vélocité des ultrasons dans les tissus (1540 m/s).

Par exemple, si :

$$f_o = 5 \times 10^6 \text{ (5 MHz)}$$
$$v = 100 \text{ cm/s}$$
$$\theta = 60°\text{, donc } \cos\theta = 0,5$$
$$f_o = (2 \times 5 \times 10^6 \times 100 \times 0,5)/1540 = 3246 \text{ cycles/s} \approx 3,2 \text{ KHz}$$

La vélocité du flux sanguin (v) est calculée d'après la fréquence Doppler de la manière suivante :

$$v = f_d c / 2 f_o \cos\theta$$

Par exemple, si :

$$f_d = 5000 \text{ cycles/s} = 5,0 \text{ KHz}$$

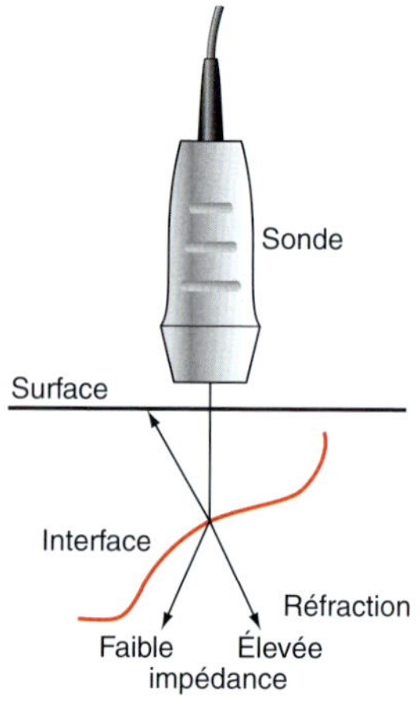

Fig. 1-5
Réfraction.
Une partie du faisceau est réfléchie, tandis que le reste continue à être transmis mais à un angle différent dépendant des différences de vitesse pour chaque milieu.

$$f_d = 7{,}5 \times 10^6 \text{ (7,5 MHz)}$$

$$\theta = 60°\text{, donc } \cos\theta = 0{,}5$$

$$v = (5000 \times 1540)/(2 \times 7{,}5 \times 10^6 \times 0{,}5) = 1{,}027 \text{ m/s} \approx 100 \text{ cm/s}$$

Les appareils d'échographie calculent la fréquence Doppler pour un angle incident donné. Théoriquement, si $\theta = 90°$, alors $\cos\theta = 0$ aucun signal vasculaire n'est enregistré. Une erreur dans la mesure de θ entraîne une erreur dans le calcul de la vélocité, qui est d'autant plus grande que θ augmente ; il faut donc éviter d'utiliser un angle $\theta > 60°$. Par exemple :

- une erreur de 5 % pour $\theta = 30°$ induit une erreur de 5 % pour la mesure de la vélocité ;
- tandis qu'une erreur de 5 % pour $\theta = 70°$ entraîne une erreur de 20 % pour la mesure de la vélocité.

SONDES ET FAISCEAUX ULTRASONORES

SONDES D'ÉCHO-DOPPLER CONTINU

Une sonde crayon contient deux cristaux piézo-électriques ; l'un émet et l'autre reçoit les signaux (Fig. 1-9). La sonde dispose habituellement d'un

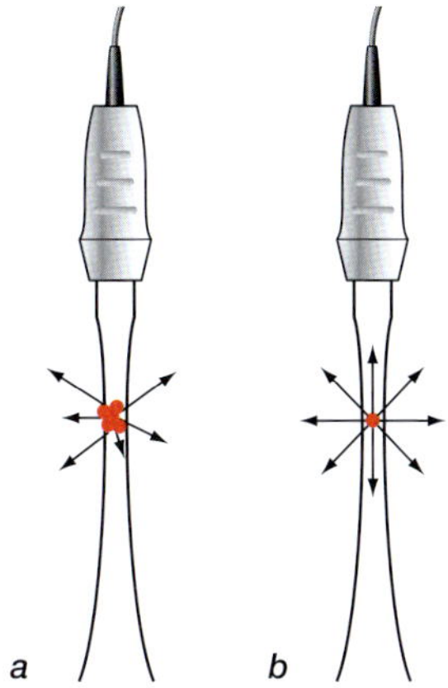

Fig. 1-6
Diffusion.
Elle survient lorsque les ultrasons rencontrent une particule ou un objet qui a une taille différente ou plus petite que celle de la longueur d'onde du faisceau ultrasonore.
a. Une particule dont la taille est approximativement la même que la longueur de l'onde diffuse à un degré variable dans différentes directions. Le degré de diffusion dépend de la fréquence de l'onde et de l'angle d'insonation.
b. Une particule plus petite que la longueur d'onde, tel le globule rouge, diffuse l'onde incidente de la même manière dans toutes les directions (il s'agit de la **diffusion de Rayleigh** ; le Baron John William Rayleigh [1842–1919] était un physicien anglais) indépendamment de l'angle d'insonation.

dos contenant de l'air pour une meilleure sensibilité. Elle opère à une seule fréquence continue, la plus favorable étant autour de 8 MHz.

SONDES DE DOPPLER PULSÉ

Les sondes modernes de Doppler pulsé sont constituées d'une rangée de plusieurs cristaux piézo-électriques appelée array (Fig. 1-10). Un amortisseur est placé derrière cette rangée, permettant d'amortir les vibrations des cristaux.

Les caractéristiques des sondes sont les suivantes :

- **empreinte** : forme de la surface de la sonde ;
- **champ de vue** : surface (ou zone) incluse dans le faisceau ;
- **dimensions** : forme de la sonde dans les trois dimensions :
  - **longueur** : focalisation dans le plan d'élévation ;
  - **largeur** : plan de balayage ;
  - **épaisseur** : elle détermine la fréquence.

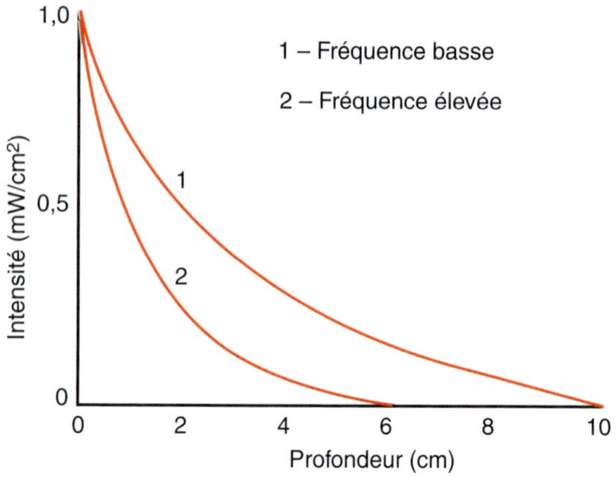

Fig. 1-7
Atténuation.
• Décroissance exponentielle, surtout due à l'absorption mais aussi à la réflexion, à la réfraction, à la diffusion et à la diffraction.
• Moins importante pour les signaux de basse fréquence, tels que ceux utilisés pour l'examen des structures abdominales profondes.
• Plus importante pour les signaux de haute fréquence, tels que ceux utilisés pour l'examen des structures superficielles.
• Faible pour le sang, plus élevée pour les tissus mous et très élevée pour les poumons et les os.

Faisceau ultrasonore pulsé

Le faisceau principal est tridimensionnel et est projeté dans une certaine direction. D'autres faisceaux de plus basse intensité mais de fréquence identique sont également produits (Fig. 1-11). Les interactions entre les multiples composants différents qui forment l'onde ultrasonore sont appelées **lobes latéraux** et ont un aspect tridimensionnel au niveau des plans de balayage et d'élévation. L'interférence entre les nombreuses ondes émises par les multiples cristaux piézo-électriques entraîne la formation de **lobes « parasites »** qui sont bidimensionnels seulement dans le plan de balayage.

Chaque écho réfléchi qui retourne à la sonde est représenté par un pixel auquel est assignée une brillance ou une couleur selon le mode ultrasonore utilisé. L'image est formée à partir de l'association de nombreux pixels. Les cristaux piézo-électriques utilisés pour l'écho-Doppler pulsé ont une fréquence de résonance centrale, mais les sondes modernes utilisent des cristaux piézo-électriques à large bande qui génèrent différentes fréquences. Cela permet d'utiliser simultanément des modes différents.

La qualité de l'image dépend de plusieurs facteurs :

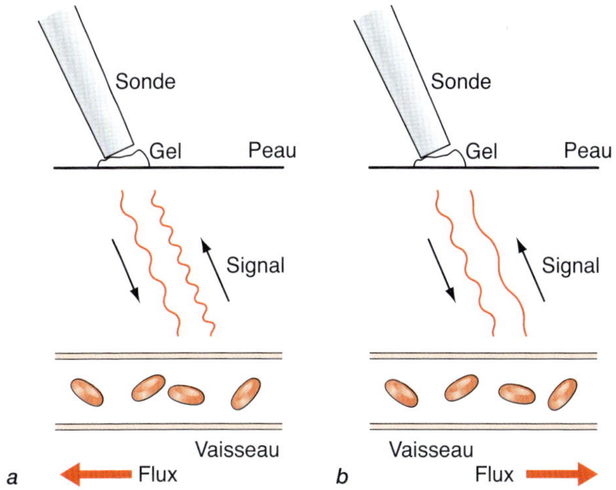

Fig. 1-8
Signal Doppler (fréquence Doppler).
a. Le sang se déplaçant vers la sonde induit une fréquence Doppler positive.
b. Le sang s'éloignant de la sonde produit une fréquence Doppler négative.

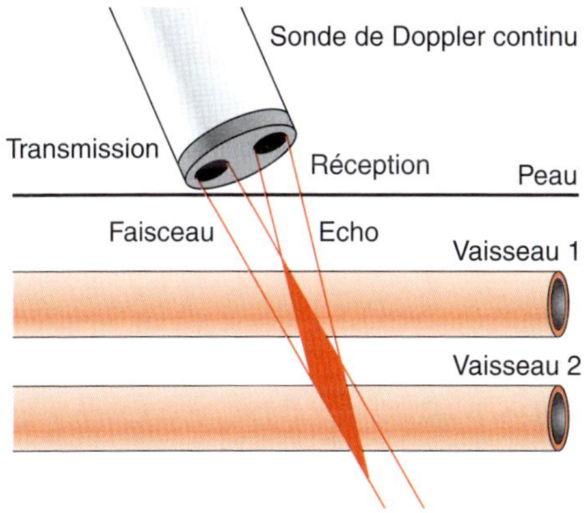

Fig. 1-9
Sonde d'écho-Doppler continu.
Le segment gris foncé représente la zone de sensibilité maximale pour la réception du signal et couvre plusieurs vaisseaux du champ.

- **fréquence de répétition des impulsions** (*pulse repetition frequency* [PRF]) : la fréquence d'émission des impulsions à partir de la sonde (KHz) ;
- **profondeur de champ** : elle dépend de la fréquence ultrasonore, de la puissance des signaux et du type du tissu ;

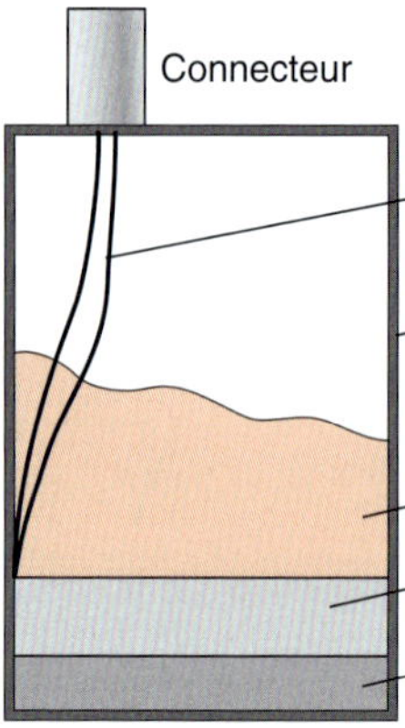

Fig. 1-10
Modèle d'une sonde de Doppler pulsé.
- Plaque frontale pour éviter la réflexion.
- À l'arrière, couche amortissante pour réduire les oscillations.

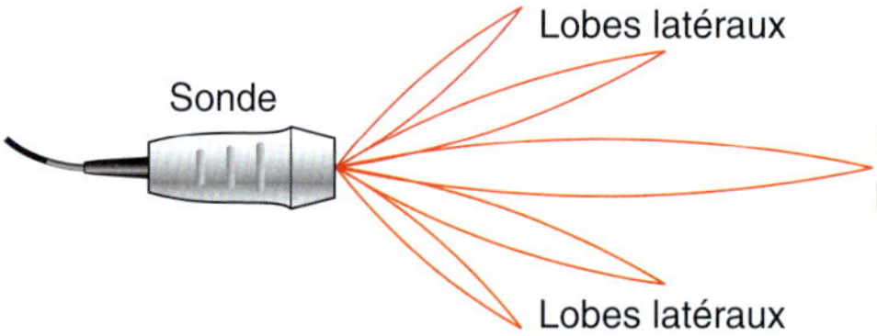

Fig. 1-11
Faisceau principal et lobes latéraux.

- **courbe de compensation du gain en fonction du temps** (*time gain compensation* [TGC]) : afin que la brillance soit égale sur toute la profondeur du champ, les échos provenant de zones de profondeurs différentes peuvent être supprimés ou rehaussés, notamment les signaux profonds, d'habitude atténués ;
- **gamme dynamique** : elle permet à l'opérateur d'augmenter ou de diminuer l'échelle des niveaux de brillance des échos qui sont générés. Lorsque la gamme dynamique est faible (compression augmentée), les échos de niveau bas sont supprimés, entraînant un plus grand contraste des signaux d'intensité plus élevée. C'est une fonction de préréglage si bien que, lorsque l'on doit étudier une zone où les échos sont de niveau bas, cette dernière devra être à nouveau balayée avec une gamme dynamique plus élevée ;
- **courbes de compression** : elles modifient la manière dont la brillance des échos est stockée et leur assignent des niveaux de gris sur

l'écran. C'est une fonction de post-traitement (ou *post-processing*) qui fait que l'image n'a pas à être à nouveau balayée ;

- **champ de vue et lignes de tir** : l'étendue des images visualisées sur l'écran et le nombre de lignes composant l'image ;
- **cadence images** : l'image est effacée lorsque le processus de création de l'image est achevé au niveau de la totalité du champ d'exploration, et l'écran est rafraîchi avec une nouvelle image. La cadence image est réglée pour que le balayage apparaisse continu et en temps réel. La visualisation peut être gelée à n'importe quel moment ;
- **persistance** : elle moyenne la brillance ou la couleur affectée à chaque pixel sur plus d'une image. Augmenter la persistance lisse l'aspect des images en temps réel. La cadence images apparente est alors diminuée, bien que la cadence images réelle soit inchangée. Par ailleurs, augmenter la persistance diminue la résolution temporelle.

Focalisation et direction du faisceau

Le faisceau ultrasonore est focalisé vers un **point focal** où l'intensité du faisceau est maximale ; au-delà, le faisceau diverge et acquiert progressivement un diamètre croissant et une intensité moindre (Fig. 1-12).

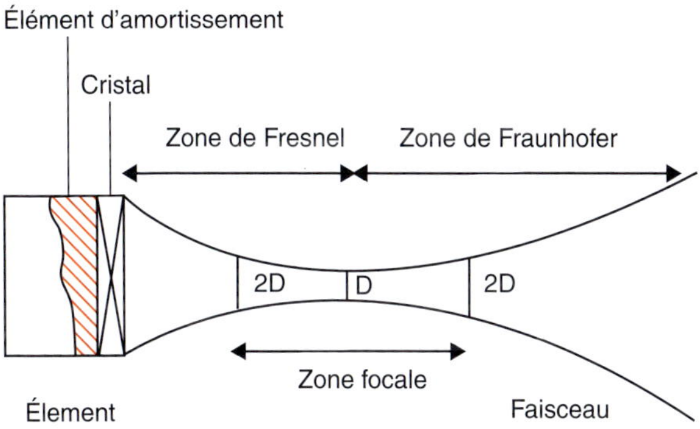

Fig. 1-12
Faisceau d'ultrasons focalisés.
• Champ proche (zone de Fresnel) entre la source et le point de focalisation.
• Point de focalisation (D) où le faisceau a le plus petit diamètre.
• Zone focale au-delà de laquelle la largeur est inférieure à 2 fois la largeur minimale au point focal (2D).
• Champ éloigné (zone de Fraunhofer) au-delà du point focal.

Le faisceau ultrasonore dans le plan d'élévation est focalisé par une lentille acoustique, ce qui n'est pas réglable. Le faisceau est aussi focalisé dans le plan de front d'onde, ce qui ne peut être contrôlé. La focalisation électronique modifie la séquence d'activation des cristaux piézo-électriques de la sonde. Des cristaux piézo-électriques déterminés à l'intérieur de la sonde se comportent comme un élément unique mais plus volumineux. Chacun d'entre eux est activé à différents moments pour diriger et/ou focaliser des fronts d'ondes ultrasonores (Fig. 1-13). Plus le nombre de cristaux utilisés

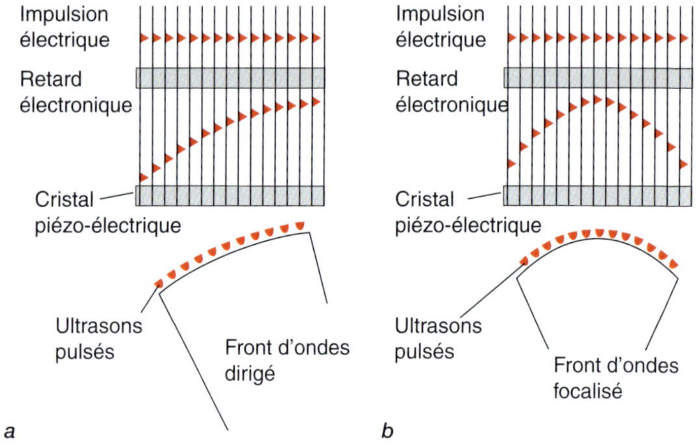

Fig. 1-13
Contrôle du faisceau.
a. L'excitation des éléments du côté gauche avant ceux de droite **dirige** le faisceau vers l'extérieur à droite.
b. L'excitation des éléments externes avant les éléments centraux **fait converger** (ou **focalise**) le faisceau en avant.

est élevé, meilleur est le contrôle de la forme du faisceau. Plus l'intervalle de temps entre les excitations des éléments est long, plus l'angle directionnel est grand.

Résolution

- La **résolution axiale** est la capacité de distinguer deux échos sur l'axe de tir. Elle est améliorée par des impulsions brèves à des fréquences élevées.
- La **résolution latérale** est la capacité de distinguer deux échos dans la largeur du faisceau. Elle est améliorée par la focalisation électronique des sondes array.
- La **résolution temporelle** est la capacité de distinguer deux événements à des temps différents. Elle est améliorée par une cadence images élevée. Avec les appareils modernes, c'est rarement un

problème en mode B, mais elle peut être basse pour le Doppler couleur et le Doppler puissance.

Différents types de sonde avec batterie de cristaux

Trois types de sondes électroniques avec batterie de cristaux (array) sont couramment utilisés en ultrasonographie vasculaire. Les fréquences auxquelles elles travaillent sont différentes selon les constructeurs.

Sonde linéaire à batterie de cristaux (Fig. 1-14)

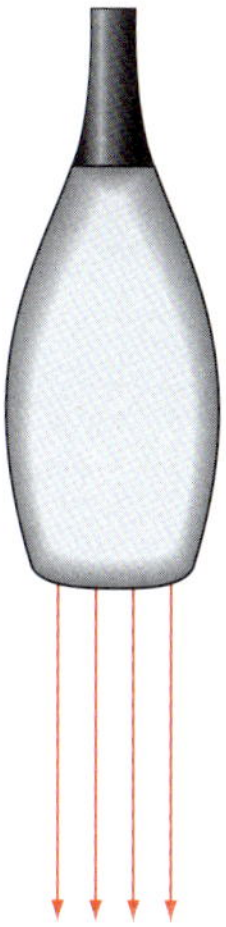

Fig. 1-14
Faisceaux émis par une sonde linéaire.

Les caractéristiques de cette sonde sont :

- **empreinte** : rangée rectiligne de 128–512 éléments ;
- **champ de vue et lignes de tir** : rectangulaire avec des lignes de tir parallèles ;
- **résolution** : égale sur toute la profondeur en raison des lignes parallèles de vision ;
- **angle d'insonation** : perpendiculaire à la sonde en mode B, et à 15° en Doppler afin de garder les signaux indépendants ;
- **production du faisceau** : elle n'intéresse jamais la totalité de la batterie de cristaux à un temps donné, car les éléments sont excités de manière séquentielle ;
- **fréquences** : moyennes à élevées (5–12 MHz) afin d'obtenir une bonne résolution superficielle malgré une pénétration faible requise pour l'examen des structures superficielles ;

- **contrôle de la direction du faisceau** : possible avec certaines machines ;
- **focalisation** : possible.

Sonde curvilinéaire (courbe) à batterie de cristaux (Fig. 1-15)

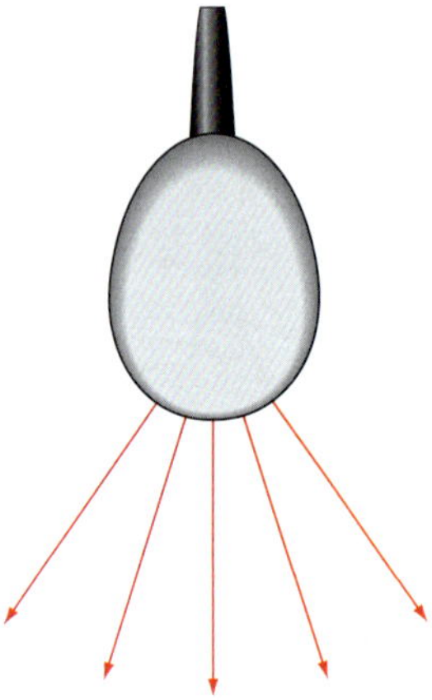

Fig. 1-15
Faisceaux émis par une sonde courbe.

Les caractéristiques de cette sonde sont :

- **empreinte** : rangée courbe et longue de 128–512 éléments piézo-électriques ;
- **champ de vue et lignes de tir** : le champ de vue est plus grand que pour les sondes linéaires, car il existe des lignes de tir radiales ; ces dernières rendent toutefois l'angulation plus difficile ;
- **résolution** : résolution diminuée aux bords du champ de vue en raison d'une diminution du nombre d'éléments qui forment le faisceau et d'une moins bonne résolution à la partie profonde du champ de vue des lignes de tir divergentes. La résolution est inférieure à celle d'une sonde linéaire, mais meilleure que celle d'une sonde phased array ;
- **angle d'insonation** : perpendiculaire à la sonde à la fois en mode B et en Doppler ;
- **production du faisceau** : identique à celle d'une sonde linéaire ;
- **fréquences** : basses à moyennes (2–7 MHz), adaptées à l'étude des organes profonds ;
- **contrôle de la direction du faisceau** : impossible ;
- **focalisation** : possible.

Sonde phased array (Fig. 1-16)

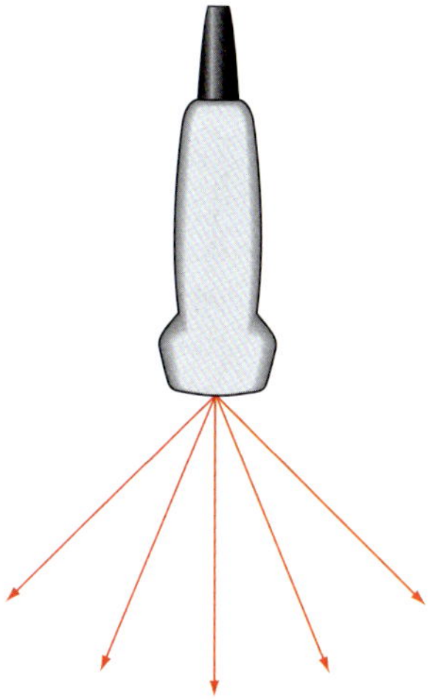

Fig. 1-16
Faisceaux émis par une sonde phased array.

Les caractéristiques de cette sonde sont :

- **empreinte** : petite avec une rangée courte et droite de 64–128 cristaux piézo-électriques. Cela la rend facile à manœuvrer dans les localisations difficiles, tels les études transcrâniennes ou les examens abdominaux où l'angulation est difficile ;
- **champ de vue et lignes de tir** : le champ de vue est plus grand que pour les sondes linéaires array en raison des lignes de tir radiales ;
- **résolution** : résolution diminuée sur les bords du champ de vue en raison d'un nombre plus faible d'éléments formant le faisceau ; résolution inférieure à la partie profonde du champ de vue en raison des lignes de tir radiales ;
- **angle d'insonation** : en couronne à partir du centre de la sonde à la fois en mode B et en mode Doppler ;
- **fréquences** : plus faibles qu'avec les autres sondes (2–4 MHz), permettant une bonne pénétration pour l'étude des vaisseaux profonds ;
- **direction et production du faisceau** : électronique sur tout le champ de vue avec tous les éléments de la batterie utilisés ensemble pour former un seul groupe en mode B, et avec des éléments séparés dirigés pour recueillir les fréquences Doppler
- **focalisation** : possible.

ÉCHO-DOPPLER CONTINU

L'écho-Doppler continu est le mode Doppler le plus simple. Il est utilisé pour détecter le flux des artères périphériques, par exemple durant les études de pression ou pour rechercher un reflux veineux. Le Doppler continu analyse de nombreux signaux provenant de différents vaisseaux situés sur la ligne de tir du faisceau, et ne fournit donc aucune information sur la localisation ou la profondeur du signal. L'opérateur doit distinguer les veines des artères en utilisant seulement les caractéristiques du flux, car le Doppler continu ne fournit que des informations qualitatives.

DESCRIPTION DES APPAREILS (FIG. 1-17)

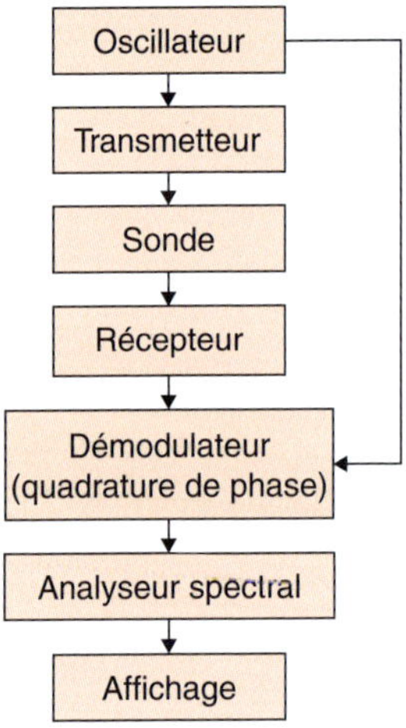

Fig. 1-17
Doppler continu.

- L'**oscillateur** produit des signaux acoustiques continus.
- Le **transmetteur** transmet les signaux à la **sonde**.
- Le **récepteur** détecte les signaux de retour.
- Le **démodulateur** élimine par filtrage les signaux de retour ayant une fréquence identique à la fréquence d'émission, ne laissant que les signaux de fréquence différente.
- La **quadrature de phase** détermine si les fréquences de retour sont supérieures ou inférieures à la fréquence d'émission afin d'enregistrer le flux comme positif ou négatif.

- L'**analyseur spectral** traite tous les décalages composant le signal. Une transformée de Fourier rapide permet de reconnaître les fréquences le constituant.
- Le **rendu** peut se faire par l'intermédiaire d'un écran de télévision, d'un enregistrement ou d'un système audio.

ÉCHO-DOPPLER EN MODE DUPLEX

La plupart des appareillages modernes combinent deux modalités qui utilisent des ultrasons pulsés :

- le **mode B** (brillance) ;
- le **Doppler pulsé** ;

La même sonde est utilisée pour chacune des modalités. L'appareil peut commuter de l'un à l'autre à grande vitesse en donnant l'illusion d'une imagerie temps réel pour chacune des deux modalités. Le Doppler nécessite des fréquences plus basses que le mode B car les réflecteurs sanguins du Doppler sont plus faibles que les échos tissulaires à une profondeur donnée.

Le Doppler pulsé peut être visualisé :

- en **mode spectral** ou
- en **Doppler couleur**.

Le mode Doppler spectral utilise une **porte** délimitant un **volume d'échantillonnage** qui peut être placée précisément à n'importe quel endroit de l'image en mode B. Le mode Doppler couleur a une **boîte couleur** dont la taille et la direction peuvent être modifiées sur l'image en mode B.

ULTRASONOGRAPHIE EN MODE B

Le mode B fournit des images bidimensionnelles, en temps réel et en échelles de gris (Fig. 5-6, p. 88). Tandis que la sonde balaye les tissus, l'image est créée grâce à l'information provenant des différentes lignes de tir. Elle dépend de la profondeur, de la direction et de la brillance de chaque écho.

Échogénicité

L'échogénicité est le niveau sur l'échelle de gris affecté à chaque pixel et représente la disparité d'impédance acoustique aux interfaces. L'échelle de gris classe les échos des plus brillants aux plus sombres selon l'importance de la réflexion. Une structure qui retourne les échos est **échogène** ; en l'absence d'écho de retour, la zone est dite **anéchogène**. Un réflecteur puissant apparaît brillant et **hyperéchogène**, tandis qu'un réflecteur faible apparaît foncé ou **hypoéchogène**. Une zone de l'image où les réflexions sont nombreuses est appelée **échogène**, tandis qu'une zone qui montre peu ou pas de réflexions est **peu échogène**. Une structure qui a une échogénicité relativement uniforme est appelée **homogène**, qu'elle soit échogène ou hypoéchogène, et une structure d'échogénicité variable est appelée **hétérogène** ; elle contient à la fois des zones échogènes et hypoéchogènes ou bien des échos de brillances différentes.

Les caractéristiques tissulaires qui interviennent dans l'échogénicité sont :

- la réflexion et les cônes d'ombre au niveau des interfaces acoustiques ;
- l'atténuation et l'absorption ;
- la profondeur du réflecteur.

Les caractéristiques techniques qui déterminent l'échogénicité sont :

- le réglage du gain, avec une relation linéaire entre le gain et la brillance de l'image ;
- la fréquence de la sonde, les hautes fréquences diminuant l'échogénicité ;
- le réglage de la TGC ;
- la gamme dynamique.

Les nouvelles techniques qui améliorent la résolution en mode B ont été rendues possibles par l'augmentation des capacités informatiques. Des groupes de pixels peuvent être traités avant leur affichage afin de réduire les artéfacts et d'améliorer l'image. De multiples lignes de tir sous des angles différents peuvent être utilisées pour obtenir une tomographie numérisée, qui diminue aussi sensiblement de nombreux artéfacts afin d'améliorer la qualité de l'image.

Description des appareils (Fig. 1-18)

- Le **générateur d'impulsions** produit des impulsions électriques très courtes afin d'optimiser la résolution.
- Le **formateur de faisceaux** détermine la direction et la forme du faisceau.
- L'**amplificateur** augmente l'intensité des signaux de bas niveau.
- Le **démodulateur** convertit les composants négatifs des signaux en composants positifs et traite tous les composants positifs.
- Le **convertisseur** traite les informations et stocke les signaux numérisés pour pouvoir les rendre appropriés à l'affichage.
- Le **mode de visualisation** est un moniteur de télévision conventionnel.

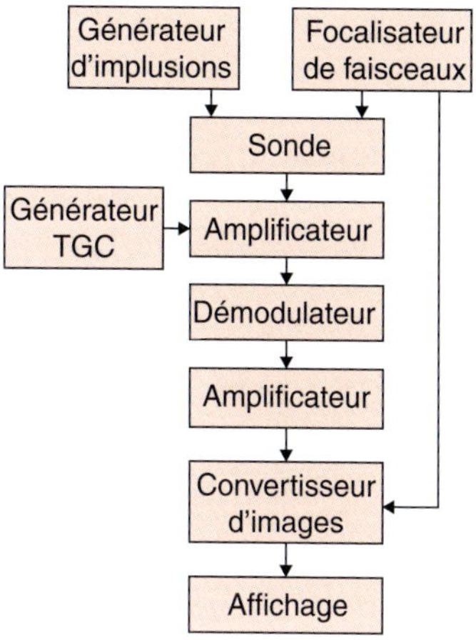

Fig. 1-18
Échographie en mode B.

Artéfacts en mode B

L'obtention d'une image idéale en mode B suppose que l'onde ultrasonore chemine à une vitesse constante selon une ligne droite, que l'atténuation soit uniforme et que les échos reviennent immédiatement à la sonde selon l'axe central du faisceau. En pratique, ces conditions sont difficiles à obtenir et exposent à des artéfacts.

Déplacement de l'image

- Les **artéfacts en miroir** se produisent à partir d'une disparité d'interfaces à haute impédance. Une structure plus proche de la sonde que l'interface est insonée directement par le faisceau et donne une image correctement localisée. Le faisceau transmis est ensuite réfléchi à partir de l'interface pour insoner à nouveau la structure originelle. Une seconde image de la structure est ainsi produite ; elle est visualisée à une distance correspondante de l'autre côté du « miroir » par rapport à sa vraie position. Cet artéfact est le plus souvent observé au niveau de l'interface plèvre–poumon et peut être à l'origine d'une duplication des images des vaisseaux subclaviers et mammaires internes ainsi que des veines hépatiques.

- Les **artéfacts de réverbération** constituent de multiples fausses images de la même interface à des profondeurs différentes. Ils sont générés par des réflexions répétées entre deux interfaces de haute impédance. Un peu d'énergie retourne à la sonde à chaque réverbération.

- Les **artéfacts en queue de comète** sont des formes de réverbération dont les échos diminuent d'intensité et de largeur lorsque la profondeur augmente.
- Les **artéfacts en forme d'anneaux** sont des artéfacts de résonance qui surviennent lorsque le faisceau ultrasonore rencontre un groupe de bulles d'air (Fig. 16-2, p. 329). Il y a peu de perte d'énergie, ce qui explique qu'il y ait peu de diminution de la brillance de l'artéfact lorsque la profondeur augmente.
- Les **lobes latéraux** et les **lobes « parasites »** produisent des échos qui sont attribués à l'axe central du faisceau principal.
- Les **artéfacts liés à la largeur du faisceau et à l'épaisseur de coupe** proviennent d'échos qui sont produits en n'importe quel endroit du faisceau et sont assignés à l'axe central, produisant ainsi des images à côté de la localisation exacte. Les basses fréquences entraînent une augmentation de la largeur du faisceau et de l'épaisseur de coupe.
- Les **artéfacts de vélocité** sont observés lorsque la vélocité des ultrasons varie dans les différents tissus insonés, ce qui provoque une erreur dans le calcul de la profondeur de l'image.
- L'**ambiguïté en profondeur** ou **en échelle de fréquence** survient lorsque la PRF est augmentée. Avec une PRF élevée, une impulsion peut être émise avant que le signal de l'impulsion précédente n'ait pu rejoindre la sonde, et les deux sont interprétés comme associés. L'image construite à partir d'échos multiples apparaît quelque part entre la sonde et la structure réelle.

Images manquantes

- Les **cônes d'ombre acoustiques** résultent d'une réflexion totale du faisceau ultrasonore sur les structures osseuses, les gaz intestinaux ou une plaque artérielle calcifiée (voir Fig. 5-6d). L'objet réfléchissant doit être plus large que le faisceau pour créer un cône d'ombre acoustique.
- Le **cône d'ombre sur les bords** provient de la perte de ligne de tir due à la réflexion et à la réfraction sur les bords de structures rondes (voir Fig. 2-1).
- La **perte de la résolution spatiale** peut survenir lorsque la tension au niveau des éléments n'est pas uniforme, ou lorsque les échos de retour ne parviennent pas à frapper l'ouverture au même moment.
- La **perte** survient en **profondeur** dans les tissus de relativement haute atténuation. Elle peut être engendrée par un réglage de la TGC trop bas pour un niveau donné, ou lors d'une transmission incorrecte de la fréquence, ou encore lorsque la puissance de rendement n'est pas correcte.

Rehaussement de l'image

Le rehaussement de l'image qui entraîne une augmentation apparente de l'échogénicité peut survenir profondément par rapport à une structure de faible atténuation, ou lorsque la TGC est réglée trop haut pour un niveau particulier, entraînant une fausse image de brillance accrue.

DOPPLER SPECTRAL

Comme en mode B, les ultrasons sont émis sous forme d'impulsions et une **fenêtre** est utilisée pour mesurer l'intervalle de temps entre l'émission et la réception des signaux de retour et, ainsi, la profondeur à laquelle l'échantillon est enregistré. L'analyse spectrale étudie le spectre de la fréquence Doppler et sa direction ; elle donne habituellement la vélocité maximale plutôt que la fréquence (voir Fig. 4-14). Le calcul du spectre des fréquences Doppler requiert 64 à 128 impulsions par ligne de tir. L'information est quantitative.

La PRF maximale possible et la fréquence Doppler maximale pouvant être enregistrée dépendent de la profondeur de l'échantillonnage, car l'impulsion ultrasonore suivante ne peut pas être émise avant que toute l'information de l'impulsion précédente ne soit reçue. La limite supérieure de la fréquence Doppler qui peut être mesurée sans ambiguïté est déterminée par la **limite de Nyquist** ≤ PRF/2 – sinon, les signaux seraient émis avant que ceux de retour aient atteint la sonde. La période pendant laquelle la porte est ouverte conditionne le volume d'échantillonnage. Le Doppler pulsé donne une échelle de fréquences beaucoup plus limitée que le Doppler continu.

Description des appareils (Fig. 1-19)

Les appareils sont similaires à ceux précédemment décrits pour le Doppler continu, si ce n'est l'ajout d'un **générateur de PRF** ou **horloge**. L'horloge permet que les impulsions transmises soient uniformes, et son réglage détermine la profondeur et la durée du volume d'échantillonnage.

Artéfacts en Doppler spectral

Aliasing

L'aliasing, ou ambiguïté en fréquence Doppler, peut survenir en Doppler pulsé lorsqu'il existe une vélocité élevée au niveau d'une sténose artérielle. Lorsque la fréquence Doppler est supérieure à la limite de Nyquist, les fréquences élevées « s'enroulent » et apparaissent inversées par rapport à la ligne de base (Fig. 1-20).

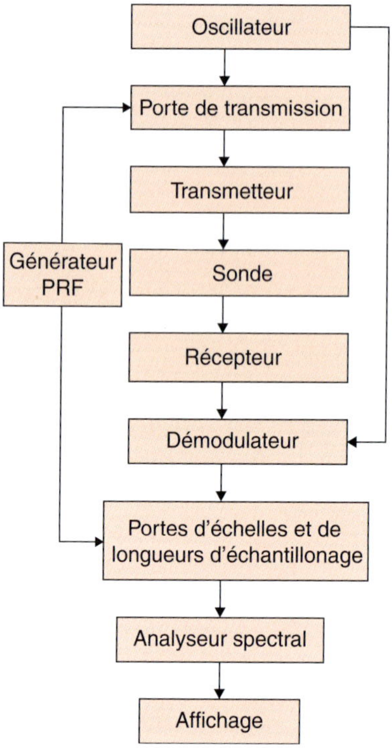

Fig. 1-19
Doppler spectral.

D'après l'équation Doppler :

$$f_{max} = 2f_o v_{max} \cos \theta / c = \text{PRF}/2 \text{ si bien que}$$
$$v_{max} = c\text{PRF}/4f_o \cos \theta$$

Cela montre qu'il y a plusieurs manières de réduire l'aliasing en Doppler pulsé :

- augmenter l'échelle de vélocité (PRF) ;
- réduire la fréquence transmise f_o ;
- augmenter l'angle d'insonation θ (ce qui diminue le cos θ), ou
- modifier la ligne de base.

Les machines modernes disposent de techniques automatiques pour éviter l'aliasing. Les échos peuvent être reçus de deux profondeurs de volume d'échantillonnage, la plus profonde à partir du vaisseau étudié, la plus superficielle n'étant pas dans un vaisseau. L'appareil est programmé pour faire en sorte qu'une impulsion soit émise et reçue avant que l'impulsion suivante ne soit émise. Une PRF élevée est utilisée pour donner l'impres-

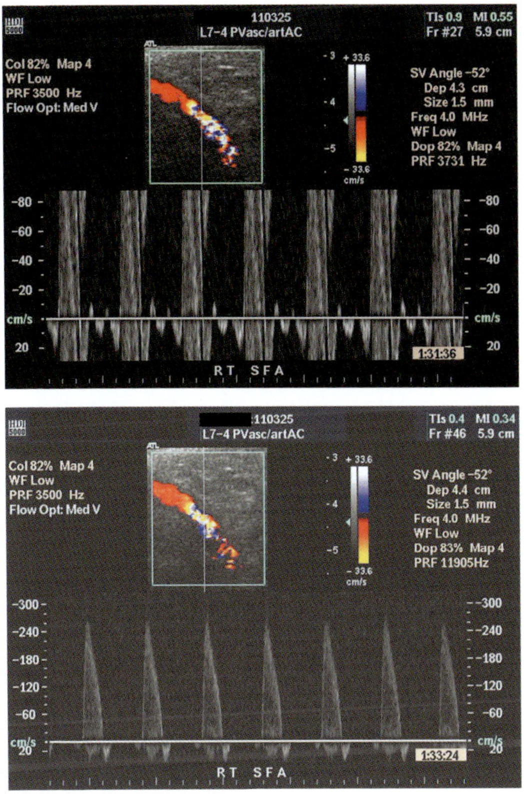

a

b

Fig. 1-20
Aliasing mis en évidence par Doppler spectral.
a. L'aliasing est facilement reconnaissable car le sommet du pic s'inscrit dans la direction opposée.
b. L'augmentation de l'échelle des vélocités fait disparaître l'aliasing et restaure un signal complet.

sion que le signal réfléchi provient de l'échantillon le plus superficiel, même si le décalage Doppler vient de la zone d'échantillonnage plus profonde (Fig. 13-7, p. 290).

Mouvement et artéfact de filtration

Les pulsations des structures adjacentes aux vaisseaux sanguins créent des fréquences Doppler de haute intensité et de basse fréquence qui peuvent masquer des réflexions du flux sanguin. On les prévient en utilisant des filtres passe-haut, mais le réglage à un niveau trop élevé du seuillage du filtre de paroi peut aboutir à la perte de la portion diastolique de la courbe ou à la perte associée de signaux vasculaires de basse intensité.

Artéfact de mouvement tissulaire périodique

Le mouvement périodique rapide d'un tissu solide peut créer des bandes horizontales dans la courbe spectrale.

DOPPLER COULEUR

Les fréquences Doppler proviennent de sites multiples se trouvant à l'intérieur d'une **boîte couleur** spécifique. Les fréquences moyennes et les directions des flux sont calculées, et des couleurs sont assignées en temps réel ; elles recouvrent l'image en mode B et permettent de visualiser le flux en mode bidimensionnel à l'intérieur des vaisseaux.

Comme en mode B, beaucoup d'éléments de la sonde concourent à créer le profil couleur. Typiquement, il faut 8 à 20 impulsions par ligne de tir pour obtenir l'information sur la fréquence Doppler de chaque pixel, ce qui est appelé **longueur de l'ensemble** ou **dimensions du paquet**. La fréquence est calculée pour chaque porte et une couleur lui est attribuée sur l'écran. La position du pixel correspond à l'endroit où l'écho a été généré. La couleur est visualisée en termes de direction de flux, de fréquence Doppler moyenne et de variances autour de la moyenne. L'information est qualitative.

Description des appareils (Fig. 1-21)

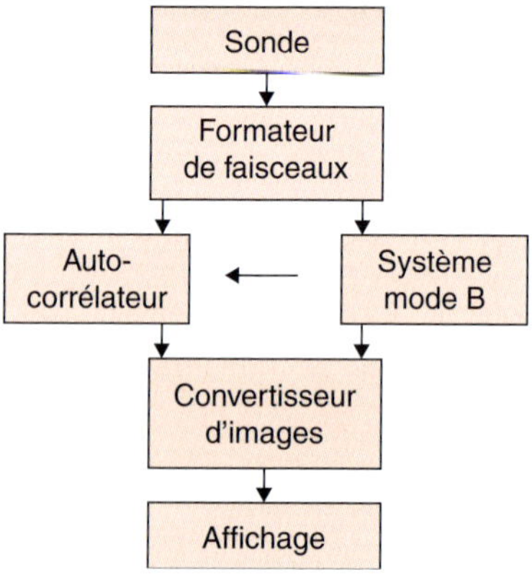

Fig. 1-21
Doppler couleur.

- Le formateur de faisceaux contrôle la direction et la forme du faisceau.

- L'autocorrélateur compare les échos successifs provenant de chaque ligne de tir afin de détecter tout changement.
- Le convertisseur traite les informations et stocke les signaux numérisés afin de les rendre utilisables.
- L'image est visualisée sur un moniteur de télévision couleur conventionnel.

Artéfacts en Doppler couleur

Aliasing

L'aliasing affecte chaque pixel de la boîte couleur où les vélocités sont supérieures à la limite de Nyquist. Cela se caractérise par des régions de couleur inversée qui peuvent être prises à tort pour un flux authentiquement rétrograde ou des turbulences (Fig. 1-22).

Artéfacts en miroir et artéfacts de scintillement

Les causes des artéfacts en miroir sont identiques à celles décrites pour le mode B (Fig. 1-23). L'artéfact de scintillement est un bruit créé par des réflexions multiples (Fig. 1-24). Il est corrigé en diminuant le gain Doppler ou l'angle d'insonation.

Artéfact en flash

Il survient en cas de mouvement brutal du tissu ou de la sonde entraînant l'enregistrement des fréquences Doppler dans toute la boîte couleur.

Artéfact tissulaire de mouvement périodique

Il est dû au mouvement périodique rapide d'un tissu solide qui crée des bandes de Doppler couleur.

Artéfact périvasculaire

Il consiste en l'apparition de pixels couleur à des endroits où il n'y a pas de fréquence Doppler. Il est dû à un réglage trop élevé du gain de Doppler couleur ou de la priorité couleur. Il peut également survenir lorsque la taille du pixel de couleur est plus importante que celle du pixel en mode B.

DOPPLER PUISSANCE

Avec ce mode, une couleur est attribuée à une intensité du signal plutôt qu'au décalage de fréquence Doppler. Le flux apparaît habituellement avec une seule couleur de brillance variable (Fig. 1-25). Le Doppler puissance est utilisé pour détecter les flux très lents, dans des vaisseaux de petit calibre, ou lorsque l'angulation de la sonde est peu satisfaisante. Le Doppler puissance peut être utilisé avec des produits de contraste.

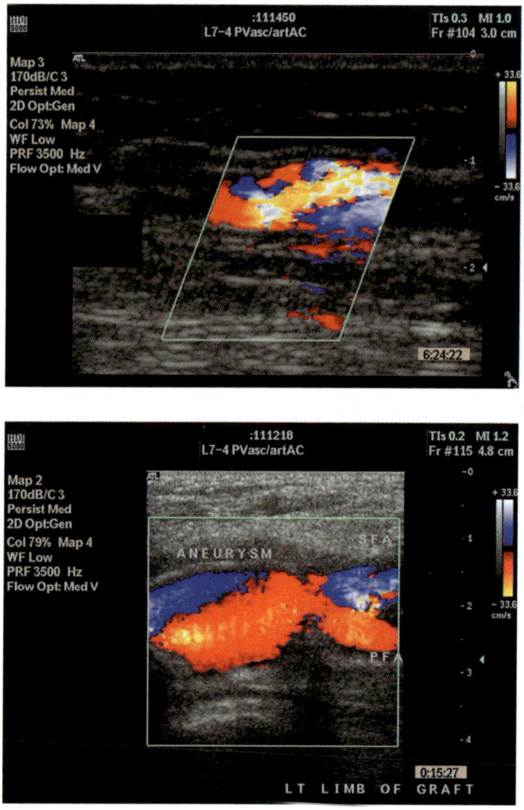

a

b

Fig. 1-22

Distinction en Doppler couleur de l'aliasing et d'une authentique inversion du flux.
a. L'aliasing est caractérisé par des couleurs rouge pâle et bleu pâle de haute fréquence sans ligne sombre les séparant puisqu'il n'y a pas de flux de vitesse nulle.
b. L'inversion du flux est caractérisée par une fine ligne sombre de démarcation entre les couleurs de basse fréquence rouge foncé et bleu.

AVANTAGES

- Le signal ne dépend pas de l'angle d'insonation, bien qu'un décalage de fréquence Doppler soit nécessaire.
- L'aliasing ne survient pas en Doppler puissance puisque la puissance du signal ne varie pas en fonction de sa direction apparente.
- La puissance du bruit électronique est faible et, ainsi, le rapport signal/bruit est amélioré ; une PRF basse est utilisée de telle sorte que le Doppler puissance est 3 à 5 fois plus sensible pour détecter les flux

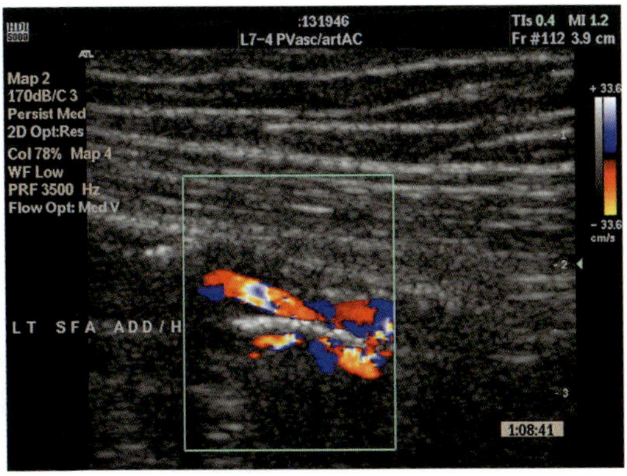

Fig. 1-23
Artéfact en miroir au niveau d'une paroi artérielle calcifiée.

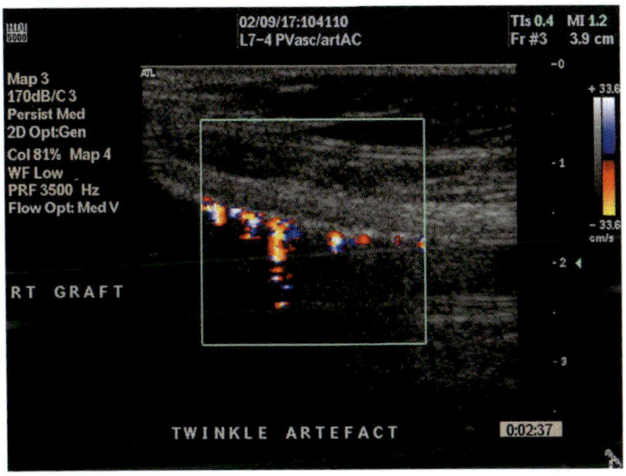

Fig. 1-24
Artéfact de scintillement engendré par la paroi d'un greffon de pontage artériel.

lents que le Doppler couleur et est mieux à même de définir les limites vasculaires.

LIMITES

- Le Doppler puissance ne donne pas d'information sur la direction du flux, ce qui explique que des vaisseaux adjacents avec des flux de directions opposées puissent avoir un aspect identique, rendant difficile la distinction entre les veines et les artères.
- La PRF étant relativement basse, la résolution temporelle est faible.

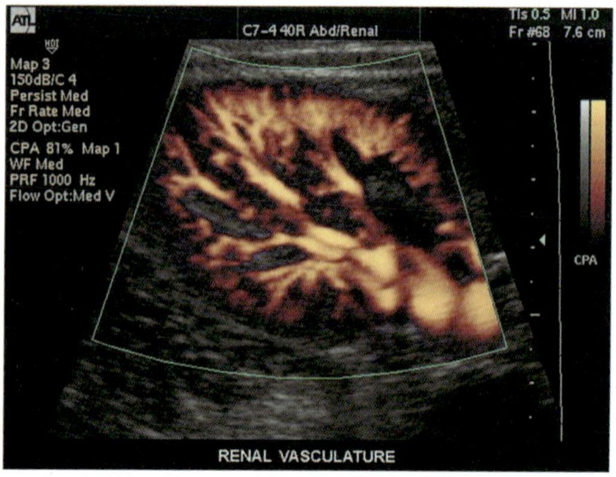

Fig. 1-25
Image en Doppler puissance montrant les artères rénales hilaires, interlobaires et corticales.

- Du fait de la PRF basse, le Doppler puissance est particulièrement sensible aux artéfacts en flash (Fig. 1-26).

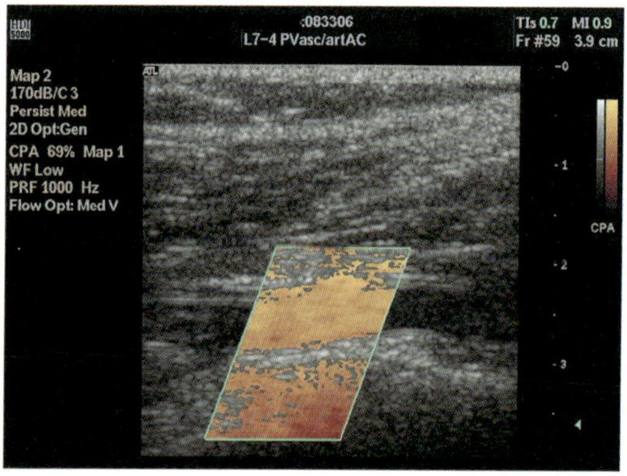

Fig. 1-26
Artéfact en flash en Doppler puissance.

IMAGERIE HARMONIQUE TISSULAIRE

Les tissus subissent une expansion et une compression non régulières lorsqu'ils sont traversés par les ultrasons ; cette déformation est à l'origine de la production de fréquences qui sont des multiples (harmoniques) de la fréquence fondamentale. Le formateur de faisceaux en mode B émet une seule fréquence basse et le convertisseur n'accepte en retour que les fréquences harmoniques élevées. Les fréquences harmoniques traversent les tissus dans un seul sens vers la sonde et ne sont donc atténuées que par un seul passage. Les échos harmoniques ont une amplitude extrêmement faible et nécessitent une électronique de pointe pour être enregistrés. Les artéfacts des structures superficielles sont diminués car ces signaux n'ont pas d'énergie suffisante pour générer des harmoniques et sont éliminés par des filtres.

L'imagerie harmonique en inversion d'impulsions est une autre avancée. Deux impulsions sont transmises, la première étant suivie d'une seconde qui est identique mais inversée. Les deux signaux fondamentaux s'annulent et leurs deux composantes harmoniques s'additionnent pour fournir des largeurs de bande plus étendues avec de meilleures résolution et sensibilité.

L'association de l'imagerie harmonique tissulaire et du Doppler puissance crée une technique très sensible sans problème d'aliasing, si bien qu'une PRF très basse peut être utilisée, permettant la détection de flux très lent.

IMAGERIE DE CONTRASTE

Les produits de contraste ultrasonores injectables contiennent des microbulles qui sont des réflecteurs non linéaires ou des diffuseurs d'énergie ultrasonore. Lorsqu'une onde ultrasonore rencontre une microbulle, elle entraîne sa compression et son expansion en phase dans la direction longitudinale exactement comme pour les tissus. Les microbulles éclatent facilement lorsqu'elles se dilatent sous l'effet de l'insonation, et génèrent une énergie harmonique considérable.

Le système de Doppler couleur détecte que des décalages Doppler sont intervenus, mais ne peut attribuer une direction ou une vélocité correctes pour le flux. L'image a un aspect marbré rouge et bleu réparti au hasard qui aide à percevoir le contraste des tissus en mouvement. Le Doppler puissance n'est pas directionnel et donne donc un aspect plus uniforme. Cette technique peut être utilisée pour détecter un flux presque stationnaire, tels un flux goutte-à-goutte au travers d'une sténose artérielle très serrée, ou un flux au niveau des microvaisseaux.

IMAGERIE EN B-FLOW

Le B-flow mesure l'amplitude de diffusion des éléments sanguins pour créer une image qui montre clairement la lumière vasculaire, une grande étendue de vélocités, et les caractéristiques des plaques. Le procédé comporte une réduction du bruit et un rehaussement du signal. L'imagerie en B-flow utilise une cadence images élevée et a une meilleure résolution spatiale que celle du Doppler couleur. Il n'est pas le siège d'artéfacts tels que l'artéfact périvasculaire ou l'aliasing. Néanmoins, il ne peut pas mesurer les vélocités ni apprécier la direction du flux.

CHAPITRE

2

Réalisation de l'examen

- **RÉGLAGES DE L'APPAREIL**
- **COMMENT OPTIMISER L'IMAGE**
  - Pour tous les modes
  - Mode B
  - Doppler couleur
  - Doppler spectral
  - Limites
- **EXAMEN DES ARTÈRES PÉRIPHÉRIQUES ET CAROTIDES**
  - Réglages de l'appareil pour les examens des artères périphériques et carotides
  - Techniques d'examen des artères périphériques et carotides
- **ÉTUDE DES VEINES PÉRIPHÉRIQUES**
  - Réglages de l'appareil pour l'étude des reflux veineux et des thromboses
  - Techniques de balayage pour l'étude des veines périphériques
  - Techniques de balayage pour l'étude du flux et du reflux veineux
  - Techniques de balayage pour l'étude d'une thrombose veineuse
- **ÉTUDE DES VAISSEAUX DE L'ABDOMEN**
  - Réglages de l'appareil pour l'étude des vaisseaux de l'abdomen
  - Techniques de balayage pour l'étude des vaisseaux de l'abdomen

Les écho-Doppler réalisés par des opérateurs expérimentés sont des examens rapides, de coût modéré, non invasifs et fiables. Les explorations devraient être réservées aux patients qui ont des symptômes relativement sévères ou à ceux dont le diagnostic est incertain. Dans beaucoup de centres, l'écho-Doppler a remplacé l'artériographie pour l'exploration initiale des patients pour lesquels une intervention chirurgicale est envisagée.

RÉGLAGES DE L'APPAREIL

Les réglages et les contrôles varient selon les constructeurs, mais ils ont des caractéristiques communes. La plupart des appareils ont des menus de préréglage adaptés à chaque organe, mais certains échographistes préfèrent créer eux-mêmes leurs propres préréglages. Il existe de nombreux boutons de contrôle réglables (encadrés 2-1 à 2-6). Les noms des différents contrôles peuvent varier selon les constructeurs, mais tous ont le même usage. Certains appareils n'ont pas toutes les fonctions listées ci-après, tandis que d'autres ont des réglages qui ne sont pas mentionnés ici.

Encadré 2-1
Réglages du moniteur et de l'affichage

- Luminosité
- Contraste
- Échelle de vélocités couleur
- Caractéristiques démographiques du patient
- Indices mécaniques et thermiques
- Courbe de compensation du gain en fonction du temps (TGC)
- Zones focales
- Profondeur
- Fréquence de la sonde
- Paramètres couleur et en mode B

Priorité : lorsque le mode Doppler couleur est activé, le réglage est fait de telle sorte que les échos ayant une intensité supérieure à une valeur seuil sont figurés seulement en mode B, tandis que les échos ayant une intensité inférieure au seuil sont codés en couleur. Ce mode aide à distinguer les signaux vasculaires des mouvements tissulaires.

Encadré 2-2
Fonctions du clavier

- Annotation
- Touche de sélection de la sonde
- Touche de sélection des programmes
- Touche de sélection des fonctions
- Touche d'allumage
- Touche de capture d'images et de cineloop
- Touche de calculs : distances, vélocités et ratios divers

Encadré 2-3
Réglages en mode B

- Courbe de TGC/compensation du gain en fonction de la profondeur (*depth gain compensation* [DGC])/contrôle de la sensibilité en fonction du temps (*time sensitivity control* [TSC])
- Largeur du secteur
- Zones focales unique ou multiples
- Profondeur du champ de vue
- Gain
- Zoom en pré- et post-processing
- Gamme dynamique (courbe de compression)
- Échelle de gris
- Couleur du mode B
- PRF
- Persistance/moyennage/lissage

Encadré 2-4
Réglages en Doppler couleur

- Ligne de base
- Priorité (sensibilité/seuil)
- Échelle de fréquences
- Position de la boîte couleur, taille et angle
- Gamme de couleurs
- Filtre de paroi
- Gain
- Inversion de couleur
- Persistance/moyennage/lissage

Encadré 2-5
Réglages en Doppler spectral

- Ligne de base
- Échelle de vélocités (contrôle de la PRF)
- Inversion du spectre
- Gain
- Taille du volume d'échantillonnage, position et angle
- Filtre de paroi
- Vitesse de balayage
- Couleur du spectre Doppler

Encadré 2-6
Réglages en Doppler puissance

- Ligne de base
- Priorité sensibilité/seuil
- Taille de la boîte de Doppler puissance, position et angulation
- Cartes Doppler puissance
- Filtre de paroi
- Persistance

COMMENT OPTIMISER L'IMAGE

La pratique habituelle consiste à reconnaître initialement l'anatomie et la pathologie **en mode B**, puis à faire un examen qualitatif des flux vasculaires et des anomalies vasculaires avec le **Doppler couleur**, et enfin à déterminer quantitativement avec le **Doppler spectral** si le flux est normal ou perturbé.

Encadré 2-7
Orientation de l'image

Standardisez le rendu des images en coupes transversale et longitudinale (Fig. 2-1). Utilisez un repère sur la sonde et une icône d'orientation sur l'image lorsque c'est possible. Servez-vous pour vous orienter de repères connus.

POUR TOUS LES MODES

- Sélectionner la sonde adéquate (voir les chapitres suivants).
- Appliquer du gel abondamment.
- Éviter une trop grande pression sur la sonde.

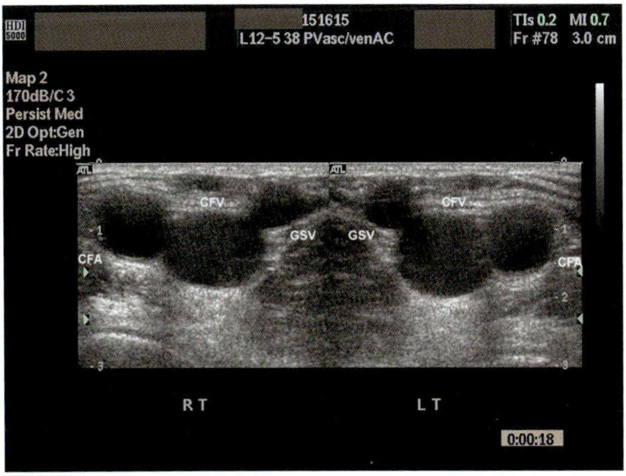

a

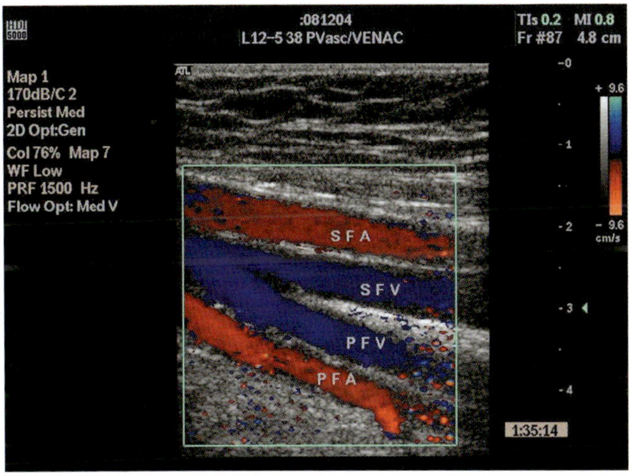

b

Fig. 2-1
Orientation de l'image : habitudes personnelles.
a. Coupe transversale : tenir la sonde de telle sorte que l'image du patient soit en face de vous. Lorsque vous essayez de reproduire l'image en « Mickey mouse » de la jonction entre la veine saphène interne et la veine fémorale, la région paramédiane apparaîtra à droite de l'écran pour le membre inférieur droit, et à gauche de l'écran pour le membre inférieur gauche.
b. Coupe longitudinale : tenir la sonde de telle sorte que l'extrémité céphalique se projette à la partie gauche de l'écran. Lors de l'étude des vaisseaux fémoraux, les vaisseaux fémoraux communs sont à gauche de l'écran, et les vaisseaux fémoraux superficiels et profonds sont à droite de l'écran.

- Sélectionner les fenêtres dans lesquelles les vaisseaux sont les plus superficiels.
- Trouver des fenêtres de tissus mous dont l'échogénicité est uniforme, qui ont des impédances acoustiques faibles, tel un muscle, tout en évitant la graisse et les réflecteurs puissants tels que les gaz ou structures osseuses.
- Examiner le patient dans différentes positions ou se servir de l'inclinaison des lits. Le maintenir à un niveau le plus faible possible selon le principe ALARA : (*as low as reasonably achievable*...)
- Augmenter le gain seulement en dernier ressort.

MODE B

- Positionner la zone focale immédiatement en arrière de la zone étudiée. Cela diminue l'épaisseur du faisceau et améliore donc la résolution latérale jusqu'au niveau souhaité.
- Si possible, insoner les vaisseaux avec un angle de 90° (réflexion maximale) afin d'obtenir la meilleure définition possible de la paroi thrombivasculaire, des plaques athéromateuses et des thrombi.
- Pour s'assurer que le gain est correct, visualiser de façon « claire » une coupe de la lumière vasculaire en incidence longitudinale, augmenter le gain jusqu'à ce que la lumière soit remplie d'échos, puis diminuer le gain jusqu'à ce que la lumière devienne à nouveau vide d'échos et apparaisse hypoéchogène.
- Régler la TGC tout au long de l'examen.
- Diminuer la profondeur de champ pour augmenter la cadence images et diminuer l'atténuation du signal.

DOPPLER COULEUR

- Augmenter le gain couleur et régler la priorité pour obtenir un remplissage couleur satisfaisant des vaisseaux sans « bavure » extravasculaire.
- Diminuer la largeur de la boîte couleur pour augmenter la cadence images.
- Orienter la boîte couleur ou inverser la sonde pour éviter d'insoner le vaisseau étudié à 90°, sinon le signal Doppler ne sera pas enregistré.
- Augmenter la fréquence de la sonde afin d'augmenter le signal Doppler lorsque l'on devine un flux de basse vélocité qui ne peut être codé en couleur.

DOPPLER SPECTRAL

- Régler la puissance et le gain à un niveau bas, puis ajuster les niveaux et les augmenter pour passer d'un signal minimal à un signal maximal avec le minimum de bruits de fond avoisinants. Cela aide à distinguer un élargissement spectral authentique d'un artéfact.
- Initialement, régler le filtre de paroi au minimum pour s'assurer que les basses vélocités ne soient pas éliminées du tracé de Doppler spectral.
- Orienter la sonde pour s'assurer que l'angle Doppler soit toujours $\leq 60°$.
- Augmenter le volume de la boîte lors de l'analyse des basses vélocités afin de donner plus de temps pour que le vecteur Doppler soit détecté.
- Faire des micromouvements pour s'assurer que le volume d'échantillonnage reste bien au centre du vaisseau.

LIMITES

- La pression de la sonde peut arrêter le flux veineux.
- Il peut être difficile d'obtenir le meilleur angle d'insonation.
- Le rendu en couleur est en deux dimensions, alors que le flux est tridimensionnel.
- Le délai très court nécessaire pour passer rapidement et de manière répétitive du mode B en mode spectral diminue la cadence images pour le mode B et la PRF pour le Doppler pulsé.
- Un faible volume d'échantillonnage en Doppler spectral ne donne d'information que sur un segment limité du champ de vue qui est en réalité plus vaste.
- Le volume d'échantillonnage en Doppler spectral est visible sur une image en mode B gelée, le signal étant diminué ou perdu lorsque la sonde ou le patient bouge. Le signal Doppler est également perturbé si l'angle d'insonation est modifié après que l'image a été gelée. Ces difficultés peuvent être résolues par l'utilisation des modes B et Doppler spectral en temps réel.
- Le flux enregistré peut être généré à différents temps du cycle cardiaque en raison des délais nécessaires à la création de l'image couleur complète.
- Diminuer la taille de la porte améliore la résolution axiale mais diminue la sensibilité en raison de la diminution du rapport signal/bruit.
- Diminuer l'épaisseur du faisceau réduit le temps de transit, temps pendant lequel les globules rouges croisent le faisceau ultrasonore, ce

qui diminue le temps pour l'échantillonnage, et peut être à l'origine d'incertitude dans la lecture des signaux Doppler.

Les **examens de l'abdomen** peuvent être limités par :

- l'obésité qui entraîne une perte du signal au-delà d'une profondeur de 15 à 18 cm ;
- des poches de gaz dans l'estomac ou le tube digestif qui engendrent des cônes d'ombre acoustiques ;
- des calcifications et du tissu fibreux cicatriciel qui entraînent des cônes d'ombre acoustiques ou une atténuation excessive du faisceau ;
- des vaisseaux tortueux qui peuvent être difficiles à suivre, permettant difficilement d'obtenir un angle Doppler < 60°.

Pour éviter ces problèmes :

- examiner les patients à jeun ;
- positionner le patient en décubitus latéral droit ou gauche et utiliser une fenêtre postérolatérale ;
- incliner la table selon différents angles pour faire bouger les gaz intestinaux ;
- afin de chasser les gaz, utiliser la sonde pour comprimer l'abdomen des régions latérales vers les régions médianes ;
- utiliser une petite sonde phased array pour éviter les zones d'interruption du signal ultrasonore.

Conseil

- Appuyer sur la sonde de manière à améliorer l'image sans entraîner de douleur.
- Demander au patient de ne pas respirer lors de l'enregistrement du spectre Doppler – ne pas oublier de lui dire de recommencer à respirer.

EXAMEN DES ARTÈRES PÉRIPHÉRIQUES ET CAROTIDES

RÉGLAGES DE L'APPAREIL POUR LES EXAMENS DES ARTÈRES PÉRIPHÉRIQUES ET CAROTIDES

Mode B

Utiliser la plus grande gamme dynamique possible pour aider à la caractérisation des plaques.

Doppler couleur

- Régler l'échelle de vélocités couleur approximativement de +35 à –35 cm/s pour mettre en évidence sans aliasing les sténoses sur l'intégralité de l'artère.
- Diminuer l'échelle couleur et augmenter le gain couleur pour détecter un flux lent à distance d'une thrombose ou d'une sténose serrée.
- Choisir une gamme de couleurs qui souligne facilement les vélocités élevées.
- Utiliser un réglage bas du filtre de paroi pour s'assurer que les basses vélocités ne sont pas éliminées. Augmenter le filtre de paroi pour éviter les artéfacts liés aux mouvements de la paroi vasculaire lors de l'examen des artères carotides qui sont très mobiles en fonction de la respiration.

Doppler spectral

- Régler l'échelle de vélocités de +150 à –50 cm/s.
- Utiliser un petit volume d'échantillonnage pour obtenir un tracé spectral net.
- Placer le volume d'échantillonnage au centre de l'artère ou dans la zone de jet s'il s'agit d'une sténose.
- Diminuer l'échelle de Doppler spectral et augmenter le gain spectral pour mettre en évidence les flux lents à distance d'une thrombose ou d'une sténose serrée.
- Utiliser un filtre passe-bas pour s'assurer que les basses vélocités ne sont pas éliminées. Augmenter de nouveau le filtre de paroi lors de l'examen d'artères très mobiles.

TECHNIQUES D'EXAMEN DES ARTÈRES PÉRIPHÉRIQUES ET CAROTIDES

- Faire un balayage en mode B dans des axes longitudinal et transversal pour faire une étude complète des artères et des différents types de plaques.
- Étudier successivement chaque artère, et utiliser le Doppler couleur pour identifier l'artère et souligner les zones de vélocités augmentées.
- Localiser judicieusement les zones d'enregistrement spectral pour mesurer les vélocités à différents endroits le long de l'artère, notamment à proximité, au niveau et à distance des zones d'aliasing.
- Utiliser le **mode B** pour :
  - localiser les artères, les stents et les pontages : ils sont faciles à distinguer des veines car ils sont pratiquement incompressibles sous la pression de la sonde ;

• orienter les zones de pathologies artérielles afin d'utiliser les repères osseux ou vasculaires ;
• étudier les plaques athéromateuses dans les axes longitudinal et transversal sans image couleur afin d'obtenir une caractérisation correcte ;
• noter la localisation et le type de plaques, décrire la morphologie de la plaque qui peut être échogène, hétérogène ou calcifiée, et décrire les caractéristiques de la surface de la plaque qui peut être régulière, irrégulière ou ulcérée ;
• mesurer les diamètres des artères, des anévrismes et des pontages, et rechercher des tortuosités ou des ectasies.

> ***Conseil***
> Utiliser la veine adjacente comme un guide lorsque l'artère est occluse.

Utiliser le **Doppler couleur** pour :

- permettre d'identifier les artères et les pontages ;
- noter la direction du flux ;
- indiquer la présence, la localisation et la longueur de chaque sténose artérielle ou thrombose ;
- souligner les zones de vélocités maximales qui sont le siège de « jets » couleur ou d'aliasing couleur afin d'identifier la meilleure zone possible pour l'enregistrement en Doppler spectral ;
- identifier les plaques athéromateuses qui ne sont pas visibles en mode B et qui apparaissent sous forme de zones vides de couleur (Fig. 5-6A, p. 88) ;
- identifier les collatérales et le sens du flux à leur niveau ;
- mesurer le diamètre de la lumière résiduelle d'un anévrisme.

Utiliser le **Doppler spectral** pour :

- différencier formellement les artères des veines en analysant la direction du flux et l'aspect de la courbe spectrale ;
- identifier l'artère qui est en train d'être étudiée par l'appréciation, au niveau du lit artériel, du signal qui peut être à basse ou à haute résistance ;
- obtenir un tracé spectral des vélocités à proximité et au niveau des sténoses, et déterminer si un élargissement spectral est présent ou non afin d'estimer la sévérité de la sténose ;
- « bouger » la boîte Doppler au travers de la sténose et réaliser des « micromouvements » d'un bord à l'autre afin de s'assurer que le volume d'exploration se trouve dans la région centrale de l'artère ou du jet, et que les vélocités les plus élevées sont donc enregistrées ;

- diagnostiquer une atteinte proximale ou distale d'après l'analyse des courbes ;
- calculer les ratios utiles ;
- documenter la longueur exacte et la localisation des sténoses artérielles et des occlusions.

> *Conseil*
> Lorsqu'il y a une sténose avec un jet excentré, placer le curseur parallèlement à la direction du flux montré par le Doppler couleur et non pas parallèlement à la paroi du vaisseau (Fig. 6-7, p. 112)

ÉTUDE DES VEINES PÉRIPHÉRIQUES

RÉGLAGES DE L'APPAREIL POUR L'ÉTUDE DES REFLUX VEINEUX ET DES THROMBOSES

Mode B

- Utiliser un gain et une puissance faibles pour éviter une sursaturation des tissus avoisinants ou des artéfacts à l'intérieur du vaisseau.
- Un gain élevé fera apparaître le thrombus comme très échogène, tandis qu'un gain faible montrera mieux les faibles échogénicités.
- Utiliser un réglage avec un contraste élevé (faible gamme dynamique) pour souligner les parois veineuses lors des tests de compression veineuse ou de reflux veineux.
- Utiliser un réglage avec un contraste faible (gamme dynamique élevée) pour bien voir le thrombus et les tissus avoisinants.

Doppler couleur

- Utiliser une échelle de vélocités couleur de +10 à −10 cm/s, mais augmenter l'échelle si ce réglage entraîne trop d'artéfacts couleur ou réduit trop la cadence images.
- Utiliser des nuances couleur relativement équilibrées dans la gamme de fréquences, car les informations sur la vélocité et l'aliasing ne sont pas utiles au diagnostic de maladie veineuse.
- Optimiser le gain couleur et les réglages de priorité pour permettre un bon remplissage couleur sans bavure.

Doppler spectral

- Régler l'échelle de vélocités de +100 à –100 cm/s pour la recherche de reflux, et de +50 à –50 cm/s pour la recherche de thrombose veineuse. Ces gammes de vitesse peuvent être diminuées pour l'étude des flux lents.
- Régler le filtre de paroi au minimum pour que les tracés de flux lent ne soient pas éliminés.
- Élargir le volume d'échantillonnage pour étudier autant que possible l'ensemble du vaisseau.
- Régler le balayage Doppler à la vitesse minimale afin d'identifier facilement les différents types de flux.

TECHNIQUES DE BALAYAGE POUR L'ÉTUDE DES VEINES PÉRIPHÉRIQUES

L'étude des veines repose moins sur le Doppler spectral que sur le mode B et sur le mode couleur. Il n'est pas nécessaire de faire en sorte que le volume d'échantillonnage soit absolument parallèle à la paroi veineuse.

Utiliser le **mode B** pour :

- localiser les veines et décrire leur trajet ainsi que leurs connexions ;
- identifier les perforantes qui traversent les fascias profonds ;
- mesurer les diamètres des crosses saphènes incontinentes et des veines saphènes refluentes ainsi que des perforantes ;
- étudier la compressibilité veineuse et déterminer si les veines contiennent des thrombus ;
- déterminer l'ancienneté du thrombus.

Utiliser le **Doppler couleur** pour :

- distinguer les veines des artères ;
- montrer la direction du flux veineux et rechercher la présence d'un reflux ;
- déterminer si la veine est perméable, partiellement ou complètement thrombosée ;
- identifier les collatérales.

Utiliser le **Doppler spectral** pour :

- confirmer les occlusions veineuses ;
- confirmer les informations directionnelles du Doppler couleur ;
- quantifier la durée du reflux pour le classer.

TECHNIQUES DE BALAYAGE POUR L'ÉTUDE DU FLUX ET DU REFLUX VEINEUX

Réaliser le balayage dans une position des membres inférieurs favorisant le remplissage veineux, que ce soit en position debout ou en position allongée sur une table inclinée, les pieds en bas en position de Trendelenburg inversé (Friedrich Trendelenburg [1844–1924] était un chirurgien allemand).

- Étudier successivement chaque veine et l'identifier en coupe transversale en mode B.
- Passer ensuite en mode couleur pour rechercher un reflux en coupe longitudinale.
- Utiliser le Doppler spectral avec un volume d'échantillonnage intéressant la totalité de la veine en cas de doute sur la durée d'un flux rétrograde en Doppler couleur.
- Suivre chaque veine sur toute sa longueur en mode B et rechercher régulièrement un reflux en Doppler couleur.
- Mettre en évidence les veines perforantes en coupe transversale et rechercher un reflux avec les perforantes « ouvertes ».
- Utiliser le Doppler spectral lorsque le flux est équivoque en couleur.

TECHNIQUES DE BALAYAGE POUR L'ÉTUDE D'UNE THROMBOSE VEINEUSE

- Étudier la **compressibilité** de la totalité des veines en mode B et en coupe transversale. Pour étudier la compressibilité, utiliser la pression transmise par la sonde ou une contre-pression provenant de la main opposée.
- Étudier la **perméabilité** en Doppler couleur, en coupes longitudinale et transversale, afin de s'assurer qu'un thrombus partiel n'est pas oublié (Fig. 9-7, p. 197). Cela peut être confirmé en Doppler spectral.
- Étudier la perméabilité veineuse tous les 1 à 2 cm ou lorsqu'un thrombus est mis en évidence en mode B.
- Utiliser le Doppler spectral pour l'étude de la **modulation** des veines proximales. Une modulation réduite ou absente suggère un thrombus à proximité de la zone d'étude (Fig. 11-20, p. 255).

ÉTUDE DES VAISSEAUX DE L'ABDOMEN

RÉGLAGES DE L'APPAREIL POUR L'ÉTUDE DES VAISSEAUX DE L'ABDOMEN

Utiliser des réglages de gains élevés quelles que soient les modalités, en raison de la profondeur de la plupart des vaisseaux. Néanmoins, les gains élevés diminuent la résolution spatiale et entraînent une perte de la résolution de contraste lorsque le gain est très élevé.

Mode B

- Utiliser une gamme dynamique élevée (faible contraste) pour permettre de visualiser des anomalies telles qu'un thrombus mural au sein d'un anévrisme.
- Diminuer la largeur du secteur d'exploration afin d'augmenter la cadence images.
- Utiliser une seule zone focale, car des zones focales multiples diminuent la cadence images et créent un flou.

Doppler couleur

- Diminuer la largeur de la boîte couleur pour augmenter la cadence images.
- Utiliser un filtre de paroi moyen à élevé car les mouvements respiratoires de l'abdomen peuvent entraîner des artéfacts de mouvements au niveau des parois.
- Régler l'échelle de vélocités couleur à environ +35 à –35 cm/s pour souligner les sténoses artérielles sans aliasing, ou à +10 à –10 cm/s pour l'étude des veines.
- S'assurer que l'angle d'insonation n'est pas trop élevé ; s'assurer que l'échelle des vélocités et les filtres de parois ne sont pas réglés à un niveau si élevé que les vaisseaux soient visibles sans aucun flux détectable.

Doppler spectral

- Augmenter la fréquence de balayage pour l'étude des artères rénales, car cela facilite l'identification des paramètres Doppler nécessaires à l'établissement des ratios utilisés comme critères.
- Régler l'échelle des vélocités de +150 à –150 cm/s pour l'étude des artères, et de +100 à –100 cm/s pour l'étude des veines. Ces échelles peuvent être diminuées pour l'étude des flux lents.
- Utiliser un filtre de paroi moyen.

TECHNIQUES DE BALAYAGE POUR L'ÉTUDE DES VAISSEAUX DE L'ABDOMEN

Les techniques d'examens artériels sont identiques à celles des artères périphériques. Toutefois, il existe des différences pour les études des veines. Le balayage se fait avec le patient en décubitus ou sur un lit incliné, pieds en bas en position en Trendelenburg inversée, de façon à dégager les viscères de l'abdomen supérieur vers le pelvis.

Il est difficile de comprimer les veines de l'abdomen. Il faut utiliser le Doppler couleur pour suivre les veines, la disparition du remplissage couleur pouvant suggérer un thrombus occlusif. Il faut enregistrer le flux veineux en Doppler spectral pour confirmer l'absence de flux. Lorsqu'un flux est vu au niveau des veines, elles sont alors perméables mais peuvent être également partiellement thrombosées. L'ancienneté du thrombus est difficile à estimer.

Un reflux veineux au niveau de l'abdomen peut être provoqué par une compression de la partie supérieure de l'abdomen et arrêté par la compression de la partie inférieure de l'abdomen. Le reflux veineux ovarien est habituellement spontané. Il est difficile de provoquer un reflux intra-abdominal par la manœuvre de Valsalva ou par la compression veineuse distale des membres inférieurs.

CHAPITRE

3

Organisation d'un service d'imagerie vasculaire diagnostique

Il est important de prendre en compte les intérêts des patients et des échographistes. Disposer du meilleur équipement et du meilleur environnement de travail permet d'améliorer la productivité. Tout doit être fait pour diminuer chez les échographistes les risques de maladie professionnelle, notamment musculosquelettique.

L'essentiel de ce chapitre reprend les *Recommandations pour diminuer les risques professionnels des échographistes*, document édité par l'Australasian Society for Ultrasound in Medicine, et rédigé par Val Gregory et Cheryl Bass.

LOCAUX

La configuration doit être modulaire et polyvalente.

SALLE D'EXAMEN

La salle d'examen doit :

- être proche de la salle d'attente, des toilettes et de la zone d'accueil ;
- être suffisamment vaste pour permettre de déplacer facilement l'appareil d'échographie et obtenir une position ergonomique du fauteuil d'examen ;
- permettre un balayage controlatéral (souvent avec la main gauche) ;
- disposer d'un sol permettant de déplacer facilement l'appareil d'échographie ;
- avoir une ventilation adéquate pour l'appareil d'échographie mais également pour le patient et l'équipe ;
- avoir un éclairage tamisé et réglable ;
- disposer d'un lavabo.

ENVIRONNEMENT

L'environnement doit comprendre :

- le matériel de nettoyage des sondes ;
- un placard aéré, une zone de stockage ventilée ou un système disposant d'un filtre lorsque les sondes sont nettoyées avec des produits chimiques toxiques ;
- des protocoles d'urgence pour réagir en cas de projection de produits chimiques toxiques.

LE PERSONNEL[1]

Le personnel doit comprendre un directeur médical et un échographiste senior ayant les qualifications requises, tous deux ayant de l'expérience, ainsi qu'une équipe d'échographistes, d'infirmières, une équipe de recherche et des personnels administratifs en fonction des besoins.

Le directeur médical, en collaboration avec l'échographiste senior, est responsable :

- du contrôle des pratiques ;
- de la liste de garde ;
- du contrôle des rendez-vous ;
- de la prise en charge du patient ;
- de la formation des échographistes ;
- de la sécurité du matériel et de l'environnement ;
- de la maintenance des équipements et des interventions techniques ;
- du bien-être et de la sécurité du patient et de l'échographiste ;
- des comptes-rendus.

Un échographiste senior doit être disponible à chaque instant pour aider les échographistes en formation et participer à cette formation à un degré qui dépend de la compétence et de l'expérience de l'étudiant.

ÉQUIPEMENT D'ÉCHOGRAPHIE-DOPPLER

L'équipement choisi pour un service dépend de ses intérêts spécifiques et de son budget. La plupart des constructeurs sont conscients de la nécessité d'un design ergonomique. Les coûts doivent inclure l'appareil de base, un jeu de sondes, des options d'évolution, le contrat de maintenance et la garantie. Le dispositif de maintenance régulière doit comprendre les vérifications de sécurité électrique, la calibration et l'assurance qualité. Les composants périphériques comprennent le système de stockage vidéo et l'imprimante ou le système de reprographie.

---

1. NDT. Ce chapitre reflète la pratique des auteurs, qui exercent en Australie dans un environnement et des structures ayant des spécificités très différentes de celles mises en place en France. Dans certains pays, en effet, les examens sont réalisés par des « sonographeurs » qui ne sont pas médecins mais manipulateurs de radiologie.

APPAREIL D'ÉCHOGRAPHIE

L'appareil d'échographie doit :

- être récent avec un bon design ergonomique ;
- être réglable pour satisfaire tous les médecins et permettre l'ensemble des procédures ;
- être manœuvrable, avec des roues facilement accessibles et disposant d'un système de blocage ;
- disposer de systèmes de stockage facilement accessibles ;
- avoir un repose-pied ;
- avoir des poignées réglables en hauteur pour permettre aux échographistes de régler l'appareil à la hauteur qui leur convient.

CLAVIER

Le clavier doit :

- être réglable en hauteur ;
- pouvoir être tourné ;
- être convivial, les fonctions les plus fréquemment utilisées étant les plus accessibles. Certains claviers disposent de programmes préréglés permettant d'attribuer de multiples fonctions aux touches suivant le type d'examen ;
- être conçu avec suffisamment d'espace en dessous pour que l'échographiste puisse y glisser ses genoux.

MONITEUR

Le moniteur doit :

- avoir une haute définition pour diminuer le clignotement, améliorer la qualité de l'image et diminuer la fatigue visuelle ;
- être réglable en hauteur et en inclinaison ; il doit aussi être réglable latéralement pour éviter d'avoir à effectuer un mouvement de torsion ;
- avoir des systèmes de contrôle et de blocage accessibles.

SONDES

Les sondes doivent :

- être suffisamment grandes pour tenir dans la paume de la main et ne pas avoir à être tenues serrées ;
- avoir un dispositif pour empêcher qu'elles ne glissent facilement ;
- être faciles à changer, avec des câbles légers et des connecteurs faciles d'accès ;

- avoir des câbles suffisamment longs pour favoriser la liberté des mouvements ;
- être facilement accessibles.

LIT D'EXAMEN

Le lit d'examen doit :

- être réglable en hauteur, inclinable, et pouvoir être suffisamment bas pour permettre au patient de s'y installer et de s'en éloigner sans avoir besoin d'aide ;
- être tracté par des roues verrouillables et faciles à déverrouiller ;
- avoir des côtés et des extrémités libres pour permettre aux échographistes de placer leurs genoux et pieds au-dessous ;
- être recouvert d'un matériau qui puisse être nettoyé facilement ;
- être suffisamment étroit pour que l'échographiste n'ait pas à se déplacer plus que nécessaire ;
- avoir un dossier pour la tête réglable et disposer de moyens de contention en cas de besoin ;
- avoir un système de contrôle électronique à pédale qui soit accessible et facile à utiliser.

FAUTEUIL DE L'ÉCHOGRAPHISTE

Le fauteuil doit :

- pouvoir être facilement déplacé ;
- être réglable en hauteur et inclinable pour convenir à tous les praticiens et à toutes les procédures ;
- avoir un dossier, un appui pour les cuisses et un repose-pied ;
- être pivotant de telle sorte que l'échographiste puisse se tourner du patient vers l'échographe en gardant la même posture alignée.

ACCESSOIRES

Les accessoires nécessaires sont :

- des flacons de gel avec des ouvertures suffisamment larges pour permettre des pressions faciles ;
- un coussin pour faire reposer le bras en abduction ;
- des compresses à portée de mains pour essuyer le gel ;
- des accessoires d'appui pour le patient et l'échographiste ;
- des supports pour les flacons de gel et des draps ou alèses facilement accessibles ;
- des containers pour matériels contaminés et objets tranchants pour les procédures interventionnelles.

RECOMMANDATIONS POUR DIMINUER LES RISQUES PROFESSIONNELS DES ÉCHOGRAPHISTES

Certains examens obligent l'échographiste à travailler dans des positions inconfortables. Les lésions musculosquelettiques dues aux balayages répétitifs n'apparaissent souvent pas avant la fin de la journée ou la nuit. Elles prennent fréquemment du temps à apparaître et à guérir. La gravité des lésions aiguës peut être augmentée par des lésions musculosquelettiques chroniques préexistantes.

BALAYAGES

- Penser à sa position en permanence. Éviter de se pencher, de se « tordre », de soulever, de maintenir une pression élevée, de mettre son bras en abduction et toute mauvaise posture.
- Alterner les positions assise et debout et varier les techniques de balayage ainsi que la prise de la sonde dans la main.
- Prendre le temps de régler le matériel et de disposer les accessoires nécessaires à portée de main avant de commencer l'examen.
- Pousser plutôt que tirer le matériel.
- Demander au patient de se rapprocher le plus possible.
- Baisser le lit d'examen pour diminuer l'abduction du bras. Cela permet une prise de la sonde plus confortable et, lorsqu'on appuie avec la sonde, de s'aider de la gravité.
- Lorsque le bras est en abduction, le soutenir avec un coussin ou le laisser reposer sur le patient.
- Faire régulièrement des exercices d'étirement, de remise en forme et d'aérobic afin de se maintenir en bonne forme.
- Faire des mouvements d'extension avant de débuter son travail, entre les examens et à la fin de la journée.
- Reposer et étirer la main et le poignet pendant les examens.
- Focaliser son champ de vision sur des objets à distance, régulièrement après quelques minutes d'examen.
- Discuter des techniques avec ses collègues et échanger des idées pour mettre au point des techniques qui diminuent le stress afin d'éviter les lésions musculosquelettiques.
- Acquérir une diversité de compétences pour varier les tâches professionnelles.
- Suivre constamment les procédures de lutte contre les infections afin de prévenir les infections nosocomiales.

- Lire la littérature et consulter les sites web qui traitent des maladies professionnelles, de la prévention des maladies du dos et des maladies professionnelles musculosquelettiques spécifiques aux échographistes.
- Faire part de sa douleur et la documenter, puis demander un avis médical compétent avant d'entreprendre un programme d'étirement, de remise en forme ou d'aérobic.

CHARGE DE TRAVAIL ET PROGRAMMATION DES EXAMENS

- Organiser les rendez-vous et mettre en œuvre une rotation des tâches de manière à éviter les examens répétitifs ou des successions d'examens difficiles au plan ergonomique.
- Vérifier qu'il y a assez de personnel pour permettre aux échographistes de programmer des pauses favorisant la récupération musculaire.
- Vérifier que les pauses repas sont prises afin que les intervenants puissent complètement se reposer.

PATIENT

Chaque patient doit avoir une demande d'examen signée spécifiant la zone à examiner et les renseignements cliniques. En cas de doute, il faut appeler le médecin prescripteur pour des informations supplémentaires.

Nous communiquons au patient les informations suivantes.

- **Que devez-vous faire avant l'examen ?** Aucune préparation n'est nécessaire sauf pour un examen de l'abdomen. Si tel est le cas, nous vous donnons des instructions concernant le jeûne.
- **Qu'est-ce que l'examen implique ?** L'examen est totalement non invasif. Il n'y a pas d'injection ni de procédure douloureuse. Les niveaux d'énergie ultrasonore sont extrêmement faibles, et il n'y a aucun élément permettant d'affirmer que les ultrasons, utilisés pour ce type d'examen, puissent entraîner des lésions.
- **Comment va se passer l'examen ?** La durée d'un examen habituel est de 30 à 60 min ; elle dépend de l'organe examiné et de la complexité de l'examen. Il n'y a pas d'effet secondaire et vous pourrez retourner à vos activités normales immédiatement après l'examen. La salle d'examen est maintenue dans la pénombre afin que l'échographiste puisse mieux voir les images. On peut vous demander de vous allonger, de vous asseoir ou de vous mettre debout, selon le type d'examen. Un gel, qui ne tache pas, à base d'eau, est appliqué sur votre peau afin de permettre la transmission des ondes ultrasonores à travers la peau. L'examen échographique est non

douloureux, mais la pression de la sonde peut être gênante et vous devez le dire à l'échographiste.

Pour l'étude de l'abdomen, nous donnons au patient les instructions suivantes afin d'éviter les gaz intestinaux. Les rendez-vous sont pris plutôt le matin, car les gaz ont tendance à augmenter dans la journée.

- **Voie orale** : les patients diabétiques ne doivent pas rester à jeun. Pour tous les autres :
  - **24 h** avant l'examen : éviter les aliments et les boissons qui sont connus pour favoriser la production de gaz, tels les boissons gazeuses, la bière et les produits laitiers ;
  - **8 h** avant l'examen : ne pas boire plus que quelques gorgées de boisson non gazeuse, arrêter de fumer, car cela provoque l'ingestion d'air ;
  - **1 h** avant l'examen des reins : boire plusieurs grands verres d'eau ;
  - prendre ses médicaments comme d'habitude, avec un peu de nourriture si cela est nécessaire.

SÉCURITÉ DU PATIENT

- **Infections nosocomiales** : complètement nettoyer et désinfecter les sondes avant et après contact avec chaque patient pour éviter les infections nosocomiales. Utiliser des matériels de protection autour de la sonde en cas de possibilité de contamination par du sang ou des tissus.
- **Lésions cutanées** : sur les peaux fragiles, éviter les lésions pouvant être provoquées par la sonde, les ongles ou les bijoux.
- **Événements indésirables** : il faut mettre au point une procédure pour l'enregistrement systématique des événements indésirables ou des complications.

DEVOIRS ET RESPONSABILITÉS DE L'ÉCHOGRAPHISTE

- Expliquer ce qui doit être fait.
- S'assurer que le patient donne son accord verbal.
- Demander si l'examen est gênant.
- Informer le patient du temps restant de l'examen.
- Pour les changements de position demander au patient de se déplacer lui-même, autant que faire ce peut.
- Respecter l'intimité du patient.
- S'assurer que le patient est correctement couvert, particulièrement lors des examens de l'aine.
- Demander la permission de poser son bras sur le patient lorsque cela est nécessaire.

COMPTES-RENDUS

PRÉPARATION DU COMPTE-RENDU

- Utiliser une check-list pour chaque examen.
- Un médecin responsable doit interpréter et signer le compte-rendu.
- Planifier la transmission d'informations au médecin prescripteur.

Le compte-rendu final doit comprendre :

- les informations concernant le patient ;
- la date de l'examen ;
- l'indication de l'examen ;
- le type d'examen réalisé ;
- la synthèse des données (plaques, vélocités, etc.) ;
- un résumé avec une interprétation finale tenant compte de la pertinence clinique ;
- la comparaison avec les autres examens ;
- le nom de celui qui a pratiqué l'examen ;
- la signature du médecin responsable.

> *Attention*
> Indiquer sur la feuille de travail ou le compte-rendu si les conditions d'examen étaient excellentes, bonnes ou difficiles. Bien souligner si l'examen n'a pas été optimal.

ASSURANCE QUALITÉ

Les critères publiés qui définissent les valeurs normales et les degrés pathologiques en écho-Doppler varient selon les centres. Les recommandations qui figurent dans les chapitres suivants résultent de compromis et ne doivent pas être acceptées aveuglément comme des vérités absolues. Les critères utilisés, qu'ils soient publiés ou générés en interne, doivent toujours être validés en interne en comparant les résultats avec d'autres techniques d'imagerie telle l'artériographie. Des tests statistiques simples sont nécessaires.

VARIABILITÉ DE L'OBSERVATEUR

Il y a toujours un certain degré de variations lorsque l'on compare les mesures faites par un même échographiste à différents temps (variabilité intraobservateur) ou entre deux échographistes (variabilité interobserva-

teurs). Il n'est pas nécessaire de donner les valeurs exactes et il est préférable d'arrondir les vélocités à 5 ou 10 cm/s près.
La variabilité peut être calculée en utilisant le test d'analyse de Bland-Altman (Fig. 3-1).

Si *a et* b sont une paire d'observations, alors

$$\frac{(a+b)}{2} = \text{la moyenne de chaque paire}$$

Cela s'oppose à

$$a - b = \text{la différence entre chaque paire.}$$

La moyenne des différences entre deux paires d'observation est

$$x = \frac{\sum (a+b)}{n}$$

(où *n* est le nombre d'observations) et doit être proche de 0.
L'intervalle de confiance à 95 % pour toutes les observations est

$$\frac{2\sum (a-b)^2}{(n-1)}$$

TABLEAUX DE CONTINGENCE

Une valeur particulière est choisie pour chaque test afin de définir la sévérité de la maladie. Par exemple, on peut considérer qu'une sténose supérieure à 50 % en diamètre sur l'artériographie ou une vitesse systolique maximale (VSM ; *peak systolic velocity* [PSV]) supérieure à 200 cm/s en mode duplex définissent une maladie artérielle qui nécessite une thérapeutique.
Un tableau de contingence appariée montre comment ces valeurs détectent les pathologies. Un test « inconnu » est comparé avec un standard de référence établi, encore appelé « gold standard » (Fig. 3-2). Il y a toujours un recouvrement des valeurs de telle sorte que le nouveau test va montrer beaucoup de **vrais positifs** (VP) et **vrais négatifs** (VN) ainsi que quelques **faux positifs** (FP) et **faux négatifs** (FN).
Un test très sensible détecte la plupart des patients porteurs de l'anomalie, si bien qu'un résultat négatif, si le test est sensible, donne l'assurance que le patient n'a pas la pathologie. Un test très spécifique identifie la plupart des sujets normaux, si bien qu'un résultat positif pour un test très spécifique donne l'assurance que la maladie est vraiment présente.

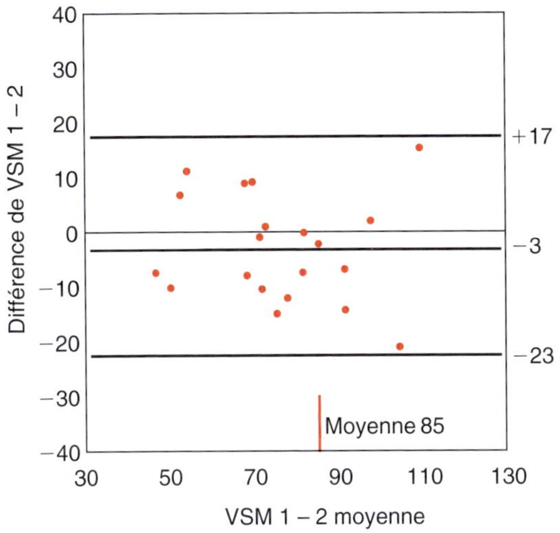

Fig. 3-1
Analyse selon Bland-Astman : variabilité interobservateurs.
Concordance entre deux échographistes pour la mesure des vitesses systoliques maximales (VSM ; cm/s) au niveau de l'artère fémorale. La moyenne des mesures pour les deux observateurs était de 85 cm/s ; la différence entre les moyennes de toutes les mesures était de 3 cm/s ; et l'intervalle de confiance à 95 % variait de +17 à –23 cm/s. Des différences de mesures supérieures à 20 cm/s peuvent être considérées comme significativement différentes. D'après la Fig. 26-2, de Myers KA, Sumner DS, Nicolaides AN, *Lower limb ischaemia*, Londres, Medorion, 1997.

COURBES ROC (*RECEIVER OPERATING CHARACTERISTICS*)

N'importe quelle valeur peut être choisie pour définir une anomalie. Elle peut être choisie en utilisant des courbes ROC (Fig. 3-3). Plusieurs valeurs sont choisies, et la sensibilité et la spécificité sont calculées pour chacune d'entre elles ; elles sont figurées et comparées sur le diagramme. La partie supérieure droite de la courbe correspond à une sensibilité élevée et à une faible spécificité, indiquant un seuil vague ou élevé. Par exemple, cela pourrait signifier que davantage de patients ayant une ischémie des membres inférieurs devraient être opérés qu'il n'est réellement nécessaire, ce qui serait approprié pour les patients ayant une ischémie critique. La partie inférieure gauche de la courbe correspond à une sensibilité faible et à une spécificité élevées avec un « seuil strict ». Par exemple, cela pourrait

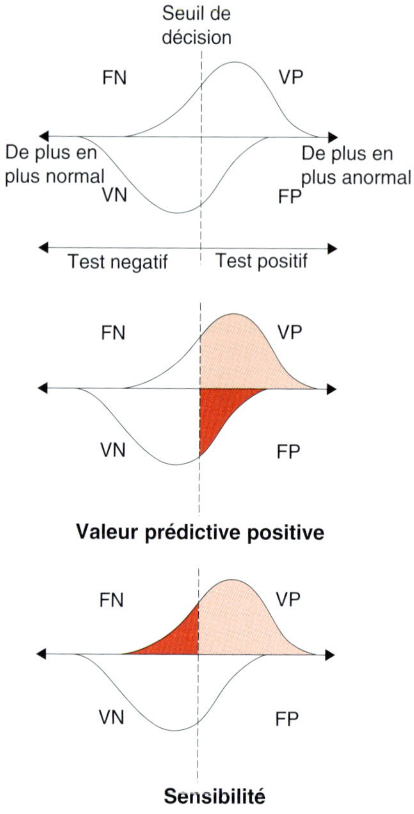

Fig. 3-2
Tableau de contingence.
Les zones en rose représentent les vrais positifs ou les vrais négatifs, et les zones en rouge représentent les faux positifs ou les faux négatifs. D'après la Fig. 26-4, de Myers KA, Sumner DS, Nicolaides AN, *Lower limb ischaemia*, Londres, Medorion, 1997.

signifier qu'un patient ayant une ischémie des membres inférieurs qui bénéficie d'une intervention a réellement « mérité » le traitement, et il s'agit peut-être d'un biais approprié pour la prise en charge des patients ayant une claudication.

$$\textbf{Fiabilité globale} = \frac{(VP + VN)}{(VP + VN + FP + FN)}$$

Proportion de tests corrects parmi tous les tests réalisés.

$$\textbf{Valeur prédictive positive} = \frac{(VP)}{(VP + FP)}$$

Probabilité qu'un sujet ayant un test positif ait effectivement la maladie.

$$\textbf{Valeur prédictive négative} = \frac{(VN)}{(VN + FN)}$$

Probabilité qu'un sujet ayant un test négatif n'ait pas la maladie.

$$\textbf{Sensibilité} = \frac{(VP)}{(VP + FN)}$$

Probabilité que le résultat soit positif si le sujet a effectivement la maladie.

$$\textbf{Spécificité} = \frac{(VN)}{(VN + FP)}$$

Probabilité que le résultat soit négatif lorsque le sujet est indemne de maladie.

$$\textbf{Rapport de vraisemblance positif} = \frac{\text{sensibilité}}{(1 - \text{spécificité})}$$

Probabilité d'un test positif chez ceux qui ont la maladie comparativement à la probabilité d'un test positif chez les patients indemnes de maladie.

$$\textbf{Rapport de vraisemblance négatif} = \frac{(1 - \text{sensibilité})}{(\text{spécificité})}$$

Probabilité d'un test négatif chez les patients ayant la maladie comparativement à la probabilité d'un test négatif chez les patients indemnes de maladie.

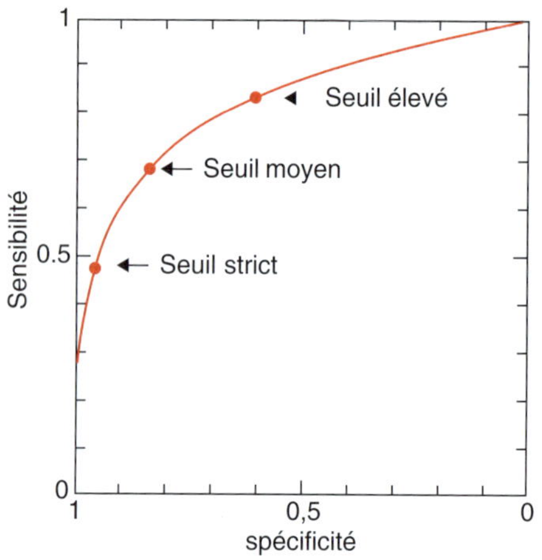

Fig. 3-3
Courbes ROC : probabilité d'échec après intervention chirurgicale.

CHAPITRE

4

Physiologie vasculaire

Comprendre les mécanismes de flux pulsatiles dans les vaisseaux sanguins compliants est beaucoup plus complexe que d'appliquer les lois physiques relatives aux flux non turbulents dans les tubes rigides ; toutefois, ces dernières peuvent aider. Jusqu'à aujourd'hui, l'écho-Doppler a surtout été utilisé pour étudier les vaisseaux de gros calibre, et ce chapitre envisage essentiellement ces gros vaisseaux plutôt que la microcirculation.

FLUX SANGUINS ARTÉRIELS

Les abréviations et symboles utilisés pour la description et le calcul du flux sanguin sont indiqués dans l'encadré 4-1.

Encadré 4-1
Abréviations et symboles

- A : surface (cm^2)
- d : diamètre (cm)
- D : taux de cisaillement ($ml/s.cm^3$)
- g : accélération gravitationnelle = $(980\ cm/s)^2$
- h : hauteur (cm)
- l : longueur (cm)
- P : pression (1 mmHg = 1333 dyn/cm^2)
- ΔP : gradient de pression entre deux points
- Δp : pression cardiaque en un point (pression systolique – pression diastolique)
- Q : flux (ml/s)
- R : résistance
- r : rayon interne (cm)
- Δr : changement de diamètre en relation avec le pouls (mm)
- Re : nombre de Reynolds pour les turbulences (sans dimension)
- t : épaisseur de la paroi artérielle (mm)
- v : vélocité (cm/s)
- ρ : densité du fluide (gm/cm^3) = 1,056 pour le sang
- η : coefficient de viscosité (poise)
- T : tension de cisaillement ($ml/s/cm^3$)

PRESSION INTRAVASCULAIRE, VOLUME SANGUIN ET VÉLOCITÉ SANGUINE

La circulation chez l'homme est assimilée à un système clos de tubes contenant du sang sous pression. Le flux s'écoule dans les artères en raison de la pression de propulsion (force par unité de surface) générée par la contraction ventriculaire gauche. Le volume circulant dans une artère et ses collatérales, moyenné dans le temps, est constant. La vélocité du flux est proportionnelle à la surface d'une section ou au diamètre selon la formule

$$Q = vA \text{ ou } v = \frac{Q}{A} = \frac{Q}{\pi r^2}$$

Théoriquement, si le diamètre au niveau d'une sténose artérielle est réduit de 50 %, alors la vélocité devrait être multipliée par 4, mais elle l'est un peu moins en pratique.

ÉNERGIE DU FLUX SANGUIN

Les principes physiques relatifs au flux dans les tubes creux ont été initialement étudiés en supposant que le fluide s'écoule à vélocité constante, que le tube est rigide, qu'il n'y a pas de perte d'énergie tout au long de la longueur du tube et que le fluide est incompressible. La pression d'écoulement du flux à travers un tube est déterminée par son énergie potentielle (*potential energy* [PE]) et son énergie cinétique (*kinetic energy* [KE]).

PE est la capacité latente de travail résultant de la densité du fluide, de l'accélération due à la gravité, et de la hauteur du tube telle que

$$\text{PE} = \rho g h$$

PE entraîne des modifications considérables de la pression au niveau de la circulation chez l'homme en position debout (Fig. 4-1).

KE est l'énergie résultant de l'écoulement du flux. Elle dépend de la densité du fluide et de la vélocité selon la formule

$$\text{KE} = \frac{1}{2}\rho v^2$$

KE augmente lorsque le diamètre du tube diminue (Fig. 4-2).

La conservation de l'énergie impose que la pression en deux points (1 et 2) situés le long d'un tube s'exprime selon l'**équation de Bernoulli** (Daniel Bernoulli [1700–1782] était le deuxième membre d'une génération de douze éminents mathématiciens suisses) :

$$P_1 + \rho g h_1 + \frac{1}{2}\rho v_1^2 = P_2 + \rho g h_2 + \frac{1}{2}\rho v_2^2 \text{ ou}$$

$$\Delta P + \rho g(h^2 - h_1) + \frac{1}{2}\rho(v_2^2 + v_1^2)$$

Dans certaines circonstances, v_1 est petit comparé à v_2, et la formule peut être simplifiée selon l'**équation de Torricelli** (Evangelista Torricelli [1608–1647] était un physicien et un mathématicien italien)

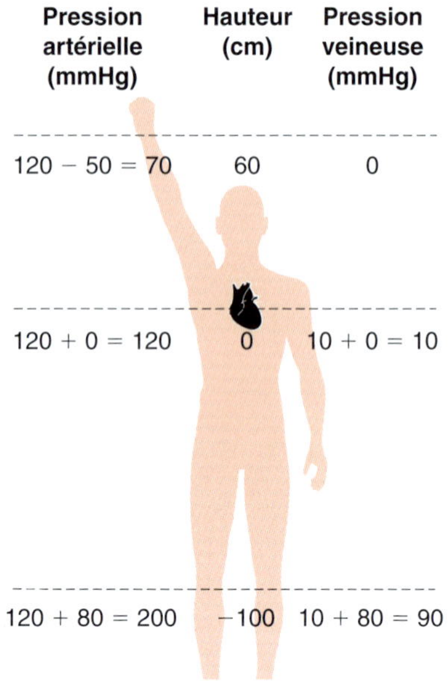

Fig. 4-1
Énergie potentielle.
Le fluide s'écoule d'une zone de basse pression (PE élevée) au niveau du cœur ou en amont vers une zone de haute pression (PE basse) au niveau des pieds.
Si h = 100 cm du cœur aux pieds en position debout, alors

$$\begin{aligned}\Delta P &= \rho g\,(h_2 - h_1)\\ &= 1{,}056 \times 980 \times 100\\ &= 103\,488 \text{ dyn/cm}^2\\ &\approx 80 \text{ mmHg.}\end{aligned}$$

$$\Delta P \approx \frac{1}{2} v_2^2$$

Cette formule est utilisée pour calculer les sténoses en cardiologie mais les équations ne sont pas valables pour l'étude des artères périphériques.

PERTE D'ÉNERGIE DU FLUX SANGUIN ARTÉRIEL

Les conditions idéales de l'équation de Bernoulli ne s'appliquent pas au flux dans les artères, en partie parce que l'énergie est perdue par transformation en chaleur, avec une chute persistante de pression. Cela est dû aux facteurs décrits ci-après.

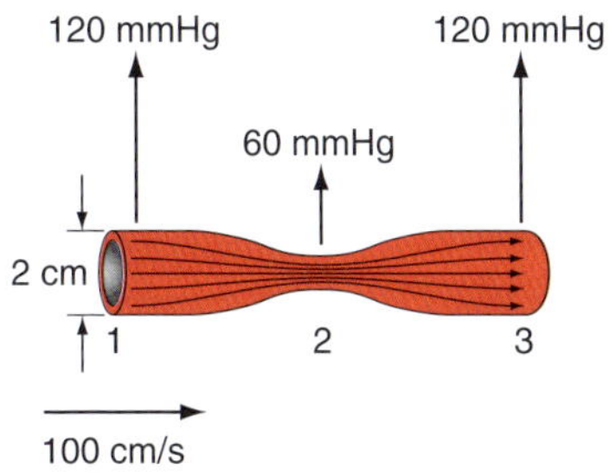

Fig. 4-2
Énergie cinétique.
Dans une zone de rétrécissement, le fluide s'écoule d'une région de KE basse vers une région de KE élevée, avec une chute de pression substantielle. Si à l'entrée (1), le diamètre est de 2 cm, que la vitesse du fluide est de 100 cm/s et que le diamètre du rétrécissement (2) est de 1 cm, alors la vélocité augmente théoriquement jusqu'à 400 cm/s et

$$\begin{aligned}\Delta P &= \frac{1}{2}\rho(v_2^2 - v_1^2)\\ &= \frac{1}{2} \times 1{,}056(160\ 000 - 10\ 000)\\ &= 79200 \text{ dynes/cm}^2\\ &\approx 60 \text{ mmHg.}\end{aligned}$$

Écoulement visqueux dans les fluides et au niveau de la paroi artérielle

L'écoulement visqueux représente une différence entre les fluides « idéaux », où toutes les couches se déplacent à la même vitesse, et les fluides « réels », où les couches « tirent » les unes sur les autres. La théorie est qu'il y a un nombre infini de couches, chacune glissant sur la suivante à la manière de nombreux cylindres (Fig. 4-3).

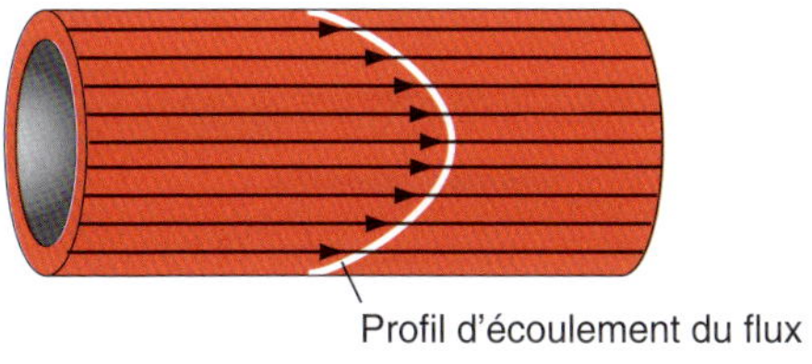

Fig. 4-3
Flux laminaire.
L'écoulement continu d'un fluide visqueux à travers un tube rigide ayant une section circulaire engendre un profil parabolique.

La chute théorique de pression due à la viscosité à l'origine de la diminution de KE convertie en chaleur est calculée grâce à l'**équation de Poiseuille** (Jean Louis Marie Poiseuille [1799–1869] était un physicien et un physiologiste français) :

$$\Delta P = \frac{8l\eta v}{\pi r^2} = \frac{8l\eta Q}{\pi r^4}$$

Le coefficient de viscosité (η) est déterminé d'après la « tension de cisaillement » (*T*) qui reflète la force nécessaire au glissement d'une couche sur l'autre, et par le « taux de cisaillement » (*D*) qui dépend du flux, selon les formules

$$\eta = \frac{T}{D}$$

$$T = \frac{4\eta Q}{\pi r^3} \text{ et}$$

$$D = \frac{4Q}{\pi r^3}$$

Les formules montrent que la chute de pression est bien plus importante dans les vaisseaux de petit calibre de la microcirculation, et que la viscosité a une influence minime sur le flux des gros vaisseaux. La viscosité sanguine diminue lorsque la vélocité sanguine augmente (« thixotropie »), mais cela ne s'applique qu'à la microcirculation.

Perturbations du flux

Le liquide immédiatement adjacent à la paroi est considéré comme stationnaire, ce qui est à l'origine du concept de fine « couche limite ». La couche limite devient plus épaisse au fur et à mesure que le flux ralentit et lorsque la paroi est rugueuse. Elle tend alors à se fragmenter en petits tourbillons ou perturbations du flux (Fig. 4-4), et KE est perdue par conversion en chaleur.

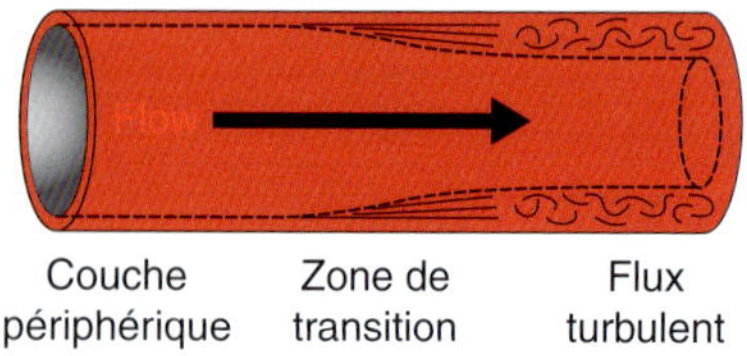

Fig. 4-4
Zones de transition.
Passage au niveau de la paroi d'un flux laminaire sur la couche limite à un flux turbulent.

Le flux dans les artères normales est habituellement laminaire mais des perturbations de flux peuvent apparaître dans des segments de flux stationnaires ou rétrogrades au niveau de dilatations artérielles, de coudures, d'angulations, de naissance de collatérales ou de bifurcations. Le flux tend à être stable lorsqu'il circule rapidement à l'extérieur d'une courbe, et instable lorsqu'il est lent à l'intérieur d'une courbe (Fig. 4-5).

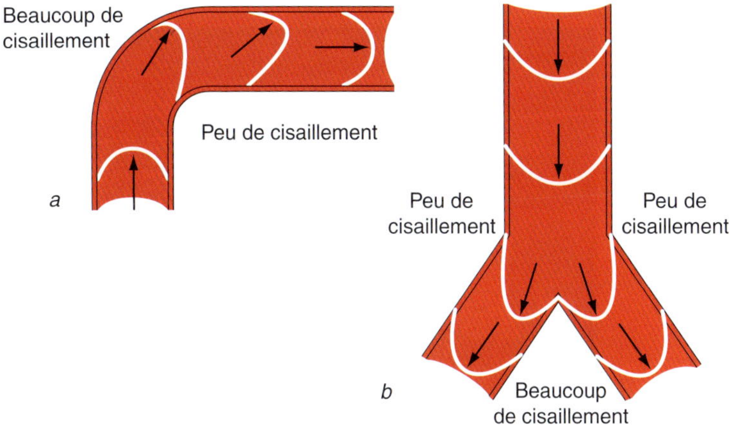

Fig. 4-5
Flux laminaire au niveau d'une angulation *a* ou d'une bifurcation *b*.
Le sommet de la parabole s'éloigne de la paroi concave au niveau d'une courbe et au niveau de la paroi externe d'une bifurcation, créant des zones de flux potentiellement stagnants.

Un flux relativement stagnant favorise le dépôt d'éléments, ce qui aboutit à l'artériosclérose ou à l'hyperplasie néo-intimale (voir chapitre 5, p. 79).

La **séparation de la « couche limite »** est facilement reconnue en Doppler au niveau du bulbe de l'artère carotide interne (Fig. 4-6).

Des perturbations similaires de flux au niveau d'anastomoses entre un pontage et une artère peuvent favoriser des zones de flux stagnant prédisposant à une récidive de la maladie, source de sténose (Fig. 4-7).

Turbulences

Après le stade des perturbations, le modèle ne s'applique plus, des mouvements chaotiques du flux apparaissent, une énergie tout à fait considérable est perdue, et la baisse de pression ne sera pas récupérée. L'essentiel de l'énergie est perdu à cause des perturbations du flux et des turbulences à l'entrée et à la sortie de la sténose.

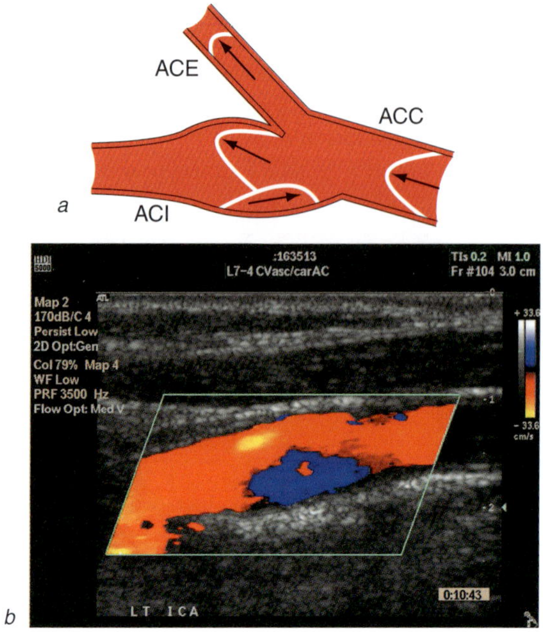

Fig. 4-6
Séparation au niveau de la couche limite.
Flux rétrograde au niveau du bulbe de l'artère carotide interne (ACI) chez un jeune patient. ACC : artère carotide commune ; ACE : artère carotide externe.

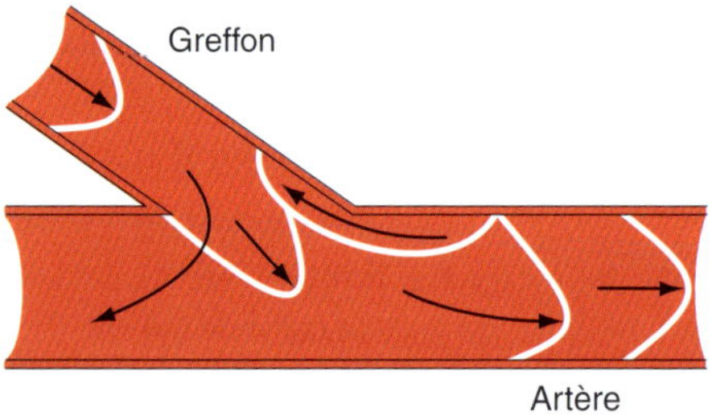

Fig. 4-7
Séparation au niveau de la couche limite.
Flux rétrograde, tourbillons et flux stagnants à l'angle d'anastomose d'un pontage.

Le point à partir duquel le modèle de flux ne s'applique plus est défini par le **nombre de Reynolds** (Re) (Osborne Reynolds [1842–1912] était un ingénieur et physicien britannique) :

$$\mathrm{Re} = \frac{v d \rho}{\eta}$$

Re est plus facilement atteint et dépassé dans les artères de gros calibre et pour des vélocités élevées. Le flux devient habituellement turbulent pour Re > 2000. Diminuer les résistances périphériques par l'exercice musculaire ou d'autres stimuli augmente la vélocité à travers la sténose, ce qui augmente le risque de dépasser Re, et peut provoquer des turbulences et même une chute de pression encore plus importante.

CHANGEMENT DE PRESSION AU NIVEAU DES STÉNOSES ARTÉRIELLES

La perte de KE au niveau de la sténose entraîne une chute de pression qui dépend du changement de vélocité entre deux points (1 et 2), selon la formule

$$\Delta P = k(v_2 - v_1)^2 \text{ où } k \text{ est une constante}$$

Le flux sanguin à travers la sténose commence à diminuer et la vitesse systolique maximale (VSM) augmente lorsque le diamètre est diminué d'environ 50 %. On note une chute nette et tardive de la VSM jusqu'au « goutte-à-goutte » au-delà de 90 à 95 % de degré de sténose (Fig. 4-8).

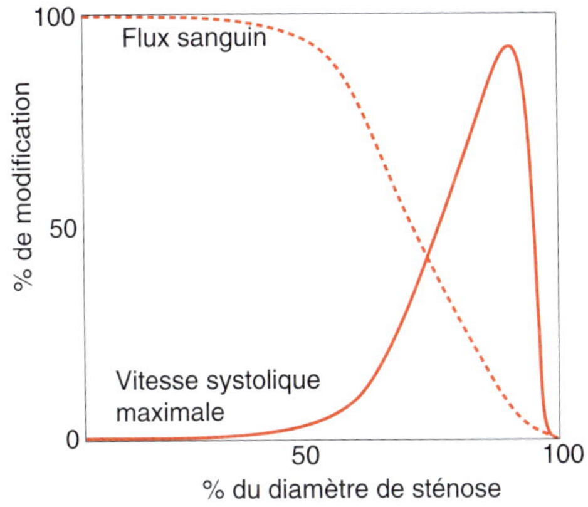

Fig. 4-8
Changement de flux et de vélocité en fonction de la sévérité d'une sténose artérielle.

Le flux redevient laminaire au-delà de la sténose, mais la perte d'énergie et la chute de débit et de pression persistent. La chute de pression est inférieure à celle calculée par l'équation de Poiseuille en fonction de la seule viscosité. La valeur de la constante (*k*) dépend plus de la forme que de la longueur de la sténose, et l'on note des perturbations du flux plus importantes lorsque la sténose est irrégulière ou abrupte plutôt que régulière.

ESTIMATION DU DEGRÉ DE STÉNOSE

Les sténoses peuvent être définies par une diminution de diamètre, ou bien par une diminution de surface.

$$\text{Diamètre de la lumière résiduelle} = \left(1 - \frac{r_2}{r_1}\right) \times 100\ \%$$

$$\text{Surface de la lumière résiduelle} = \left(1 - \frac{r_2^2}{r_1^2}\right) \times 100\ \%$$

Par exemple, si le diamètre est réduit de 50 %, la surface est réduite de 75 %.

Définir les sténoses de l'artère carotide interne constitue un problème particulier, car deux techniques différentes ont été utilisées pour mesurer le diamètre normal de celle-ci (Fig. 4-9).

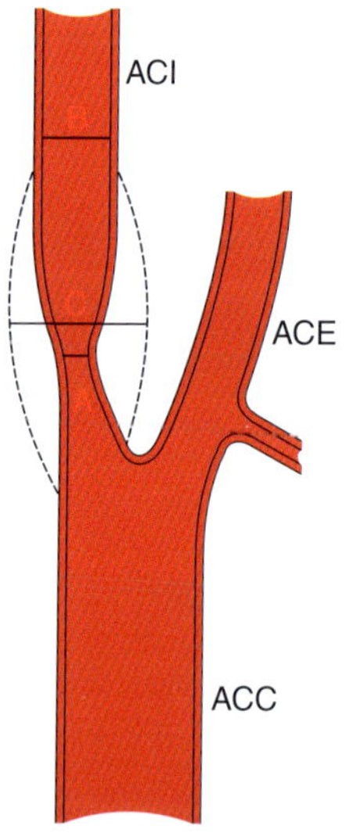

Fig. 4-9
Sténose de l'artère carotide interne.
- Certains auteurs définissent une sténose de l'artère carotide interne (ACI) à partir de son diamètre (*A*) comparativement au diamètre normal à distance de la sténose (*B*) = (*B* – *A*)/*B* × 100 (sténose de l'ACI). Nous utilisons cette technique pour quantifier par échographie les sténoses.
- D'autres auteurs définissent la sténose de l'ACI à partir de son diamètre (*A*) comparativement à celui du bulbe carotidien (*C*) au niveau de la sténose = (*C* – *A*)/*C* × 100 (sténose du bulbe).

Le diamètre du bulbe est environ 1,8 fois celui de l'artère carotide interne distale. Les calculs fournis par ces deux méthodes donnent des résultats très différents (Fig. 4-10).

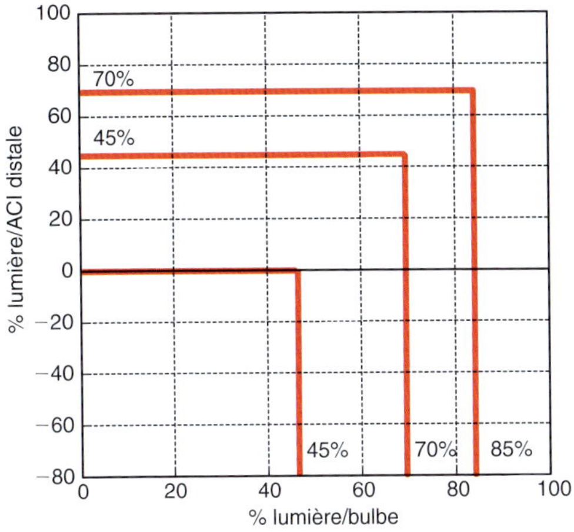

Fig. 4-10
Comparaison de deux méthodes de calcul du degré de sténose de l'ACI.
- Sténose du bulbe à 45 % = sténose de l'ACI à 0 %.
- Sténose du bulbe à 70 % = sténose de l'ACI à 45 %.
- Sténose du bulbe à 85 % = sténose de l'ACI à 70 %.

PULSATILITÉ SANGUINE DANS LES ARTÈRES

Les équations classiques pour décrire le flux ne sont que des approximations du flux dans les artères, car le flux sanguin est pulsatile, et les artères sont compliantes et se divisent.

Le signal du flux artériel est la somme d'un flux d'éjection liée à la contraction ventriculaire gauche et d'un flux rétrograde à contre-courant décrit dans la figure 4-11.

Le profil des changements de flux laminaire durant le cycle cardiaque est décrit dans la figure 4-12.

RÉSISTANCE AU FLUX

Les turbulences et l'étirement visqueux engendrent des résistances au flux :

$$R = \frac{\Delta P}{Q} = \frac{\Delta P}{v\pi r^2}$$

Plus le diamètre est petit, plus les résistances sont grandes.

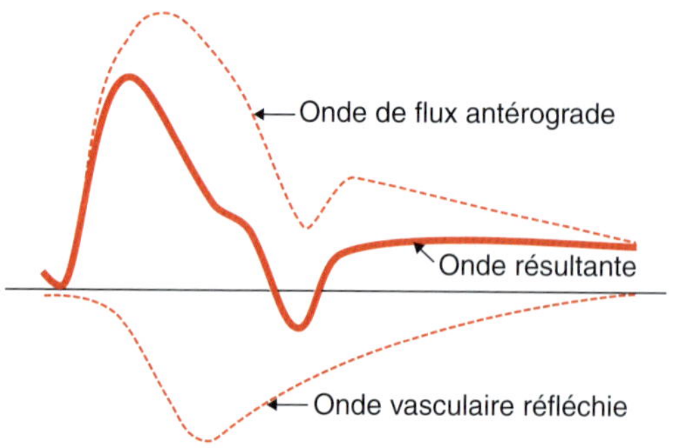

Fig. 4-11
Pouls artériel.
Courbe supérieure : la contraction ventriculaire gauche entraîne l'écoulement du flux avec des composantes systolique et diastolique.
Courbe inférieure : l'effet de « marteau » dû à la rencontre du flux avec les principales branches artérielles ainsi qu'aux résistances périphériques entraîne un flux rétrograde.
Courbe du milieu : le signal vasculaire observé est la sommation des deux courbes.

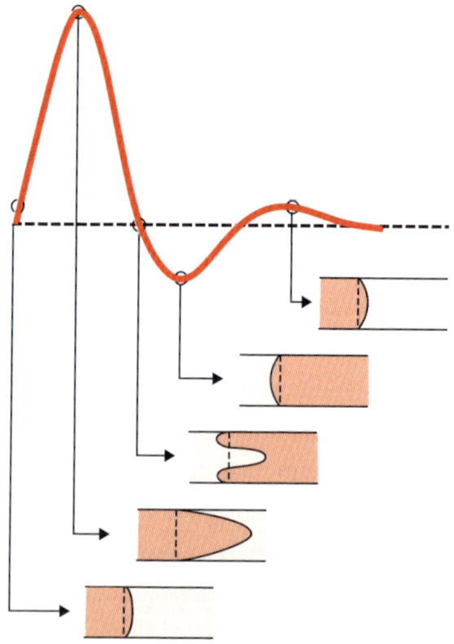

Fig. 4-12
Profil de flux.
Le profil est plat au début du cycle, lorsque le flux est minimal, devient parabolique en systole puis mixte durant la diastole.

Résistances en parallèle

Comme pour les courants électriques, la résistance à travers chaque parallèle est supérieure à celle du conduit principal selon la formule :

$$\frac{1}{RT} = \frac{1}{R_1} + \frac{1}{R_2} + \ldots$$

Résistances périphériques

Les résistances sont bien plus élevées dans les petits vaisseaux et expliquent que la chute de pression soit plus fréquemment observée au niveau de la microcirculation qu'au niveau des artères de gros calibre.

Le Doppler spectral apprécie les résistances du lit artériel (Fig. 4-13). Certains territoires, tels celui des membres inférieurs ou le territoire splanchnique sont intrinsèquement des territoires à **haute résistance**. On observe en diastole un flux faible, absent ou rétrograde. D'autres organes tels le cerveau ou les reins sont intrinsèquement des territoires à **basse résistance**, avec un flux positif pendant la diastole.

Les stimulus qui induisent une vasodilatation au niveau de la microcirculation entraînent dans les territoires à haute résistance une chute des résistances. Il s'agit de l'exercice musculaire au niveau des membres, du blocage sympathique au niveau de la peau, ou encore de l'ingestion alimentaire au niveau du territoire intestinal.

Dans de nombreux territoires, on observe une vasoconstriction microcirculatoire lorsque la pression augmente et une dilatation lorsque la pression diminue, de façon à maintenir un flux relativement constant : il s'agit de l'**autorégulation**.

Résistances des collatérales

Les nombreux vaisseaux collatéraux qui se développent autour d'une artère thrombosée ont une résistance totale en parallèle qui est de loin supérieure à la résistance initiale de l'artère. Le signal Doppler enregistré au niveau d'une collatérale est à haute résistance. La résistance collatérale autour d'une artère thrombosée est inférieure à la résistance périphérique au repos, et permet parfois de sentir les pouls ; néanmoins, les résistances collatérales augmentent lorsque, sous l'effet de l'exercice musculaire, les résistances périphériques diminuent, et la réponse à l'hyperémie est bien inférieure à la réponse normale.

La courbe spectrale à proximité d'une sténose serrée ou d'une thrombose est un signal à haute résistance, tandis que la courbe à distance de la lésion est « amortie » et à basse résistance (Fig. 4-14).

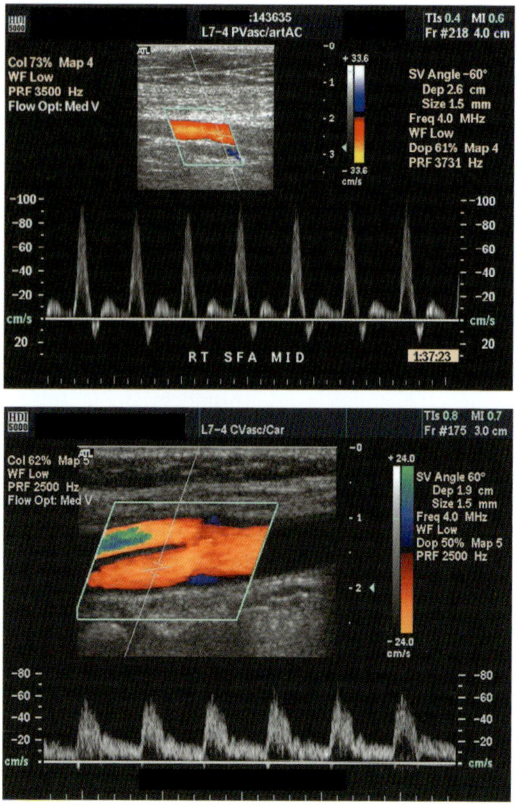

a

b

Fig. 4-13

Enregistrements spectraux d'artères :
a. à haute résistance ;
b. à basse résistance.

Flux sanguin à travers un pontage artériel

Les tailles relatives du greffon et du lit artériel collatéral déterminent la manière dont le greffon fonctionne. Au repos, les résistances de chacun d'entre eux sont tellement inférieures aux résistances périphériques que pratiquement n'importe quel greffon aura un débit suffisant ; seule une resténose sévère du greffon peut entraîner une chute de pression et une diminution du flux.

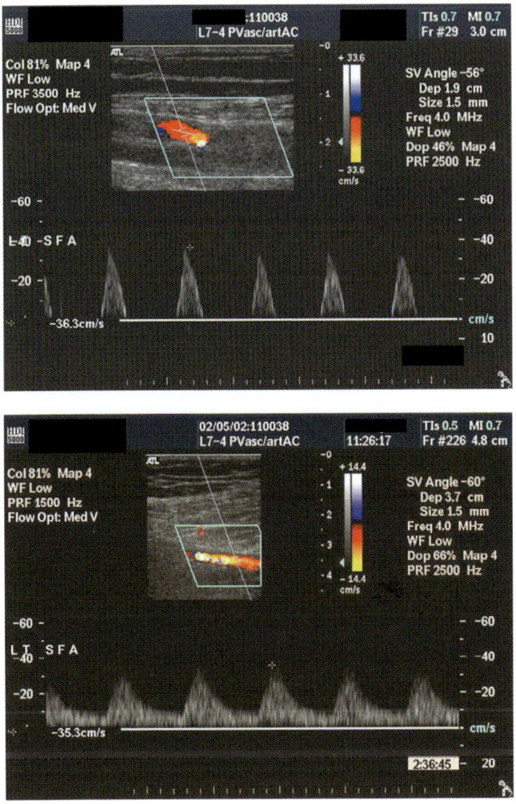

Fig. 4-14

Enregistrement en Doppler spectral :

a. d'un signal de haute résistance à proximité d'une sténose sévère ou d'une thrombose ;

b. d'un signal amorti et de basse résistance à distance de la lésion.

Résistances en séries

Comme pour les courants électriques, la résistance de chaque élément consécutif est inférieure à la résistance principale prise isolement selon la formule :

$$RT = R_1 + R_2 + \ldots$$

Les résistances de chaque sténose s'ajoutent pour augmenter la résistance au flux. De multiples sténoses courtes entraînent une chute de la pression de perfusion et de la vélocité plus importante qu'une seule sténose longue.

Claudication intermittente

Au repos, la circulation dans les territoires musculaires est à haute résistance. Durant l'exercice, la contraction musculaire libère des médiateurs chimiques vasodilatateurs qui entraînent une dilatation artériolaire puis une augmentation du flux sanguin qui est multiplié par 10 à 20. Les métabolites qui peuvent entraîner des douleurs sont éliminés, et la vasodilatation disparaît 30 à 60 s après l'arrêt de l'effort. Une occlusion artérielle ou une sténose sévère augmente les résistances dans les collatérales, et le pic d'augmentation du flux est grandement réduit et retardé (Fig. 4-15). Les

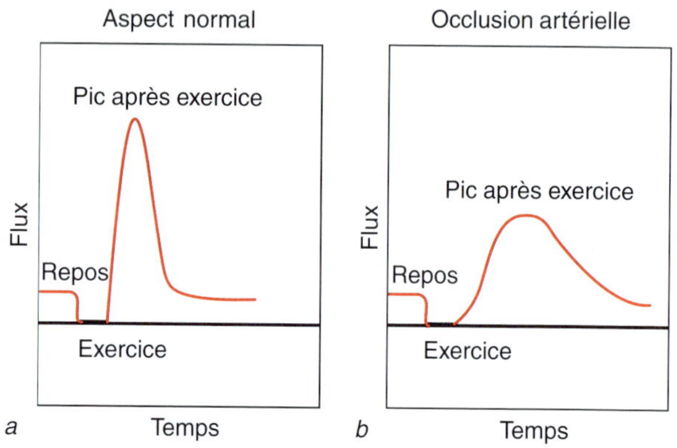

Fig. 4-15
Enregistrement du flux vasculaire au niveau du mollet après exercice :
a. chez un sujet normal ;
b. en cas d'occlusion artérielle ou de sténose sévère.

métabolites susceptibles d'entraîner la douleur s'accumulent et dépassent le seuil de douleur, provoquant une claudication intermittente (*claudicare* signifie boiter en latin).

Douleurs de décubitus

À la différence du réseau musculaire, la circulation cutanée est sous le contrôle du système nerveux sympathique. Jusqu'à un stade avancé de la maladie, la diminution de la pression due à une occlusion artérielle ou à une sténose sévère est compensée par une dilatation artériolaire. Néanmoins, il arrive un moment où la circulation cutanée est tellement réduite qu'il ne peut y avoir de compensation, et les métabolites s'accumulent, entraînant une sensation de brûlure sévère du pied. Cette douleur apparaît la nuit en raison de la diminution de perfusion en rapport avec la chute nocturne physiologique de la tension artérielle.

ARTÉFACTS PÉRIVASCULAIRES

Les turbulences artérielles peuvent entraîner des vibrations de la paroi et ainsi générer un bruit qui se propage le long des tissus et qui peut être entendu avec un stéthoscope ou mis en évidence en écho-Doppler (Fig. 4-16). Il est parfois nécessaire pour entendre l'artéfact périvasculaire de provoquer une augmentation de la vélocité par l'exercice musculaire afin de réduire les résistances périphériques et de générer des turbulences.

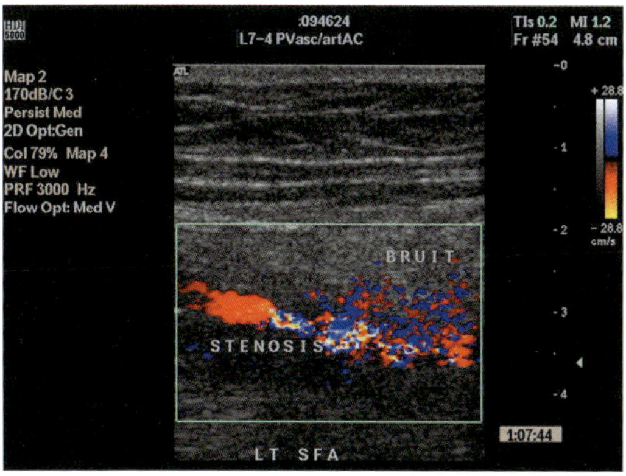

Fig. 4-16
Signaux couleurs dans les tissus dus aux réverbérations à partir de la paroi artérielle au niveau d'une zone de turbulences ; il s'agit d'un artéfact périvasculaire.

MODIFICATIONS DE LA PAROI ANÉVRISMALE

La fragilisation de la paroi entraîne progressivement son allongement ainsi que l'augmentation de son diamètre et de sa hauteur. La tension pariétale circonférentielle (T_c) dans un tube cylindrique est donnée par la formule

$$T_c = \frac{Pr}{t}$$

La tension pariétale augmente avec le diamètre, et l'épaisseur pariétale diminue avec le diamètre, pouvant entraîner une dilatation plus rapide et, au final, une rupture.

FLUX VEINEUX

Les veines profondes transportent plus de 80 % du flux circulatoire normal. Deux mécanismes expliquent le passage du sang des veines vers le cœur :

- la pression transmise à travers la microcirculation est faible mais constante. Le flux veineux augmente sous l'influence de la vasodilatation produite par l'exercice et diminue à cause de la vasoconstriction due au froid ou à une insuffisance artérielle ;
- la pression est exercée par la contraction intermittente des muscles adjacents, particulièrement ceux du mollet. Pendant l'examen échographique, cela peut être reproduit par une pression sur les muscles du mollet au repos entraînant une « accélération veineuse ».

Les facteurs suivants peuvent influencer le flux :

- les contractions pulsatiles de l'atrium droit entraînent une augmentation transitoire de la pression veineuse et l'arrêt du flux, qui peut être restauré lors de la diastole auriculaire. Cela n'est observé qu'au niveau des veines centrales ;
- une modulation respiratoire est observée au niveau des veines proximales des membres inférieurs mais pas au niveau des veines distales ;
- les changements de pression intrathoracique en rapport avec la respiration entraînent des effets opposés au niveau des extrémités inférieures et supérieures. Pour les veines des membres supérieurs, l'inspiration augmente le gradient de pression avec les veines centrales et le flux veineux augmente. Pour les veines des membres inférieurs, l'inspiration entraîne une descente diaphragmatique qui augmente la pression abdominale et ralentit le flux veineux ; le flux veineux aux membres inférieurs augmente durant l'expiration ;
- l'augmentation de pression intra-abdominale ou intrathoracique lors de manœuvres d'effort ou lors de la manœuvre de Valsalva entraîne un ralentissement ou un arrêt du flux au niveau des membres supérieurs et inférieurs.

Comme pour les branches de division artérielles, la résistance dans chacune des petites veines en parallèle est supérieure à la résistance d'une veine de gros calibre telle la veine cave inférieure. Ainsi, plus la veine est grande, plus le flux est rapide. Le flux sanguin est pratiquement stagnant dans les petites veines, comme celles du mollet, ce qui les expose davantage à la thrombose veineuse.

Les valvules veineuses empêchent le reflux dans les veines des membres inférieurs, qu'il soit d'origine gravitationnelle, lié à l'inspiration ou à l'effort ; le flux est ainsi dirigé seulement vers le cœur. Le nombre de valvules augmente vers la périphérie ; elles ne sont pas présentes au niveau des veines iliaques ni au niveau de la veine cave inférieure.

CHAPITRE

5

Pathologie vasculaire

La pathologie artérielle la plus fréquemment observée est l'athérosclérose, mais il existe de nombreuses maladies artérielles non athéromateuses moins fréquentes ou rares. La pathogénie des anévrismes artériels est parfois différente de celle de l'athérosclérose. L'origine de la maladie veineuse chronique n'est pas complètement connue et comporte des perturbations du flux veineux en rapport avec une incontinence valvulaire ou une obstruction veineuse. La thrombose peut compliquer l'évolution des pathologies artérielles et veineuses. Ce chapitre décrit les pathologies qui peuvent intéresser différentes localisations, les aspects spécifiques à chaque localisation étant décrits dans d'autres chapitres.

STRUCTURE ARTÉRIELLE NORMALE ET PHYSIOLOGIE

La paroi des artères de gros calibre comporte trois couches (Fig. 5-1) :

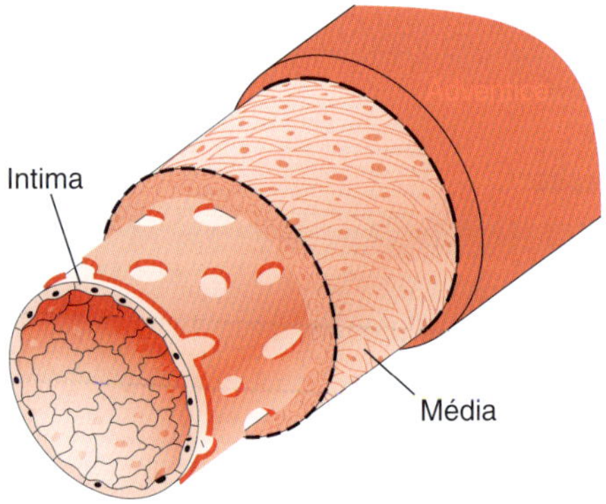

Fig. 5-1
Les trois couches de la paroi artérielle.
D'après la Fig. 12-2a, de Myers KA, Marshall RD, Freidin J, *Principles of pathology*, Oxford, Blackwell, 1980. Reproduction autorisée.

- l'**intima** est constituée d'une seule couche de cellules endothéliales qui repose sur une membrane basale continue et sur la limitante élastique interne. Les cellules endothéliales :
  - régulent l'hémostase et la thrombose ;
  - interagissent avec les globules blancs ;
  - produisent des facteurs de croissance ;
  - sont perméables aux nutriments ;
  - contrôlent le tonus vasculaire.

- la **média** est composée de cellules musculaires lisses permettant :
  - la contraction musculaire nécessaire au maintien du tonus vasculaire, ou
  - la synthèse d'une matrice de collagène, d'élastine et de glycoprotéines.
- l'**adventice** est constituée de fibroblastes dans une matrice de collagène et de glycoprotéines.

L'échographie permet d'identifier les trois couches de la paroi artérielle et de mesurer l'épaisseur intima–média (Fig. 5-2), qui est bien corrélée au risque d'événement clinique lié à une maladie artérielle.

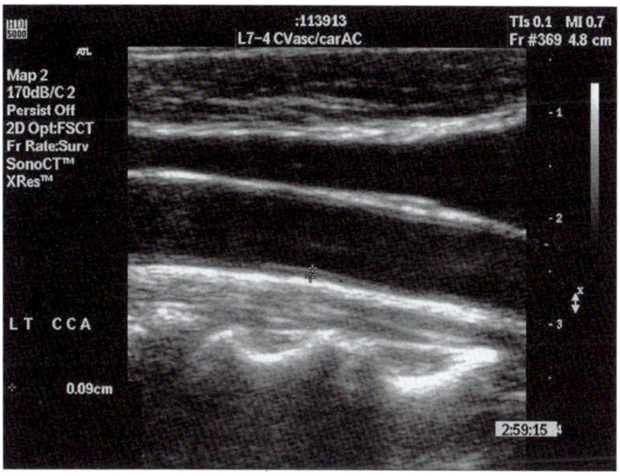

Fig. 5-2
Aspect en mode B des différentes couches de la paroi artérielle normale, montrant l'épaisseur intima–média, mesurée au mieux sur la paroi distale.

HÉMOSTASE ET THROMBOSE

L'hémostase normale permet l'équilibre nécessaire pour prévenir un saignement excessif après une blessure vasculaire, mais également pour prévenir une thrombose intravasculaire spontanée. Trois grands facteurs permettent le contrôle de l'hémostase :

- les **cellules endothéliales** de la paroi vasculaire s'opposent à la thrombose dans la mesure où elles préviennent l'adhésion des plaquettes aux structures sous-endothéliales, ont des propriétés anticoagulantes dues à des molécules héparine-like, et contiennent des facteurs fibrinolytiques qui éliminent les dépôts de fibrine sur la paroi ;
- les **plaquettes** adhèrent au collagène sous endothélial après rupture endothéliale. Cela engendre une série de réactions connues sous le nom d'activation plaquettaire qui aboutit à l'agrégation des

plaquettes pour former un amas de plaquettes. Les cellules endothéliales lésées libèrent le facteur de Willebrand qui joue un rôle essentiel dans l'adhésion des plaquettes au collagène ;

- le **système de coagulation** résulte de réactions en chaîne qui provoquent la conversion de fibrinogène en fibrine. La fibrine se combine aux agrégats plaquettaires pour solidifier l'amas plaquettaire. Les cellules endothéliales lésées libèrent des facteurs qui activent les différentes voies de la coagulation et s'opposent à la fibrinolyse. Le système de coagulation est équilibré par un certain nombre de facteurs anticoagulants qui limitent la thrombose au site précis de la blessure endothéliale.

THROMBOSE DUE À DES ANOMALIES HÉMATOLOGIQUES

Une thrombose artérielle ou veineuse peut être due à :

- une **hyperviscosité** liée à diverses maladies hématologiques qui augmentent les taux de globules rouges, de globules blancs, ou de protéines sériques. Il peut s'agir d'une polycythémie, de lymphomes, de leucémies ou de maladies des globulines ;
- une **thrombopathie** associée à des anomalies des facteurs de la coagulation d'origine congénitale ou acquise avec :
  - les déficits en facteurs de coagulation tels les déficits en antithrombine III, en protéine C ou en protéine S, ou
  - la présence de facteurs de coagulation anormaux tels le facteur 5 de Leiden, des anticorps antiphospholipides ou l'homocystéine.

THROMBOSE VEINEUSE

La thrombose veineuse peut être la conséquence de trois processus différents, appelés triade de Virchow (Rudolf Ludwig Karl Virchow [1821–1902] était un anatomopathologiste allemand) (Fig. 5-3). La thrombose veineuse profonde (TVP) des membres inférieurs est associée à un risque élevé d'embolie pulmonaire et revêt une importance particulière (voir chapitre 9).

Plusieurs facteurs de risque prédisposent à la maladie veineuse thrombo-embolique :

- alitement, immobilité ;
- traumatismes ;
- sepsis ;
- grossesse ;
- obésité ;
- âge ;

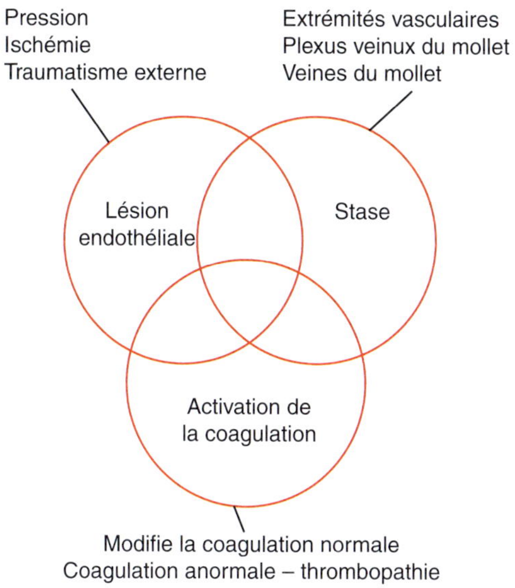

Fig. 5-3
Triade de Virchow.
Trois facteurs interviennent pour prédisposer à la thrombose veineuse :
- la stase sanguine ;
- les blessures endothéliales ;
- l'activation de la coagulation.

- pathologie maligne ;
- varices ;
- antécédents de TVP.

La TVP ou l'embolie pulmonaire sont souvent observées dans les contextes cliniques suivants.

- **Après chirurgie**. Elles sont fréquentes, plus particulièrement après intervention orthopédique sur les membres inférieurs. Les facteurs peropératoires qui augmentent le risque sont une hydratation insuffisante, l'immobilité, une intervention de longue durée et une anesthésie profonde.
- **Perfusions intraveineuses** et **cathéters**. Les systèmes utilisés pour perfuser des nutriments ou des médicaments sont souvent posés pour des intervalles de temps longs et exposent au risque de thrombose, particulièrement au niveau des membres supérieurs (voir chapitre 16, p. 325).
- **Grossesse**. La TVP est observée au cours de moins d'une grossesse sur 1000, mais l'embolie pulmonaire est l'une des causes les plus fréquentes de mortalité maternelle. La TVP est plus fréquente après

césarienne, lorsque la grossesse survient à un âge avancé, et en cas d'obésité.

■ Après **prise de contraceptifs oraux** ou de **traitement hormonal substitutif**. Les contraceptifs oraux avec des estrogènes faiblement dosés et les progestatifs contenus dans les thérapeutiques d'hormonothérapie substitutive augmentent le risque.

■ **Pathologies médicales**. L'infarctus du myocarde, l'insuffisance cardiaque, les accidents vasculaires cérébraux, les maladies respiratoires et les tumeurs malignes s'accompagnent d'un risque élevé de TVP, qui est augmenté par l'âge et la chimiothérapie.

■ **Thrombopathie**. Environ 25 % des patients souffrant de TVP idiopathique ont une thrombopathie. La thrombose due à la thrombopathie est souvent associée à d'autres facteurs de risque.

■ Au cours des **voyages**. Le risque de TVP est accru lors de voyages en avion de longue durée ; approximativement deux tiers des patients ont des pathologies médicales associées, une thérapeutique hormonale ou une thrombopathie.

PATHOGÉNIE

La TVP est beaucoup plus fréquente aux membres inférieurs qu'aux membres supérieurs.

■ **Extension**. La thrombose débute habituellement au niveau des veines surales, en particulier près des sinus veineux. Le thrombus peut s'étendre le long du trajet veineux, initialement « flottant » sans être fixé à la paroi veineuse, puis devenant adhérent à la paroi veineuse.

■ **Reperméabilisation.** Avec le temps, la paroi veineuse produit des facteurs thrombolytiques qui peuvent reperméabiliser la veine. Cependant, la thrombose entraîne en général des dégâts irréversibles des valvules veineuses expliquant qu'un reflux veineux gravitationnel apparaisse fréquemment. Pratiquement 75 % des TVP sont reperméabilisés dans les 6 mois, et approximativement les deux tiers d'entre elles développent des reflux veineux profonds.

■ **Thrombose occlusive**. Si la thrombolyse est inefficace, l'occlusion va persister. Il est impossible de prédire si les veines vont rester occluses de manière définitive ou se reperméabiliser ; cela dépend en partie de l'étendue de la thrombose et de l'efficacité du traitement. La lumière reste occupée par le thrombus pendant plusieurs mois. Ensuite, elle peut rester occupée par un matériel mucoïde mais, le plus souvent, elle se sclérose complètement et prend l'aspect d'un cordon fibreux. Une circulation veineuse collatérale se développe plus ou moins.

ATHÉROSCLÉROSE

ÉTIOLOGIE

L'athérosclérose est un processus complexe qui intéresse le contenu sanguin, les cellules endothéliales et les cellules musculaires lisses de la média (Fig. 5-4).

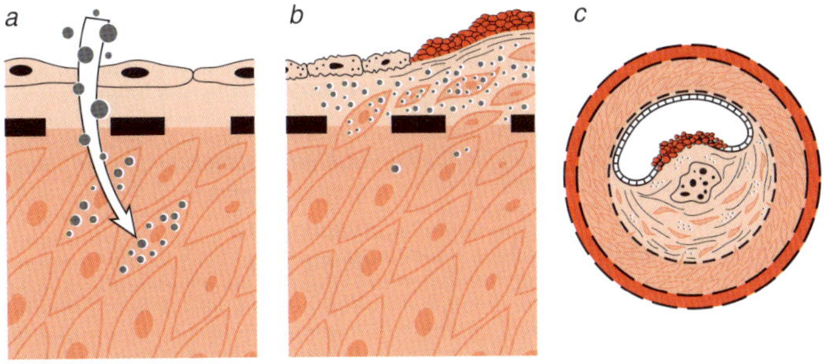

Fig. 5-4
Initiation de l'artériosclérose.
a. Les lésions endothéliales dues à des blessures chimiques ou mécaniques activent les globules blancs, les plaquettes et les cellules endothéliales qui produisent des facteurs chimiques modifiant la média sous-jacente.
b. Les cellules musculaires lisses réagissent en migrant de la média vers le plan sous-endothélial.
c. Les cellules musculaires lisses prolifèrent et se modifient, passant de cellules contractiles à des cellules synthétisant des éléments graisseux et spumeux. Une dégénérescence secondaire libère les lipides, et les plaquettes s'agrègent sur la surface. D'après la Fig. 12-5 de Myers KA, Marshall RD, Freidin J, *Principles of pathology*, Oxford, Blackwell, 1980. Reproduction autorisée.

FACTEURS DE RISQUE

Chacun a des facteurs de risque d'athérome à des degrés divers. La lésion artérielle et l'accumulation de lipides sont accentuées par les facteurs de risque suivants :

- tabagisme ;
- diabète sucré ;
- hypertension artérielle ;
- hyperlipidémie ;
- homocystinémie.

ASPECTS ANATOMOPATHOLOGIQUES

La répartition des lésions a tendance à être hétérogène, avec une concentration au niveau de certains sites préférentiels. La maladie athéromateuse est plus fréquente dans les zones où le flux est stagnant le long de la paroi artérielle, telle la bifurcation aortique (Fig. 5-5), ce qui permet un contact prolongé des agents lésionnels avec la paroi vasculaire (voir chapitre 4, p. 61).

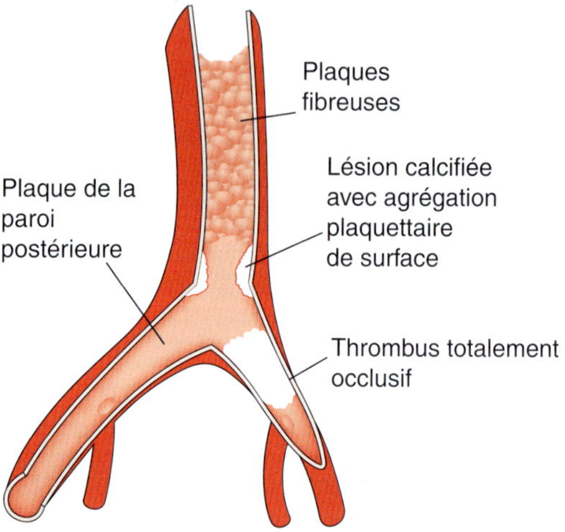

Fig. 5-5

Modifications dues à l'athérosclérose au niveau de la bifurcation aortique.

D'après la Fig. 12-12f, de Myers KA, Marshall RD, Freidin J, *Principles of pathology*, Oxford, Blackwell, 1980. Reproduction autorisée.

La progression des lésions est la suivante.

- La **strie lipidique** est une lésion précoce avec agrégation sous-endothéliale de cellules spumeuses riches en lipides. Elle est observée dans l'enfance mais ne correspond pas à la distribution ultérieure de l'athérosclérose clinique.
- La **plaque fibreuse** correspond à une lésion plus avancée avec des agrégats de cellules musculaires lisses sous-endothéliales entourées de tissu conjonctif et de lipides recouverts d'une couche fibreuse comportant des cellules musculaires lisses et du tissu fibreux.
- L'**athérome constitué** contient des lipides qui s'accumulent lorsque les cellules spumeuses éclatent. Les vasa vasorums à la base de la plaque athéromateuse peuvent saigner dans sa partie centrale et accroître ainsi la taille de la plaque. Au final, la plaque œdématiée peut se rompre, avec effraction du matériel embolique dans la lumière,

laissant un ulcère à la surface vasculaire. Les plaquettes s'agrègent et constituent une autre source potentielle d'embolie.

- La **plaque calcifiée** est due à la dégénérescence secondaire à l'origine d'une réponse fibreuse avec réparation aboutissant à une lésion mixte composée de tissu fibreux, de lipides et d'une quantité croissante de calcifications secondaires. La surface est irrégulière, ce qui peut entraîner thrombus, agrégation plaquettaire et embolie. Cependant, il y a moins de lipides dans la plaque et le risque d'effraction du contenu est diminué.
- La **thrombose artérielle** peut être favorisée par la rupture d'une plaque, qui libère des substances favorisant la coagulation. De la même façon, la dégénérescence progressive de la plaque peut progressivement diminuer le calibre de la lumière vasculaire et, finalement, occlure le vaisseau. À la différence des veines, il n'existe pas de mécanisme intrinsèque de thrombolyse spontanée, et la reperméabilisation des artères occluses est rare.
- Des quantités variables de lipides, de tissu fibreux et de calcifications au sein d'une plaque entraînent des modifications pathologiques variées. Elles se traduisent par divers aspects échographiques en mode B (Fig. 5-6).

PATHOGÉNIE

- La maladie athéromateuse doit diminuer le calibre artériel jusqu'à un stade de sténose « critique » avant que des symptômes significatifs n'apparaissent.
- La thrombose aiguë peut se développer sur une sténose peu serrée et être à l'origine d'une ischémie aiguë révélatrice de la maladie.
- Une occlusion chronique peut apparaître après une sténose critique. L'occlusion s'étend entre des branches majeures qui s'anastomosent pour former une circulation collatérale artérielle autour de l'occlusion. La sévérité des symptômes dépend en partie de la qualité de la circulation collatérale.
- Des petites particules athéromateuses ou un thrombus superficiel secondaire peuvent se détacher et entraîner des infarctus d'origine embolique.

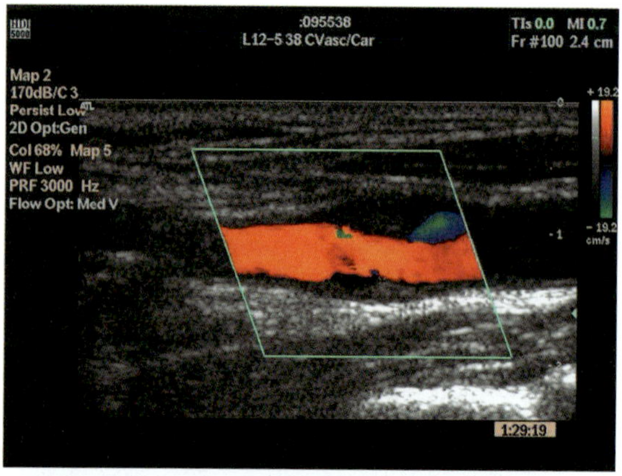

a

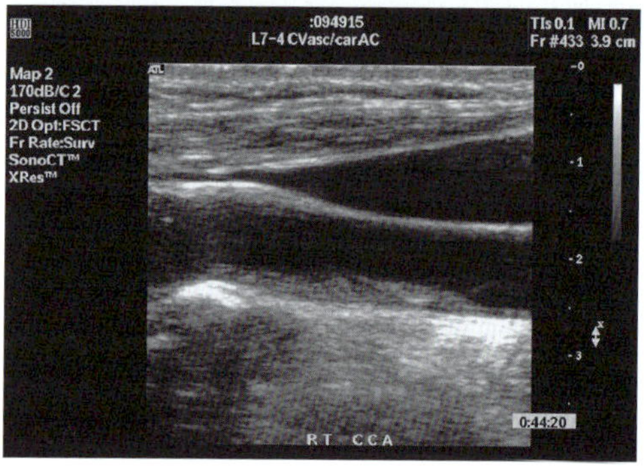

b

Fig. 5-6

Aspects en mode B des plaques athéromateuses.

a. La richesse lipidique de la plaque se traduit par un aspect homogène hypoéchogène ; la plaque n'est visible qu'en Doppler couleur sous la forme d'un défect de remplissage couleur.

b. Plaque entièrement fibreuse ayant un aspect homogène échogène.

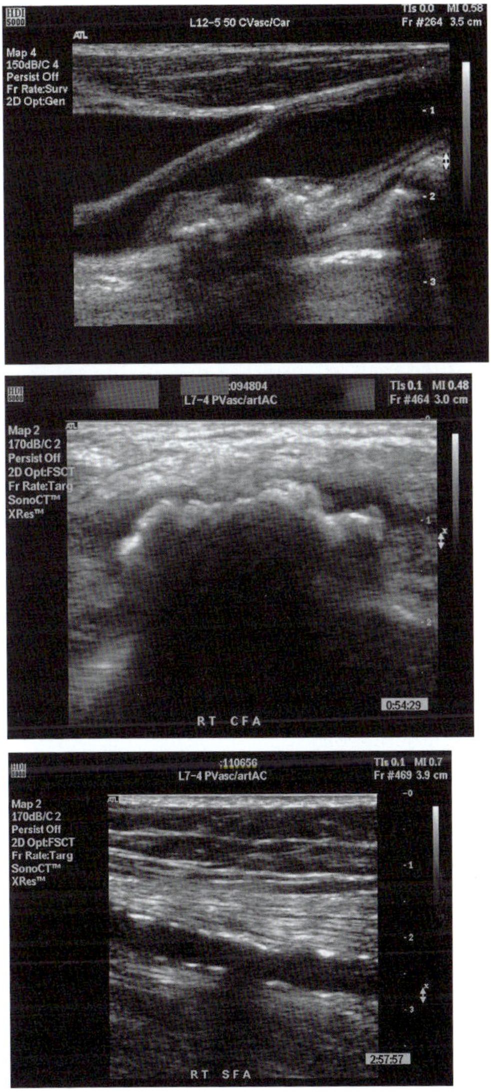

c

d

e

Fig. 5-6 (suite)
Aspects en mode B des plaques athéromateuses.
c. Une plaque contenant des combinaisons variables de tissus lipidique, fibreux et de calcifications a un aspect hétérogène.
d. Calcification en « chou-fleur » responsable d'un cône d'ombre acoustique postérieur.
e. Calcifications diffuses à l'origine de plaques sur une longueur considérable de l'artère.

ANÉVRISMES ARTÉRIELS

ÉTIOLOGIE

Les anévrismes dégénératifs peuvent intéresser l'ensemble des artères de gros calibre depuis la crosse aortique jusqu'aux principales artères distales. Les facteurs prédisposants sont :

- **héréditaires** : des cas familiaux ont été décrits, et la parenté mâle au premier degré a 4 fois plus de risque d'avoir un anévrisme ;
- des **déficits d'enzymes liés génétiquement**, entraînant une anomalie croisée du collagène ;
- une **insuffisance d'apport sanguin** dûe à la présence d'un thrombus intraluminal se comportant comme une barrière à la diffusion de l'oxygène vers la paroi artérielle et entraînant une nécrose hypoxique ;
- les **plaques athéromateuses** qui, en s'atrophiant, laissent une paroi vasculaire fine et peu résistante.

Parmi les autres types d'anévrisme, on peut citer :

- les **anévrismes associés à une artérite inflammatoire** ;
- les **anévrismes mycotiques** avec infection de la paroi artérielle.

FACTEURS DE RISQUE

- Antécédents familiaux.
- Hypertension.
- Tabagisme.
- Bronchopathie chronique obstructive.
- Autre localisation de maladie athéromateuse.

ANATOMOPATHOLOGIE

Il existe plusieurs types d'anévrismes (Fig. 5-7).

Anévrismes fusiformes et sacculaires

On note une dégénérescence des fibres collagènes et élastiques au sein de la paroi et la présence de dépôts calciques. Les lésions d'athérosclérose entraînent une fragilité de la paroi restante. Le stress tangentiel dû à la pression intravasculaire est plus important au niveau de certaines localisations et prédispose à une dilatation locale. Un thrombus laminé se dépose à la partie interne de la paroi artérielle dégénérée. La propriété de rétraction élastique disparaît, le diamètre artériel augmente progressivement, et l'artère anévrismale s'allonge et devient de plus en plus tortueuse.

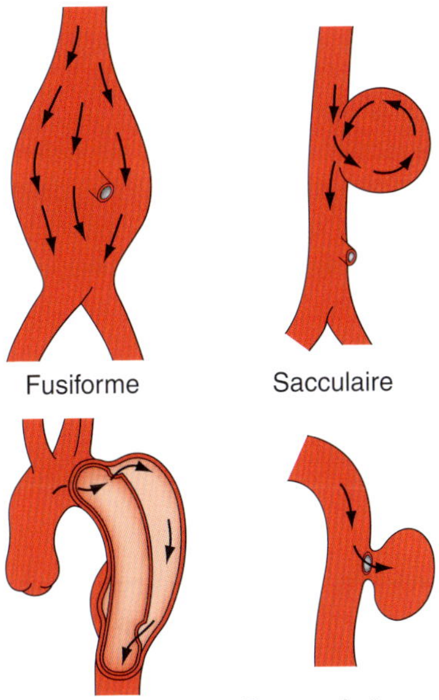

Fig. 5-7
Les différents types d'anévrisme.
- **Fusiforme** : intéressant la totalité de la circonférence pariétale aortique.
- **Sacculaire** : n'intéressant qu'une partie de la circonférence aortique.
- **Disséquant** : avec une fausse lumière.
- **Faux anévrisme** : en rapport avec un traumatisme artériel.

D'après la Fig. 13-10, de Queral L, in Bergan JJ, Yao JS, *Surgery of the aorta and its body branches*, New York, Grune and Stratton, 1979. Reproduction autorisée.

Anévrisme disséquant

L'anévrisme disséquant peut se développer à partir d'une blessure de l'intima située au niveau de l'origine de la crosse aortique, juste après la naissance de l'artère subclavière gauche, ou bien, moins fréquemment, au niveau de l'aorte abdominale ou de l'artère carotide interne (Fig. 6-13, p. 117). Il est dû à une nécrose de la média, et il est plus fréquemment observé au cours des maladies caractérisées par une fragilité vasculaire congénitale provoquée par un déficit du collagène au cours du **syndrome de Marfan** ou du **syndrome d'Ehlers-Danlos**. Le mode de révélation peut être aigu, avec occlusion des branches de l'aorte ou des artères iliaques, ou chronique, avec la formation d'un anévrisme aortique.

Faux anévrisme

Un traumatisme artériel, d'origine accidentelle ou iatrogène, peut entraîner un défect de la paroi vasculaire. L'hémorragie entraîne la formation d'un hématome local et la rupture artérielle cicatrise souvent. Cependant, la pression artérielle peut maintenir ouvert le chenal de communication, expliquant que du sang pulsatile constitue progressivement un espace anévrismal en dehors de la lumière, qui comprime l'hématome sur la paroi vasculaire.

MALADIES NON ATHÉROMATEUSES DES ARTÈRES

Plusieurs maladies artérielles non athéromateuses, peu fréquentes, seront envisagées, tout particulièrement chez les patients jeunes sans risque majeur d'athérosclérose.

MALADIES ARTÉRIELLES INFLAMMATOIRES

Il s'agit de plusieurs maladies dont l'anatomopathologie est proche mais dont les signes cliniques diffèrent ; elles sont probablement d'origine auto-immune. Elles peuvent être identifiées par échographie, mais la plupart ont des signes artériographiques caractéristiques et, pour certaines d'entre elles, le recours à la biopsie artérielle est nécessaire au diagnostic.

La **maladie de Takayashu (maladie des femmes sans pouls)** est fréquente en Asie, et atteint préférentiellement les enfants et les adultes jeunes avec une nette prépondérance féminine. La maladie a été décrite par Mikita Takayashu (1860–1938) qui était un ophtalmologiste japonais. Le processus inflammatoire intéresse toutes les couches de l'aorte et de ses grosses branches de division, irriguant les territoires cérébrovasculaires, viscéraux ou périphériques. À la phase d'inflammation aiguë, qui comporte une symptomatologie non spécifique pseudorhumatismale, succède plusieurs années plus tard une phase fibreuse chronique qui aboutit à des sténoses ou thromboses des artères de gros calibre ainsi qu'à des anévrismes dans 30 % des cas. En échographie, la mise en évidence d'un épaississement circonférentiel et homogène de l'intima et de la média est un signe hautement spécifique de la maladie.

La **maladie de Buerger**, ou **thrombo-angéite oblitérante**, atteint fréquemment l'homme jeune, particulièrement en Europe du Sud et en Europe de l'Est, en Israël et en Asie. Elle est toujours observée chez des fumeurs. La maladie a été décrite par Leo Buerger (1879–1943), chirurgien américain. La phase initiale et aiguë de la maladie est caractérisée par une inflammation des parois artérielles, veineuses et des tissus environnants, à l'origine de thrombose occlusive. Lui succède une phase chronique avec fibrose et circulation collatérale. Environ 60 % des patients ont des symptômes aux membres inférieurs, 30 % aux membres supérieurs, et 10 % aux membres supérieurs et inférieurs ; néanmoins, l'artériographie met en évidence des anomalies intéressant la plupart des artères des membres, authentifiant une atteinte plus étendue que ne le laissaient supposer les symptômes cliniques.

L'**artérite temporale à cellules géantes** atteint préférentiellement les femmes. Elle est observée dans la plupart des pays, et presque exclusivement dans la population caucasienne. La maladie atteint particulièrement les artères temporales mais peut intéresser les artères des extrémités.

Le **syndrome de Behçet** atteint préférentiellement les hommes jeunes vivant dans les pays méditerranéens ou au Japon. Il a été décrit par Hulusi Behçet (1889–1948), dermatologue turc. Au plan anatomopathologique, il existe une inflammation non spécifique des vaisseaux de moyen et de petit calibres. Une thrombose artérielle ou veineuse peut être observée en n'importe quel point du réseau vasculaire. Les anévrismes sont localisés surtout au niveau des artères de gros calibre, des sites d'anastomoses chirurgicales ou dans les zones de ponction artérielle ; ils sont fréquemment multiples.

La **sclérodermie** est une fibrose adventitielle qui intéresse habituellement les artères de petit calibre des mains, entraînant un syndrome de Raynaud (voir chapitre 11, p. 235). Elle peut également être à l'origine de thromboses des artères de gros calibre des membres inférieurs dues à une hyperplasie intimale.

MALADIES INTRINSÈQUES DE LA PAROI ARTÉRIELLE

La **coarctation aortique** est une anomalie congénitale d'un segment de l'aorte qui est hypoplasique, et s'associe souvent à des sténoses des artères viscérales ou rénales. Elle intéresse l'aorte thoracique et, plus rarement, la partie haute de l'aorte abdominale. Son diagnostic doit être discuté chez les patients jeunes ayant une hypertension artérielle par hypoperfusion rénale, un souffle aortique et une ischémie des membres inférieurs.

La **dysplasie fibromusculaire** peut intéresser les artères rénales de manière uni- ou bilatérale, mais également les artères viscérales, les artères carotides internes ou externes (voir Fig. 6-11), ou bien les artères iliaques externes. La plupart des patients sont des femmes de moins de 60 ans. La maladie comporte des sténoses artérielles successives avec des dilatations.

TRAUMATISME ARTÉRIEL

Le **traumatisme artériel aigu** est une indication fréquente d'examen échographique. La rupture de la paroi artérielle provoque en règle une hémorragie abondante. Certains traumatismes s'accompagnent d'une rupture de l'intima et de la média, mais laissent intacte l'adventice. Ils peuvent être à l'origine d'occlusion artérielle et d'ischémie. Dans les artères de gros calibre, la lumière peut rester perméable, tandis que la paroi lésée peut devenir anévrismale, de manière précoce ou tardive.

Les **traumatismes artériels répétés** peuvent être à l'origine de fibrose sous-intimale avec sténose, dégénérescence pariétale, s'accompagnant de la formation d'anévrisme ou de thrombose occlusive ; elle est décrite dans les chapitres suivants.

Les **traumatismes iatrogènes** peuvent être secondaires à diverses procédures, parmi lesquelles :

- le cathétérisme artériel lors d'une artériographie ;
- la perfusion intra-artérielle de médicaments ;
- la reconstruction vasculaire artérielle.

L'**artérite radique** est à l'origine de lésions de l'endothélium des artères de gros calibre. Elle entraîne habituellement des signes cliniques plus d'un à deux ans après la radiothérapie. La fibrose s'étend à la paroi et entraîne une sténose artérielle ou une thrombose.

L'**ergotisme**, lié à l'ingestion de préparation d'ergot de seigle utilisée contre la migraine, entraîne un spasme des artères de gros calibre des membres inférieurs ou des branches de la crosse aortique. À la phase initiale, le spasme est totalement réversible dans les premières heures suivant l'arrêt de la thérapeutique, puis les lésions endothéliales peuvent se compliquer de thrombose.

MALADIE VEINEUSE CHRONIQUE

La maladie veineuse chronique atteint préférentiellement les membres inférieurs. La description de la circulation veineuse normale des membres inférieurs est nécessaire à la compréhension des changements hémodynamiques liés aux reflux veineux superficiels ou profonds qui peuvent entraîner des varices ou d'autres anomalies.

FLUX VEINEUX NORMAL DES MEMBRES INFÉRIEURS

Les valvules des veines superficielles et profondes permettent au flux sanguin de rejoindre le cœur, et empêchent le reflux de sang vers la périphérie du fait de l'effet gravitationnel. Les veines profondes et superficielles sont reliées aux veines perforantes à plusieurs niveaux des membres inférieurs ; ces dernières sont normalement pourvues de valvules qui dirigent le sang du réseau veineux superficiel vers le réseau veineux profond.

Le retour veineux est assuré pour une faible part par le lit capillaire, mais dépend pour sa plus grande part de la contraction musculaire des mollets et des cuisses (Fig. 5-8).

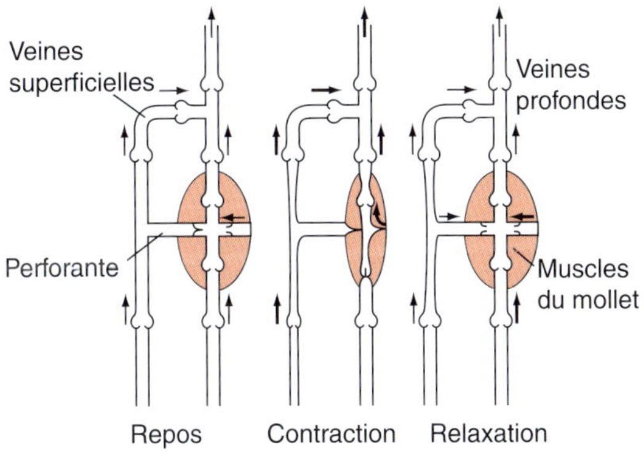

Fig. 5-8
Influence de la contraction musculaire sur le flux dans la circulation veineuse normale.
• Au repos : le flux s'écoule de telle sorte que les valvules sont ouvertes et que la pression veineuse est égale à la pression hydrostatique d'origine cardiaque.
• Contraction : le sang est expulsé des veines profondes vers le cœur.
• Relâchement : les valvules se ferment et le sang ne peut refluer ni dans les veines superficielles ni dans les veines profondes ; la pression dans les veines profondes chute, la pression est plus élevée dans les veines superficielles, et le sang se dirige des veines superficielles vers les veines profondes à travers les crosses saphènes et les veines perforantes.
• Le sang entre dans la microcirculation mais, habituellement, le temps est insuffisant pour remplir les veines profondes avant la contraction musculaire suivante et la pression ambulatoire veineuse demeure bien en dessous de la pression hydrostatique.
D'après la Fig. 129-17, de Sumner DS, in Rutherford RB, *Vascular surgery*, Philadelphie, WB Saunders, 1995. Reproduction autorisée.

REFLUX VEINEUX SUPERFICIEL

Les valvules peuvent être congénitalement absentes, ne pas assurer de coaptation satisfaisante en raison d'une dilatation veineuse, ou être détruites par la reperméabilisation après thrombose. Un reflux apparaît alors, dû à la pression gravitationnelle. Le sang peut refluer des veines profondes vers les veines superficielles au niveau des crosses saphènes, des veines perforantes ou d'autres localisations (Fig. 5-9).

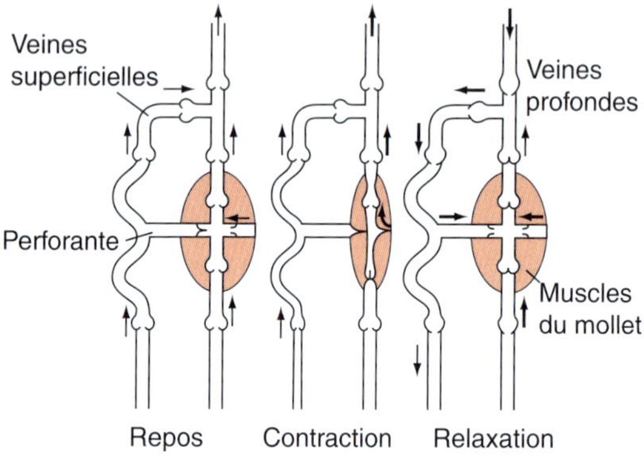

Fig. 5-9

Flux sanguin et contraction musculaire au niveau des membres inférieurs siège d'un reflux veineux superficiel et de varices.

- Au repos : le flux s'écoule de telle sorte que les valvules sont ouvertes et que la pression veineuse est égale à la pression hydrostatique d'origine cardiaque.
- Contraction : le flux est expulsé des veines profondes vers le cœur et vers la superficie à travers des veines perforantes incontinentes.
- Relâchement : le flux s'écoule de manière rétrograde à travers les connexions incontinentes entre les veines superficielles et les varices ; un gradient de pression entraîne le sang à travers des perforantes, depuis des veines superficielles distendues vers des veines profondes vides.
- Les veines profondes se remplissent plus rapidement, et la pression veineuse ambulatoire dans les veines superficielles et profondes est supérieure à la normale.

D'après la Fig. 129-12, de Sumner DS, in Rutherford RB, *Vascular surgery*, Philadelphie, WB Saunders, 1995. Reproduction autorisée.

L'augmentation de pression qui en résulte entraîne une dilatation progressive et une dégénérescence veineuse avec formation de varices (voir chapitre 10). Les varices sont deux fois plus fréquentes chez la femme que chez l'homme ; les **facteurs de risque** sont l'obésité et la multiparité. Certains patients héritent d'une fragilité des parois veineuses ou de l'absence de valvules ; mais des antécédents familiaux peuvent simplement s'expliquer par la fréquence de la maladie.

Il est facile de comprendre que des pressions hydrostatiques normales peuvent distendre des veines anormalement fragiles et que le processus n'est pas dû à des pressions anormalement élevées distendant les veines normales. Il s'agit d'un processus général et le contrôle d'un segment malade n'entraîne habituellement pas d'amélioration permanente des autres segments.

REFLUX VEINEUX PROFOND

Les valvules des veines profondes peuvent être congénitalement absentes, présentes mais non fonctionnelles, ou détruites par une TVP ancienne reperméabilisée. Cela conduit à une hypertension veineuse sévère (Fig. 5-10).

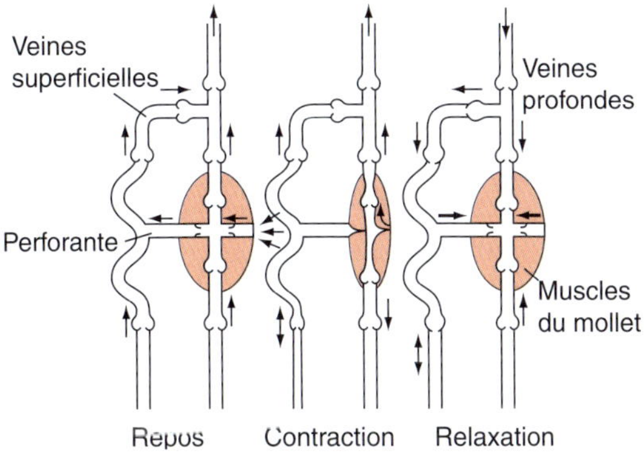

Fig. 5-10
Flux et contraction musculaire au niveau des membres inférieurs siège d'un reflux veineux profond :
• Au repos : le flux s'écoule de telle sorte que les valvules sont ouvertes et que la pression dans les veines est égale à la pression hydrostatique d'origine cardiaque.
• Contraction : le sang est expulsé des veines profondes vers le cœur et à travers les perforantes, vers les veines superficielles sous haute pression.
• Relâchement : le sang reflue immédiatement à travers des valvules incontinentes, il n'y a pas de gradient de pression entre les veines superficielles distendues et les veines profondes, et le sang est mis en commun dans les deux systèmes.
• Les veines profondes se remplissent immédiatement et la pression veineuse ambulatoire dans les veines superficielles et profondes est égale à la pression hydrostatique.
D'après la Fig. 129-20, de Sumner DS, in Rutherford RB, *Vascular surgery*, Philadelphie, WB Saunders, 1995. Reproduction autorisée.

INCONTINENCE DES PERFORANTES

La manière dont les varices évoluent fait l'objet de discussions. Une école considère que l'incontinence des crosses saphènes est à l'origine d'une dilatation rétrograde progressive. Dans ce cas de figure, les veines perforantes pourraient être une voie importante pour permettre au sang de quitter les varices superficielles et de rejoindre le réseau veineux profond ; elles devraient donc être préservées lors du traitement de la maladie veineuse. Une autre école, à la théorie opposée, considère que l'anomalie causale se situe au niveau du flux émergent à travers les veines perforantes à l'origine d'une distension veineuse antérograde. Dans ce cas de figure, elles doivent être liées pour traiter les varices. Les deux types d'anomalies sont visibles en échographie à la phase initiale de la maladie, la première étant plus fréquemment observée. Les deux mécanismes peuvent être présents chez des patients différents, et il n'existe pas de moyen de déterminer si les veines perforantes drainent ou alimentent les veines superficielles.

OBSTRUCTION VEINEUSE

Un thrombus veineux profond peut ne pas se reperméabiliser et être ainsi à l'origine d'une obstruction chronique définitive. La pression dans les veines profondes augmente avec la contraction musculaire, entraînant le sang dans les veines perforantes, ce qui aboutit à une hypertension veineuse sévère au niveau du réseau veineux superficiel. Les veines saphènes et leurs principaux afférents jouent alors le rôle de circulation collatérale pour le flux de retour, et ne peuvent être réséquées sans risque supplémentaire d'obstruction au retour veineux et d'aggravation des symptômes.

Une obstruction iliocave proximale peut être suggérée par l'aspect du spectre Doppler de la veine fémorale commune. Les variations de flux liées à la modulation respiratoire et lors de la manœuvre de Valsalva sont alors diminuées ou absentes (Fig. 5-11).

SYNDROME POSTPHLÉBITIQUE

Le terme de syndrome postphlébitique a longtemps été utilisé pour décrire la maladie veineuse chronique associée à des complications dues aux lésions cutanées et à l'infiltration graisseuse des membres inférieurs. On pensait initialement que les complications étaient toujours associées à un reflux veineux profond ou à une obstruction en rapport avec une TVP ancienne ayant entraîné une incontinence des perforantes. Néanmoins, les balayages en duplex ont montré qu'une grande proportion de complications avait pour seule origine un reflux superficiel.

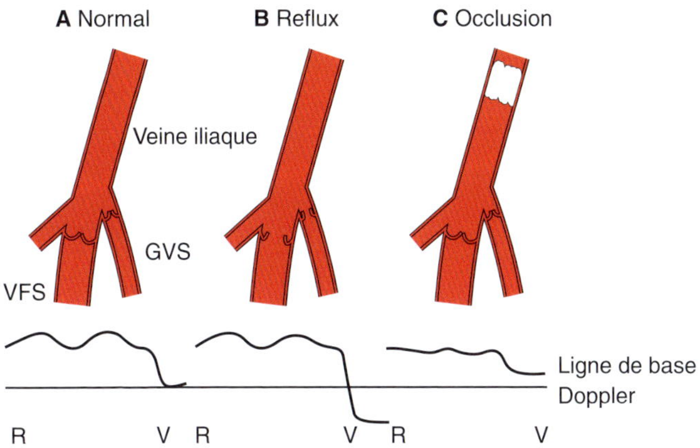

Fig. 5-11
Différents types de flux au niveau de la veine fémorale commune avec l'analyse spectrale correspondante.
GVS : grande veine saphène ; R : fluctuations respiratoires ; V : manœuvre de Valsalva ; VFS : veine fémorale superficielle.
a. Circulation normale. R : aspect normal ; V : entraîne un arrêt du flux.
b. Reflux superficiel ou profond ; R : aspect normal ; V : flux rétrograde.
c. Obstruction proximale ; R : flux très amorti ou inexistant ; V : flux diminué ou inexistant.

CHAPITRE

6

Maladies cérébrovasculaires extracrâniennes

L'écho-Doppler évalue la présence, la sévérité et le type de pathologies intéressant les artères extracrâniennes. L'accident vasculaire cérébral est la troisième cause de décès dans les pays occidentaux, et environ 75 % des cas sont dus à des affections thrombo-emboliques des artères carotides. Pour choisir le traitement le plus adapté en cas de pathologie cérébrovasculaire, beaucoup de cliniciens utilisent actuellement seulement les ultrasons comme méthode d'exploration.

ANATOMIE

Encadré 6-1
Artères dont l'examen doit figurer dans le compte-rendu

Artère carotide commune (ACC)
Artère carotide interne (ACI)
Artère carotide externe (ACE)
Artères vertébrales
Tronc brachiocéphalique
Artère subclavière

Les ultrasons permettent l'étude des branches de la crosse aortique (Fig. 6-1), des artères carotides extracrâniennes (Fig. 6-2) et des artères vertébrales (Fig. 6-3).

ASPECTS CLINIQUES

ASPECTS ANATOMOPATHOLOGIQUES LOCORÉGIONAUX

Au cours de son évolution, la maladie peut réduire la pression de perfusion et le flux. Il peut y avoir compensation par les collatérales et par une vasodilatation intracrânienne appelée **autorégulation**. Il n'y a pas de diminution du flux vasculaire tant que la réduction du diamètre vasculaire n'excède pas 50 %.

Localisation de la maladie

Les atteintes des artères carotides et des branches de la crosse aortique peuvent être associées, de même que celle des axes extra- ou intracrâniens (Fig. 6-4).

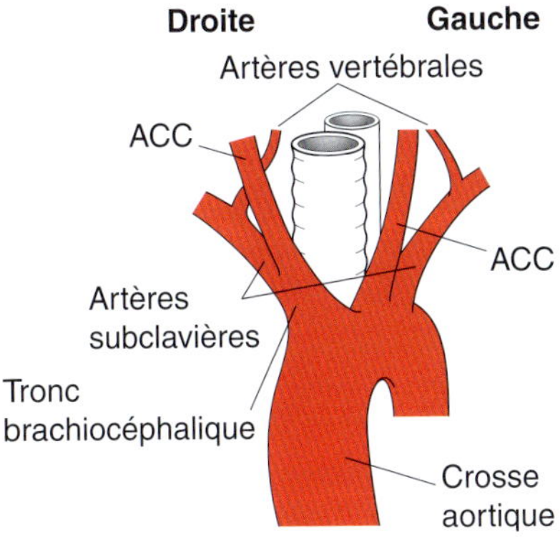

Fig. 6-1
Branches de la crosse aortique.
• Le tronc brachiocéphalique droit se divise en artère subclavière droite et en artère carotide commune (ACC) droite.
• L'artère subclavière gauche et l'ACC gauche naissent directement de la crosse aortique.
• Parmi les variantes anatomiques : naissance de l'ACC gauche à partir du tronc brachiocéphalique dans 20 à 35 % des cas.
D'après Lord RSA, *Surgery of occlusive cerebrovascular disease*, Saint-Louis, CV Mosby, 1986. Reproduction autorisée.

Des ostéophytes sont susceptibles de comprimer l'artère vertébrale au niveau du canal cervical, en particulier lors des mouvements de rotation de la tête. Une thrombo-embolie est parfois la conséquence d'une pathologie de l'artère vertébrale à quelque niveau que ce soit.

Syndrome de vol sous-clavier ou de vol du tronc brachiocéphalique

L'atteinte pathologique d'une artère subclavière ou du tronc brachiocéphalique peut entraîner une inversion du flux au niveau de l'artère vertébrale homolatérale qui joue le rôle de circulation collatérale, en « volant » le flux sanguin du territoire cérébral vers celui du membre supérieur (Fig. 6-5). C'est l'artère subclavière gauche qui est la plus fréquemment atteinte.

AFFECTIONS NON ATHÉROMATEUSES

Il existe d'autres pathologies peu fréquentes ou rares.

- La **dysplasie fibromusculaire** intéresse habituellement les segments moyens et distaux des ACI extracrâniennes droite et gauche.

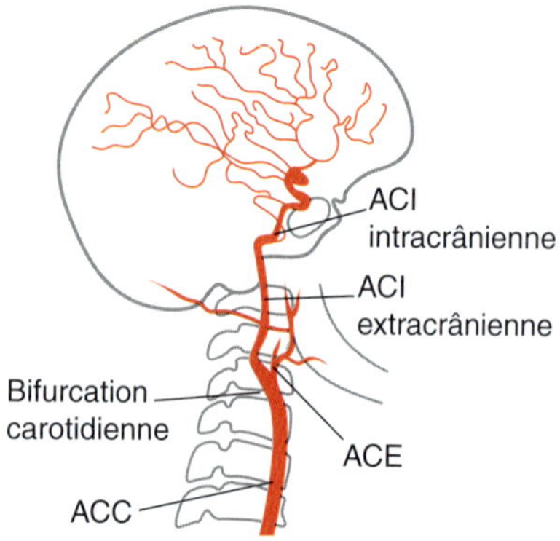

Fig. 6-2
Artères carotides.
• Elles sont situées en arrière du muscle sternomastoïdien.
• L'ACC chemine en dedans de la veine jugulaire interne et du nerf vague.
• La bifurcation carotidienne se situe au niveau de l'angle mandibulaire.
• L'ACE est antéro-interne par rapport à l'ACI à la bifurcation.
• Le diamètre de l'ACI est plus grand que celui de l'ACE.
• L'ACI et l'ACC n'ont pas de branches extracrâniennes dans leur disposition anatomique habituelle.
• L'ACE a de multiples branches : la première est l'artère thyroïdienne supérieure.
D'après la Fig. 12-1c, de Myers KA, Marshall RD, Freidin J, *Principles of pathology*, Oxford, Blackwell, 1980. Reproduction autorisée.

■ La **dissection de l'artère carotide** débute par un décollement de l'intima et de la média à l'origine de l'ACI et s'étend sur toute sa longueur ; elle peut également débuter au niveau de l'ACC ou de la crosse aortique.

■ L'**anévrisme carotidien** intéresse habituellement l'ACC dans son segment distal et l'ACI dans son segment proximal ; une dilatation artérielle est associée au thrombus mural.

■ La **tumeur du glomus carotidien** est un paragangliome hypervasculaire habituellement observé au niveau de la bifurcation entre l'ACI et l'ACE ; elle peut toutefois se développer plus haut au niveau de la base du crâne.

■ La **maladie de Takayasu** (**maladie des femmes sans pouls**) entraîne habituellement des thromboses ou des anévrismes des branches de gros calibre qui naissent de la crosse aortique, mais peut également s'étendre aux artères plus distales.

■ **L'artérite temporale à cellules géantes** intéresse les artères temporales superficielles chez les femmes âgées.

■ Le **syndrome de Moya-Moya** (**bouffées de fumée**) affecte les enfants et entraîne de multiples occlusions ou des sténoses serrées des artères carotides extracrâniennes et des artères vertébrales.

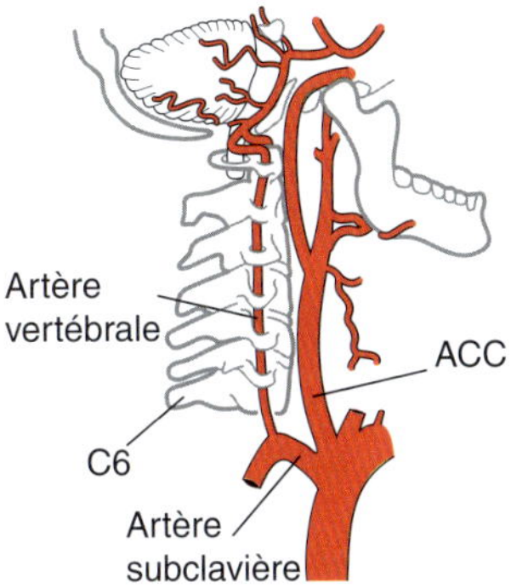

Fig. 6-3
Artères vertébrales.
• Elles naissent habituellement de la portion proximale des artères subclavières.
• Elles ont souvent un calibre différent à droite et à gauche.
• Elles cheminent en position latérale et postérieure par rapport aux artères carotides.
• Elles passent dans les trous vertébraux cervicaux, le niveau d'entrée étant habituellement en C6.
• Elles pénètrent dans la boîte crânienne à travers le foramen magnum.
• Elles se rejoignent pour former l'artère basilaire.
D'après la Fig. 10-2, de Moore WS, *Surgery for cerebrovascular disease*, Philadelphie, WB Saunders, 1980. Reproduction autorisée.

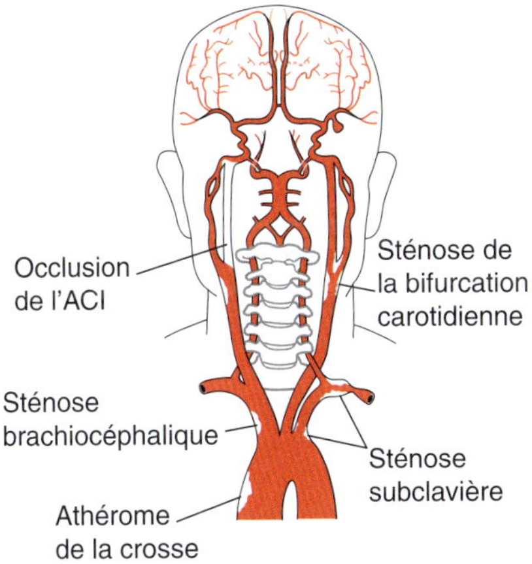

Fig. 6-4
Localisations habituelles d'atteinte artérielle extracrânienne.
La topographie la plus fréquente se situe au niveau de la bifurcation carotidienne, avec une plaque qui s'étend vers l'ACI et dont l'extrémité est en général nette.
D'après Lord RSA, *Surgery of occlusive cerebrovascular disease*, Saint-Louis, CV Mosby, 1986. Reproduction autorisée.

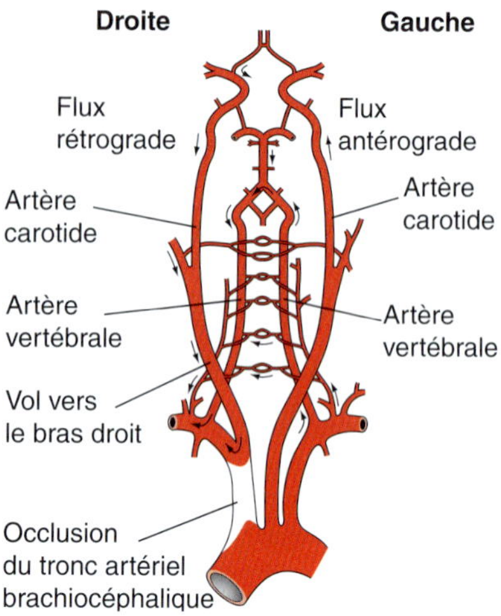

Fig. 6-5

« vol » sous-clavier par thrombose du tronc artériel brachiocéphalique avec « vol » du flux sanguin cérébral vers le membre supérieur droit

- Flux antérograde dans l'artère vertébrale gauche, et rétrograde dans l'artère vertébrale droite.
- Flux rétrograde dans l'artère basilaire.
- Flux dirigé du cercle de Willis vers l'artère basilaire.
- Flux rétrograde dans les ACI et ACC droites.

D'après Lord RSA, *Surgery of occlusive cerebrovascular disease*, Saint-Louis, CV Mosby, 1986. Reproduction autorisée.

ASPECTS CLINIQUES

La maladie peut être asymptomatique. Un souffle cervical peut être la conséquence d'une sténose ou d'une artère tortueuse. Les symptômes persistants ou transitoires associés à un déficit neurologique peuvent être dus à une embolie ou à une diminution du flux en rapport avec une sténose ou une occlusion.

Maladie symptomatique dans le territoire carotidien

L'atteinte de l'ACI ou de l'ACC peut entraîner :

- des accidents ischémiques transitoires (AIT) : troubles moteurs controlatéraux ou sensoriels, ou troubles du langage, définis comme durant moins de 24 h ;
- une amaurose fugace : perte complète ou partielle mono-oculaire de la vision, transitoire et homolatérale ;
- un accident vasculaire cérébral ou une perte de la vision.

Insuffisance vertébrale basilaire

L'atteinte des artères vertébrales, de l'artère basilaire, la compression extrinsèque des artères vertébrales dans le canal vertébral, le syndrome de vol sous-clavier ou brachiocéphalique peuvent entraîner :

- des troubles visuels et une diplopie ;
- des vertiges ;
- des paresthésies ;
- des troubles de la coordination ;
- des drop-attacks.

La compression extrinsèque d'une artère vertébrale entraîne généralement des symptômes transitoires et stéréotypés. L'ischémie d'origine thrombo-embolique entraîne habituellement des symptômes variés et persistants, indépendants des mouvements de la tête, et expose au risque d'accident vasculaire cérébral.

DIAGNOSTICS DIFFÉRENTIELS

- L'embolie cérébrale due à un thrombus cardiaque mural en rapport avec une maladie cardiaque athéromateuse ou un myxome de l'oreillette.
- L'embolie cérébrale due à un thrombus ou à des végétations valvulaires cardiaques en rapport avec une fibrillation auriculaire, une atteinte cardiaque rhumatismale, une endocardite bactérienne subaiguë ou un prolapsus des valves mitrales.
- Un vasospasme des artères intracrâniennes en rapport avec une migraine ou une hémorragie sous-arachnoïdienne.
- Une hypotension orthostatique.
- Une hypoglycémie transitoire.
- Une maladie de l'oreille interne tel le syndrome de Ménière, ou une infection de l'oreille moyenne entraînant des sensations vertigineuses, un vertige et une perte de l'équilibre.

TRAITEMENT

Les formes mineures de la maladie sont au mieux traitées médicalement. Une sténose sévère est habituellement traitée par endartériectomie carotidienne ou, depuis peu, par la mise en place de stents carotidiens. Des essais randomisés ont montré que l'endartériectomie carotidienne était supérieure au traitement médical pour les patients porteurs de sténose au-delà de 60 à 70 % mais chaque chirurgien a une opinion personnelle du degré de sténose qui impose une endartériectomie carotidienne.

> **Attention**
> Il peut être difficile de distinguer une sténose serrée d'une occlusion. Il n'est pas possible de traiter chirurgicalement une occlusion complète de l'ACI, qui d'ailleurs n'expose pas au risque d'embol. Au contraire, une sténose très serrée est une source potentielle d'embol ou de thrombose aiguë et peut imposer une intervention chirurgicale en urgence.

RENSEIGNEMENTS À FOURNIR AU MÉDECIN PRESCRIPTEUR

- Y a-t-il une maladie artérielle ?
- Quelles sont les artères pathologiques et sont-elles sténosées ou occluses ?
- Quel est le degré de sténose carotidienne et quelle est la nature des plaques carotidiennes ?
- Quelle est la topographie de la bifurcation carotidienne et y a-t-il des éléments suggérant que l'endartériectomie carotidienne pourrait être difficile – bifurcation haut située, tortuosité des artères, coils, boucles artérielles, plaques extensives ou artères très étroites ?
- Quelle est la direction du flux au niveau des artères vertébrales ; ces artères sont-elles normales, sténosées, occluses ou absentes ?
- Les vaisseaux issus de la crosse aortique sont-ils visibles et sont-ils normaux ou pathologiques ?
- La qualité de l'examen est-elle suffisante pour permettre une prise en charge satisfaisante sans recourir à l'artériographie ?

ÉCHO-DOPPLER

> **Encadré 6-2**
> **Abréviations**
> - VSM : vitesse systolique maximale
> - VTD : vitesse télédiastolique

ASPECTS NORMAUX

- L'ACI a un signal de basse résistance, car le lit vasculaire cérébral a des résistances faibles. La VSM est < 125 cm/s, on note une montée systolique peu profonde et une vitesse télédiastolique (VTD ; *end diastolic velocity* [EDV]) relativement élevée.

- L'ACE a un signal de haute résistance, car elle vascularise le territoire vasculaire de la face dont les résistances sont élevées. La montée systolique est raide et la VTD basse.
- Le signal de l'ACC résulte d'une combinaison de signaux à hautes et basses résistances, puisque le flux irrigue deux territoires différents.
- Le spectre normal des artères vertébrales comporte une VSM de l'ordre de 40 à 60 cm/s, avec un spectre à basse résistance puisque le territoire vascularisé est le cerveau.
- Le spectre des artères subclavières normal a une VSM de 80 à 150 cm/s avec un aspect bi- ou triphasique et une composante rétrograde prédominante.

INDICATIONS DE L'ÉCHO-DOPPLER

Tous les patients ayant des symptômes cérébrovasculaires doivent bénéficier d'un écho-Doppler ; la valeur de l'écho-Doppler pour la détection des patients asymptomatiques reste débattue.

Les indications sont :

- exploration de symptômes dans le territoire cérébral ;
- insuffisance vertébrobasilaire ;
- souffle carotidien ;
- masse cervicale ;
- bilan préopératoire avant réparation d'un anévrisme aortique ou pontage coronaire ;
- surveillance des patients bénéficiant d'un traitement conservateur pour une sténose connue ;
- surveillance après endartériectomie carotidienne ou mise en place de stent.

La sensation de tête vide, d'étourdissements, des anomalies visuelles non spécifiques sont des indications discutables.

> **Attention**
> Joindre par téléphone le médecin prescripteur lorsque l'examen d'un patient symptomatique met en évidence une sténose à 80-99 % de l'ACI.

CRITÈRES DIAGNOSTIQUES

Sténose de l'artère carotide interne

L'échographie en mode B est fiable pour le diagnostic des sténoses < 50 % en diamètre, mais devient de moins en moins fiable pour les sténoses plus serrées. La mesure des vélocités Doppler est utilisée pour classer les sténoses > 50 % en diamètre.

Nous utilisons les critères recommandés par l'Australasian Society for Ultrasound in Medicine (tableau 6-1 et Fig. 6-6). La sténose est diagnostiquée grâce au ratio du diamètre de la lumière interne au niveau de la sténose rapporté au diamètre de la lumière au niveau de l'artère distale. Un élargissement spectral holosystolique est observé pour les sténoses > 15 %.

Tableau 6-1

Classification des sténoses de l'ACI selon l'*Australasian Society for Ultrasound in Medicine*

Sténose	VSM (cm/s)	VTD (cm/s)	Ratio VSM ACI/ACC
16–49 %	<125	–	–
50–69 %	>125	<110	>2
70–79 %	>270	>110	>4
80–99 %	>270	>140	>4

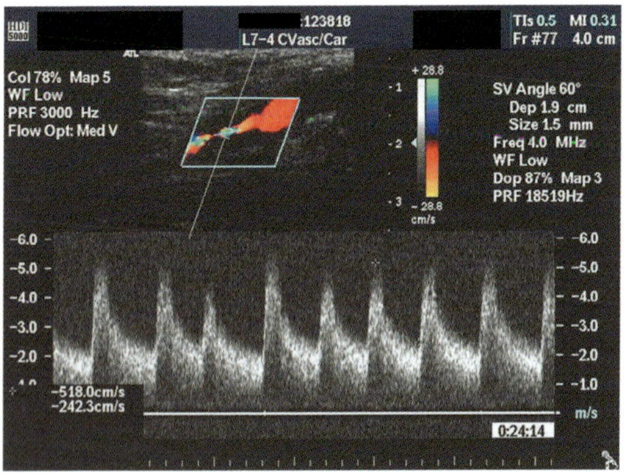

Fig. 6-6

Enregistrement spectral d'une sténose à 80–99 % de l'ACI.

Sténose des autres territoires artériels carotidiens

Une sténose de l'ACC ou de l'ACE est reconnue comme > 50 % lorsque sont observés les signes suivants :

> **Attention**
> Des tortuosités ou boucles artérielles peuvent entraîner une augmentation apparente des vélocités alors qu'il n'existe pas de sténose. Cela est dû à la difficulté d'obtenir un angle d'insonation correct, à la présence d'un flux non linéaire ou hélicoïdal, ou encore à une vélocité augmentée à la partie interne de la boucle. Il faut essayer de réaliser l'enregistrement juste après la boucle.
> • Il n'y a pas de consensus pour déterminer lequel des critères est le plus fiable.
> • Les ratios sont privilégiés en cas de vélocité basse au niveau de l'ACC chez un patient ayant une diminution du débit cardiaque, ou en cas de vélocité élevée de l'ACC chez les patients ayant une bonne fonction cardiaque.
> • Les VSM dans l'ACI peuvent être augmentées en cas d'atteinte controlatérale sévère de l'ACI.

> **Attention**
> Une sténose très serrée peut entraîner une chute des VSM. Si un flux minime, « goutte-à-goutte », n'est pas mis en évidence, la sténose peut être confondue avec une occlusion. Un flux de basse vélocité peut être détecté en Doppler couleur sous l'aspect d'un canal très étroit au niveau de l'ACI correspondant à un aspect en « chapelet » en artériographie. On peut s'aider du Doppler puissance ou des produits de contraste ultrasonores pour détecter un tel flux lent. Une suspicion d'occlusion en échographie nécessite une confirmation par artériographie, et l'inverse s'applique aux suspicions d'occlusions mises en évidence en artériographie.

- une augmentation de plus de 100 % de la VSM comparativement à celle observée au niveau du segment proximal ;
- une montée systolique retardée ;
- des turbulences poststénotiques et un signal distal amorti.

Occlusion de l'artère carotide interne

Les signes en sont :

- en mode B, la présence d'une plaque occlusive et d'un thrombus visible sur toute la longueur de l'ACI ;
- l'absence de remplissage couleur ou de signal Doppler au niveau de l'ACI ;
- un spectre à haute résistance au niveau de l'ACC avec un flux diastolique faible, absent ou rétrograde ;

- un signal de haute amplitude et de basse vélocité au niveau de l'origine de l'ACI : c'est le signe du rebond, encore appelé ébranlement systolique du thrombus (Fig. 6-7) ;

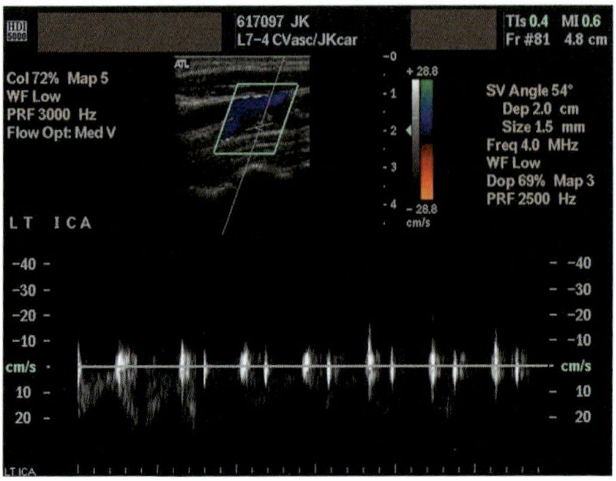

Fig. 6-7
Enregistrement spectral mettant en évidence un ébranlement systolique en rapport avec une occlusion de l'ACI.

- un aspect en ménisque du remplissage couleur au niveau de l'ACI ;
- des pulsations selon un axe longitudinal plutôt qu'une expansivité axiale de l'ACI occluse ;
- un rétrécissement de l'ACI rendant difficile sa visualisation lorsque l'occlusion est ancienne.

Occlusion des autres axes artériels carotidiens

L'**occlusion de l'ACC** peut s'étendre de son origine à sa bifurcation, se prolonger par une occlusion de l'ACI et entraîner un flux rétrograde de « va-et-vient » dans le segment proximal de l'ACE si l'ACI est perméable (Fig. 6-8).

L'**occlusion de l'ACE** est habituellement segmentaire, s'étendant sur 1 à 2 cm au niveau de son segment proximal et se caractérise par un signal Doppler à distance de l'occlusion qui est comparable au signal de l'ACI. Cela peut entraîner un flux rétrograde ou un flux de va-et-vient dans les branches de division proximales qui vascularisent l'artère au-delà de l'occlusion.

Caractéristiques des plaques carotidiennes

Les événements cérébrovasculaires sont plus fréquemment dus à des embols à partir de plaques carotidiennes qu'à une diminution du flux liée à une sténose serrée. Les plaques sont considérées comme stables ou

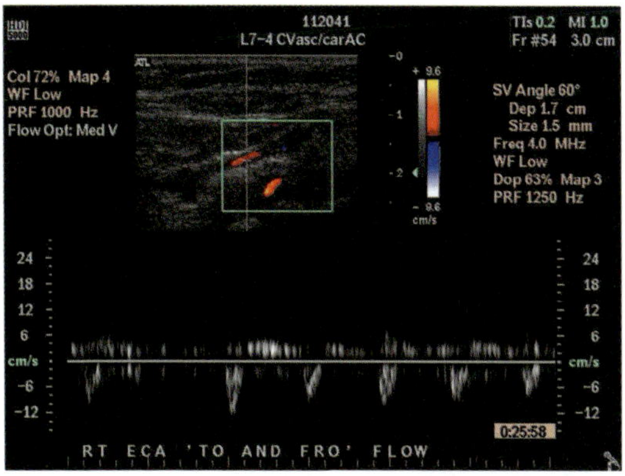

Fig. 6-8
Flux de va-et-vient dans l'ACE avec passage du flux dans l'ACI distale en cas d'occlusion de l'ACC.

instables en fonction de leur risque potentiel d'embolie (voir chapitre 5). L'étude échographique de la surface de la plaque n'est pas très fiable.

Encadré 6-3
Caractéristiques d'une plaque carotidienne

Composition et échogénicité
- Homogène et hypoéchogène
- Hétérogène et hyperéchogène
- Avec des calcifications denses s'accompagnant de cône d'ombre acoustique

Surface
- Régulière et continue
- Irrégulière
- Ulcérée

Traitement numérique de l'image pour la caractérisation des plaques

L'évaluation visuelle de l'échogénicité des plaques et de leur structure n'est pas fiable car elle dépend des réglages de l'appareil et ne peut être décrite que subjectivement. Les techniques informatiques permettent une mesure quantitative de l'échogénicité de la plaque (Fig. 6-9).

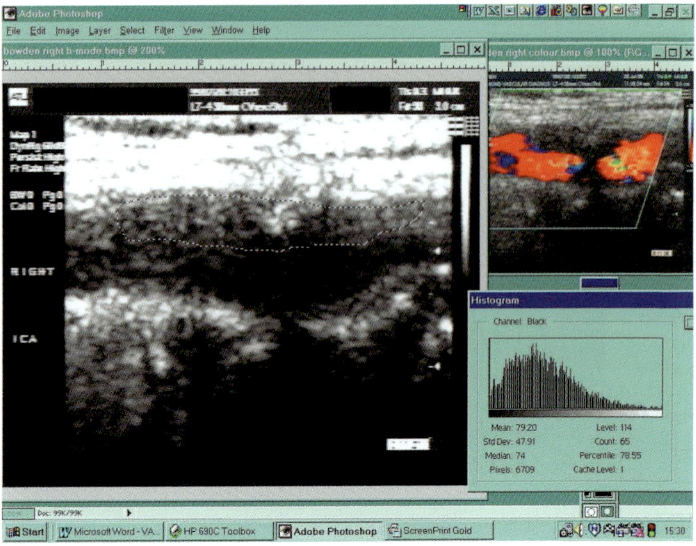

Fig. 6-9

Calcul de l'échogénicité d'une plaque carotidienne.

• La plaque est définie sur l'image Doppler couleur (en haut à droite).

• Les contours de la plaque sont dessinés avec des marqueurs électroniques (pointillés de l'image de gauche).

• La brillance est évaluée pour définir un référentiel allant des brillances basses (celles du sang) vers les brillances élevées (celles de l'adventice).

• La plaque est numérisée en échelle de gris afin de définir pour tous les pixels une valeur moyenne et une déviation standard d'échogénicité (image en bas à droite).

Atteinte des artères vertébrales

■ Il n'existe pas de critères établis pour le diagnostic de sténose des artères vertébrales.

■ Un signal amorti suggère une atteinte proximale de l'artère vertébrale, tandis qu'un signal de haute résistance suggère une atteinte distale.

■ L'occlusion de l'artère vertébrale peut être affirmée seulement si une image indiscutable est obtenue.

■ Un flux rétrograde tout au long du cycle cardiaque ou un flux de va-et-vient doivent conduire à l'examen des artères subclavières et du tronc artériel brachiocéphalique ainsi qu'à la mesure des tensions artérielles systoliques au niveau des deux bras.

■ Une sténose serrée de l'ACI ou une occlusion peut entraîner une augmentation de la VSM et du diamètre des artères vertébrales, car elles servent de collatérales au cercle de Willis.

Atteinte des artères subclavières et du tronc artériel brachiocéphalique

Il n'existe pas de critères reconnus pour quantifier une sténose de l'artère subclavière, mais on peut raisonnablement indiquer qu'il existe une sténose lorsque la VSM est > 200 cm/s, associée à des turbulences et à un signal distal amorti.

L'écho-Doppler montre des changements caractéristiques dans la direction des flux (tableau 6-2).

Tableau 6-2

Direction du flux dans les artères extracrâniennes en cas de sténose ou de thrombose des artères subclavières ou du tronc artériel brachiocéphalique.

Artère	Maladie	Artère vertébrale droite	Artère vertébrale gauche	ACC droite	ACC gauche
	Normal	↑	↑	N	N
Subclavière gauche	Sténose	↑	↓ ou ↑↓ ou ↑	N	N
Subclavière gauche	Occlusion	↑	↓	N	N
Subclavière droite	Sténose	↓ ou ↑↓ ou ↑	↑	N	N
Subclavière droite	Occlusion	↓	↑	N	N
Tronc brachiocéphalique	Sténose	↓ ou ↑↓ ou ↑	↑	↑	↑↑
Tronc brachiocéphalique	Occlusion	↓	↑	↑	↑↑

↑ : flux antérograde ; ↓ : flux rétrograde ; ↑↓ : flux de va-et-vient ; ↑ : flux antérograde diminué ; N : flux normal ; ↑↑ : flux augmenté.

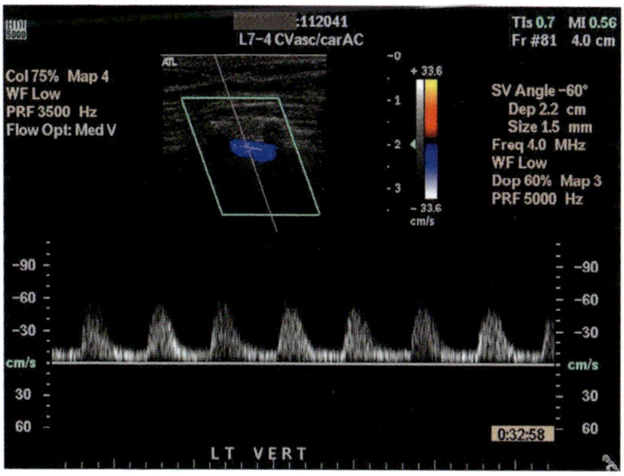

Fig. 6-10

Flux rétrograde dans l'artère vertébrale dû à une occlusion de l'artère subclavière.

Le Doppler spectral montre les modifications au niveau des artères vertébrales (Fig. 6-10).

Maladies non athéromateuses

L'écho-Doppler peut suggérer le diagnostic, mais il doit presque toujours être confirmé par une artériographie ou, plus rarement, par une biopsie artérielle.

- La **dysplasie fibromusculaire** se caractérise par des tortuosités et des dilatations dans les segments moyen et distal de l'ACI extracrânienne, avec un aspect comparable à celui des artères rénales (Fig. 6-11).

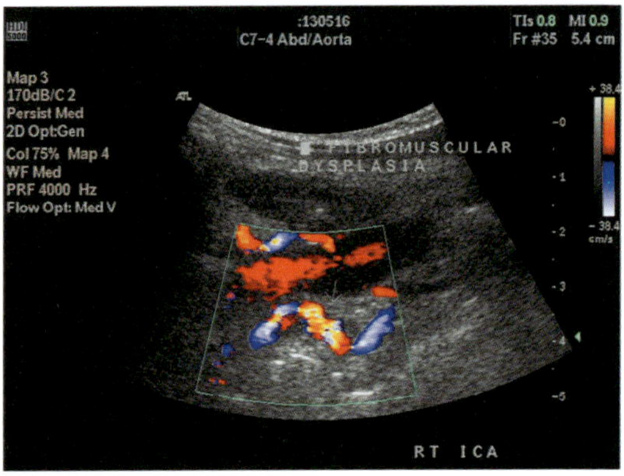

Fig. 6-11
Image en Doppler couleur d'une dysplasie fibromusculaire de l'ACI.
L'artère est tortueuse avec un aspect en rang de perles dû à la succession de segments sténosés et dilatés.

- La **dissection de l'artère carotide** se caractérise par une lumière résiduelle longue, étroite, sur toute la longueur de l'ACI (Fig. 6-12) ou bien par une occlusion de l'ACI.

- Les **anévrismes carotidiens** se caractérisent par une dilatation distale de l'ACC et une dilatation proximale de l'ACI associées à un thrombus mural.

- La **tumeur du glomus carotidien** se caractérise par une masse en mode B qui élargit la bifurcation carotidienne jusqu'à créer un aspect en « selle » (Fig. 6-13) ; le Doppler couleur montre qu'elle est hypervasculaire, vascularisée par des branches issues de l'ACE.

- La **maladie de Takayasu** est caractérisée en mode B par un aspect hautement spécifique d'épaississement homogène et circonférentiel de l'intima et de la média de l'ACC.

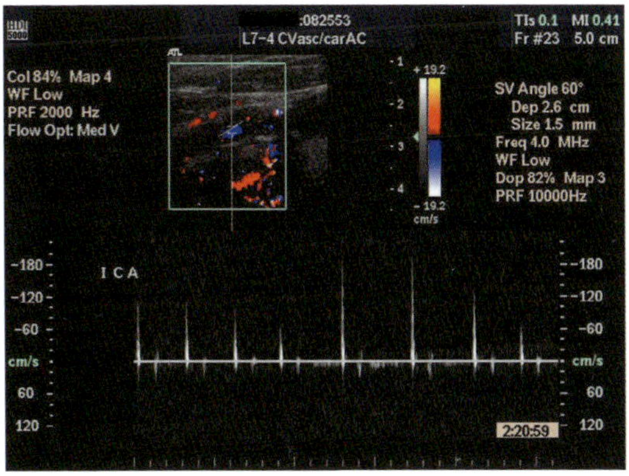

Fig. 6-12
Enregistrement en Doppler spectral d'une dissection de l'ACI.
On note un signal très aigu dû à une obstruction incomplète. Si l'artère est encore perméable, il peut y avoir plusieurs orifices d'entrée et de sortie du flux.

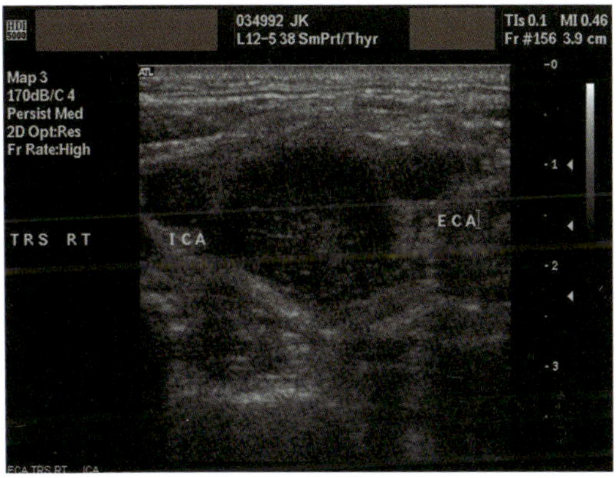

Fig. 6-13
Coupe transversale en mode B d'une tumeur du glomus carotidien avec élargissement de l'ACI et de l'ACE dû à la présence de la masse tumorale.

■ L'**artérite temporale** se caractérise fréquemment par un aspect en halo caractéristique en mode B et en Doppler couleur, dû à un œdème périadventitiel, qui disparaît typiquement après corticothérapie.

■ Le **syndrome de Moya-Moya** est associé à des occlusions artérielles extensives ou à des sténoses serrées des artères carotides extracrâniennes et des artères vertébrales associées à une circulation collatérale riche.

PROTOCOLES D'EXAMEN

Suivre les techniques de balayage décrites au chapitre 2 p. 31, et toujours réaliser un examen bilatéral.

PRÉPARATION DU PATIENT

Lire la demande d'examen et interroger le patient. Analyser les symptômes pour prédire la localisation de l'atteinte. Il peut être difficile de communiquer avec un patient ayant un accident vasculaire cérébral à l'origine de déficits pouvant affecter la parole, les mouvements, la mémoire ou même la conscience.

> **Attention**
> Une atteinte de l'ACI peut entraîner des symptômes moteurs ou sensoriels controlatéraux ainsi qu'une amaurose fugace homolatérale.

SÉLECTION DE LA SONDE

- Utiliser une sonde linéaire pour l'étude des artères extracrâniennes.
- Utiliser une sonde convexe pour imager un patient ayant un cou épais ou pour l'étude de l'ACI distale.
- Utiliser une sonde phased array de petite taille pour étudier les branches de la crosse aortique, en angulant au-dessus de la partie moyenne de la clavicule et en bas, ainsi que pour étudier la portion distale de l'ACI à travers une fenêtre sous mandibulaire immédiatement en dessous de l'angle de la mâchoire.

ARTÈRES CAROTIDES

Position du patient et sélection de la fenêtre

- Mettre le patient en décubitus dorsal si possible. L'échographiste est en position assise derrière la tête du patient (Fig. 6-14) ou en face de lui.
- Tourner la tête du patient à 45° du côté opposé à celui examiné, avec le menton relevé. Afin d'étendre le cou, utiliser un oreiller plat ou ne pas mettre d'oreiller.
- Varier l'angle d'insonation ou la position de la tête du patient si nécessaire.
- Déplacer la sonde jusqu'à l'endroit où les artères sont le plus superficielles.

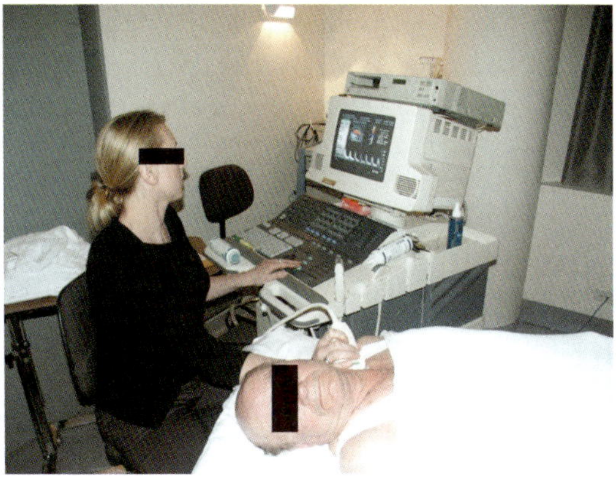

Fig. 6-14
Notre position préférée pour le balayage des artères carotides.

- Réaliser des images à travers la fenêtre du muscle sternomastoïdien ou de la veine jugulaire interne plutôt qu'à travers le tissu graisseux.
- Utiliser une fenêtre postéromédiale pour l'étude de l'ACI distale afin d'éviter les interférences dues à la mandibule.
- Examiner la bifurcation carotidienne avec des fenêtres internes, antérieures et postéromédiales afin d'éviter les cônes d'ombre acoustiques engendrés par les plaques calcifiées.
- Utiliser une fenêtre sous-mandibulaire pour étudier la portion rétromandibulaire la plus distale ainsi que la portion extracrânienne de l'ACI. Elle peut être également utile pour détecter des dissections de l'ACI ou une dysplasie fibromusculaire.

> *Conseil*
> • Commencer le balayage de chaque artère du même côté, habituellement le droit.
> • Éviter une pression excessive sur la bifurcation carotidienne qui pourrait stimuler le sinus carotidien et entraîner une bradycardie, une syncope voire une asystolie ventriculaire.
> • Éviter une pression excessive qui pourrait comprimer les artères et entraîner des vélocités faussement élevées.

Techniques d'examen des artères carotides

- En mode B, visualiser les artères carotides dans les plans transversaux depuis la clavicule jusqu'à la mandibule en prêtant une attention particulière à la bifurcation carotidienne et en notant les positions relatives de l'ACI et de l'ACE. Noter la localisation, l'étendue

Encadré 6-4
Il est essentiel de distinguer l'ACI de l'ACE

Visualiser les artères en mode B pour vérifier que :
- l'ACI a un diamètre plus grand que celui de l'ACE à proximité de la bifurcation ;
- l'ACE a une topographie antéromédiale par rapport à l'ACI au niveau de la bifurcation ;
- l'ACI chemine en général en arrière de l'ACE (mais ce n'est pas toujours le cas).

Utiliser le Doppler couleur pour vérifier que :
- l'artère qui donne des branches extracrâniennes est l'ACE.

Utiliser le Doppler spectral pour vérifier :
- que l'ACI a une courbe à basse résistance (VTD élevée) et que l'ACE a un spectre à haute résistance (VTD basse) ;
- le fait de tapoter doucement l'artère temporale superficielle en regard de l'oreille modifie le spectre de l'ACE avec un aspect en dents de scie ; ce test de tapotement requiert de l'expérience et l'image doit être interprétée avec précaution, en particulier dans des mains inexpérimentées.

et le type des plaques éventuelles ; mesurer le diamètre de l'ACI, de l'ACE et de l'ACC distale.

- Utiliser le Doppler couleur pour visualiser l'ACC, l'ACI et l'ACE proximale dans des plans longitudinaux, en notant les zones d'aliasing et de rétrécissement luminal.
- Enregistrer le signal des spectres Doppler au niveau des ACC, ACI et de la portion proximale de l'ACE ainsi qu'au niveau de toute zone suspecte de sténose, en notant la VSM, la VTD et la présence ou l'absence d'élargissement spectral.
- Noter s'il existe une tortuosité, car cela peut être un diagnostic différentiel pour l'étiologie d'un souffle et il est également important de le noter avant endartériectomie carotidienne.

Conseil
- C'est au niveau du bulbe carotidien que les pathologies sont les plus fréquentes ; il faut donc enregistrer en continu un échantillon du spectre Doppler depuis l'ACC distale jusqu'à l'ACI proximale pour être sûr de détecter les sténoses.
- La séparation normale de la couche limite au niveau du bulbe carotidien est un signe rassurant de l'absence de sténose.

Comment distinguer une sténose sévère d'une occlusion

Pour détecter un flux en « goutte-à-goutte », très ralenti :

- diminuer l'échelle des vélocités couleurs jusqu'au minimum ;
- manœuvrer la boîte couleur en ligne droite ;
- utiliser les réglages veineux pour l'étude des flux lents : PRF basse et filtre de paroi bas ;
- augmenter la persistance en couleur ;
- diminuer l'angle d'insonation ;
- utiliser le Doppler spectral, car il est plus sensible que le Doppler couleur. Toutes les occlusions doivent être confirmées par Doppler spectral ;
- augmenter le volume d'échantillonnage Doppler pour couvrir l'ensemble de la lumière ;
- changer la sonde pour une sonde de haute fréquence ;
- utiliser le Doppler puissance qui est très sensible aux flux lents.

ARTÈRES VERTÉBRALES

Position du patient et sélection de la fenêtre

Les artères vertébrales peuvent être visualisées depuis leur origine jusque dans la région cervicale médiane. Il faut mettre la tête du patient en position rectiligne et utiliser une voie d'abord antérieure ou latérale. Il est parfois difficile de mettre en évidence le flux au niveau des artères vertébrales ; si tel est le cas, il faut diminuer l'échelle couleur, essayer plusieurs fenêtres et tourner la tête du patient vers le côté.

Techniques d'examen des artères vertébrales

- Visualiser l'ACC puis chercher l'artère vertébrale juste en dehors ; elle est identifiée grâce à son trajet à travers les zones de cônes d'ombre acoustiques des processus épineux.
- Utiliser le Doppler couleur pour identifier l'artère vertébrale.
- Évaluer avec le Doppler spectral la direction du flux, la VSM et le type de résistance. Un flux apparemment rétrograde peut être dû à une tortuosité ou au flux dans la veine vertébrale adjacente.

BRANCHES DE LA CROSSE AORTIQUE

Position du patient et sélection de la fenêtre

Tourner la tête du patient du côté opposé à celui que vous examinez. Utiliser une sonde phased array de petite taille pour pouvoir anguler au-dessus de la clavicule si nécessaire.

Techniques d'examen des branches de la crosse aortique

- Examiner chaque artère subclavière depuis son origine et obtenir un tracé spectral et une mesure de la VSM lorsqu'il y a suspicion de sténose.
- Les plaques sont souvent visualisées en mode B et peuvent se présenter comme un défect de couleur en Doppler couleur.
- Enregistrer les pressions systoliques brachiales au niveau des deux bras lorsqu'une pathologie de l'artère subclavière ou du tronc artériel brachiocéphalique est suspectée. Une différence > 20 mmHg indique une atteinte significative.

Encadré 6-5
Images échographiques à enregistrer

- Les images en coupes longitudinales en mode B de l'ACC proximale, de la bifurcation carotidienne et de l'ACI.
- Les images en coupes longitudinales et transversales en mode B de toute plaque significative (également en Doppler couleur lorsque la plaque est hypoéchogène).
- Les tracés spectraux des ACC et ACI dans leurs segments proximal et distal, de l'ACE dans son segment proximal, et des artères vertébrales et subclavières.
- Le spectre au niveau de toute zone de sténose ou d'occlusion.
- Les images des lésions et des pathologies non athéromateuses.

CHAPITRE

7

Doppler transcrânien et mode duplex transcrânien

- **Anatomie**
  - Aspects cliniques
  - Ce que les médecins doivent savoir
- **Doppler transcrânien et balayage en mode duplex**
  - Fenêtres pour le Doppler transcrânien et le Doppler couleur transcrânien
  - Aspects normaux
  - Indications du Doppler transcrânien et du Doppler couleur transcrânien
  - Critères diagnostiques
- **Protocoles d'examen de Doppler transcrânien et de Doppler couleur transcrânien**
  - Préparation du patient
  - Choix de la sonde
  - Optimisation de l'image
  - Fenêtre temporale
  - Fenêtre foraminale
  - Fenêtre orbitaire
  - Fenêtre sous-mandibulaire

L'ultrasonographie peut être utilisée pour étudier les artères intracrâniennes au travers de « fenêtres » au niveau desquelles l'os est fin ou absent. Le Doppler transcrânien dans sa forme originelle utilise un système de Doppler pulsé dédié qui ne permet qu'une analyse spectrale. Le mode duplex peut être utilisé pour le Doppler couleur transcrânien. Le Doppler couleur transcrânien permet l'identification correcte des artères, mais n'insone pas les vaisseaux aussi bien que le Doppler transcrânien. Tous deux peuvent mettre en évidence des variations pathologiques, des anomalies de flux et des signaux caractéristiques d'embolie chez les patients ayant un vasospasme lié à une hémorragie sous-arachoïdienne, une maladie artérielle extra- ou intracrânienne, un accident vasculaire cérébral ou un traumatisme crânien. Ces deux méthodes sont simples, non invasives et peu coûteuses, mais l'angiographie est nécessaire pour une étude anatomique plus détaillée et plus complète.

ANATOMIE

Encadré 7-1

Artères dont l'examen doit figurer dans le compte-rendu

- Artère carotide interne (ACI)
- Artère vertébrale
- Artère basilaire
- Artère cérébrale antérieure (ACA)
- Artère cérébrale moyenne (ACM)
- Artère cérébrale postérieure (ACP)
- Artère communicante antérieure (ACoA)
- Artère communicante postérieure (ACoP)

Autres artères dont l'étude n'est pas obligatoire

- Artère carotide externe (ACE)
- Artères cérébelleuses inféro-antérieure et inféro-postérieure (AICA et PICA)

Les artères qui participent à la circulation cérébrale se rejoignent à la base du crâne pour former le polygone de Willis (Fig. 7-1). La vascularisation de la partie antérieure du cerveau a pour origine l'ACI, dont la portion intracrânienne commence au niveau du canal carotidien à la base du crâne (Fig. 7-2). Des anastomoses relient les branches des ACI et ACE (Fig. 7-3). La partie postérieure du cerveau est vascularisée par les artères vertébrales et l'artère basilaire (Fig. 7-4).

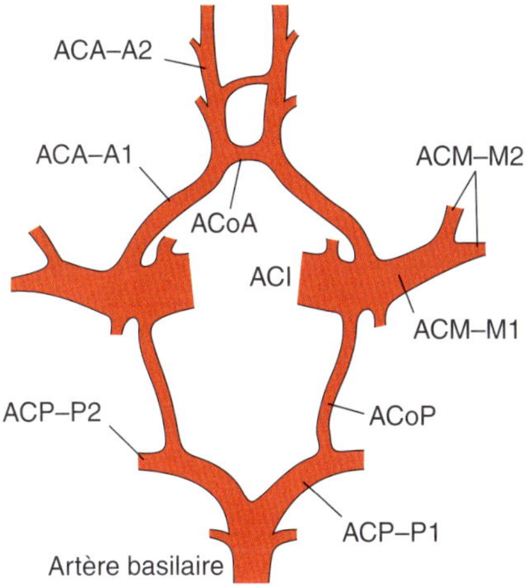

Fig. 7-1
Cercle ou polygone de Willis.
• Les systèmes carotidien et vertébrobasilaire communiquent latéralement et d'avant en arrière.
• L'ACoA rejoint les ACA.
• Chaque ACoP rejoint l'ACP et l'ACM homolatérales.
• Chaque ACA a un trajet médian puis supérieur entre les lobes frontaux :
• A1 : segment avant l'ACoA ;
• A2 : segment après l'ACoA.
• Chaque ACM a un trajet horizontal et latéral puis bifurque ou trifurque en donnant les branches suivantes :
• M1 : segment avant la bifurcation ;
• M2 : segment après la bifurcation.
• Chaque ACP a un trajet antérieur et latéral, puis latéral et postérieur :
• P1 : segment avant l'ACoP ;
• P2 : segment après l'ACoP.
• Un ou plusieurs segments du cercle sont absents chez 50 % des patients ; il s'agit le plus souvent d'une hypoplasie de l'ACoP, qui explique qu'une circulation collatérale potentielle puisse être insuffisante
• L'ACP naît directement de l'ACI, remplaçant l'ACoP dans 15 % des cas.
D'après Lord RSA, *Surgery of occlusive cerebrovascular disease*, Saint-Louis, CV Mosby, 1986. Reproduction autorisée.

ASPECTS CLINIQUES

Aspects anatomopathologiques locorégionaux

Vasospasme lié à une hémorragie sous-arachnoïdienne

Le vasospasme est généralement lié au saignement d'un anévrisme intracrânien et constitue, dans beaucoup de services, l'indication la plus

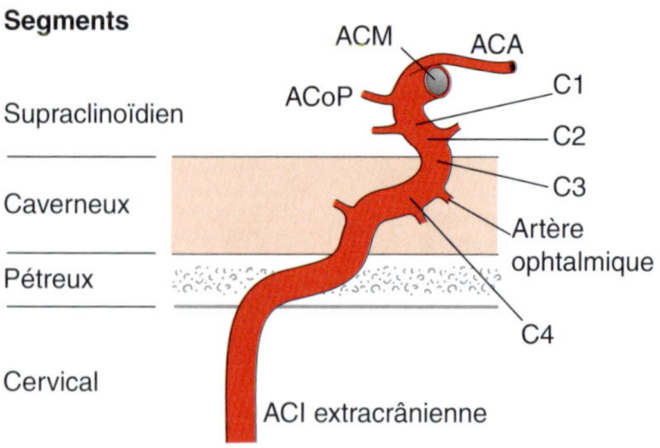

Fig. 7-2
ACI intracrânienne.
- Elle passe à travers le trou déchiré du lobe temporal.
- Le siphon carotidien a la forme d'un S avec une courbe en avant puis en arrière.
- L'ACI a quatre segments.
- Elle donne des branches parmi lesquelles l'artère ophtalmique et l'ACoP.
- Elle bifurque en ACA de petit calibre et en ACM de plus gros calibre.

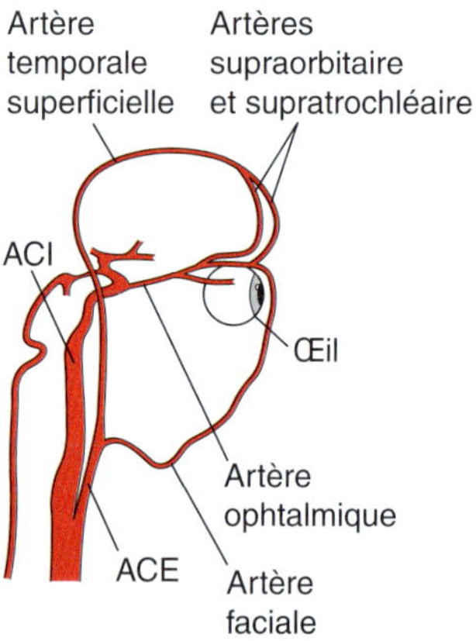

Fig. 7-3
Circulation périorbitaire avec anastomoses entre les ACI et ACE au niveau de l'orbite.
- L'artère ophtalmique passe en avant, à travers le canal optique, pour irriguer l'œil.
- Elle donne des branches supraorbitaire et supratrochléaire qui s'anastomosent avec les branches superficielle et temporale de l'ACE.

D'après la Fig. 83, de Rumwell C, McPharlin M, *Vascular technology*, Pasadena, Davies Publishers, 1996. Reproduction autorisée.

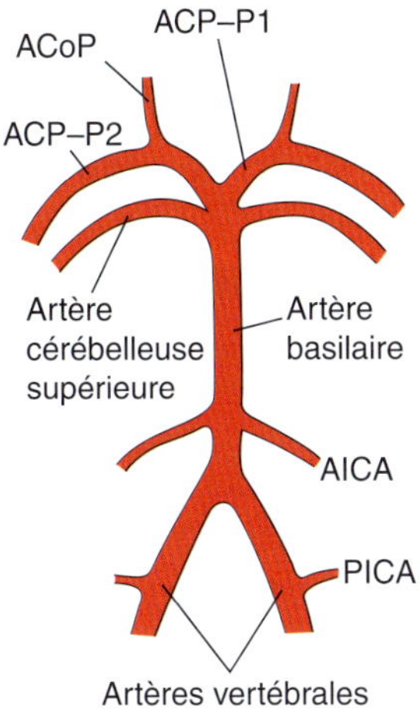

Fig. 7-4
Artères vertébrobasilaires.
• Les artères vertébrales se dirigent en avant et en dedans pour entrer dans le crâne à travers le foramen magnum.
• Elles se rejoignent pour former l'artère basilaire qui a un trajet antérieur et supérieur jusqu'à sa bifurcation en ACP.
• Parmi leurs branches, on note les artères cérébelleuses.
• Le trajet des artères vertébrales est variable.

fréquente au Doppler transcrânien et au Doppler couleur transcrânien. Le vasospasme peut entraîner une ischémie cérébrale secondaire et tend à se developper environ 3 jours après l'hémorragie ; il est maximal une semaine après l'hémorragie et disparaît en 2 semaines. Des contrôles successifs en Doppler transcrânien et en Doppler couleur transcrânien permettent de déterminer s'il faut traiter le vasospasme médicalement et le moment où il est souhaitable d'arrêter le traitement.

Maladie artérielle intracrânienne

Le Doppler transcrânien et le Doppler couleur transcrânien montrent qu'une sténose artérielle cérébrale intracrânienne d'origine athéromateuse peut réduire la perfusion et perturber l'autorégulation ainsi que la réactivité vasomotrice cérébrales. Les lésions des petits vaisseaux peuvent être dues à l'hypertension artérielle, au diabète ou à une artérite qui augmente les résistances périphériques.

Maladie artérielle extracrânienne

Une sténose ou une occlusion de l'ACI extracrânienne peuvent réduire le flux sanguin au niveau des artères intracrâniennes, permettant le développement d'une circulation collatérale par le cercle de Willis. L'autorégulation diminue les résistances périphériques de manière à compenser la diminution de la perfusion jusqu'à un point critique avant que l'ischémie n'apparaisse. Il est habituel de traiter les sténoses de l'ACI extracrânienne de haut grade par une endartériectomie carotidienne (voir chapitre 6, p. 101).

Accident vasculaire cérébral lié à un infarctus cérébral

Dans plus de deux tiers des cas, les accidents vasculaires cérébraux sont dus à une maladie extracrânienne à l'origine d'une embolie ou d'une thrombose secondaire des artères intracrâniennes. L'accident vasculaire cérébral est dû à une maladie occlusive intracrânienne dans approximativement 20 % des cas, ou à une hémorragie intracrânienne dans les autres cas. Un accident vasculaire cérébral aigu peut entraîner la perte de l'autorégulation dans le tissu cérébral adjacent, autorégulation qui peut mettre 2 semaines à se rétablir.

Traumatisme crânien

Après un traumatisme crânien, les lésions peuvent être dues à l'ischémie cérébrale liée à l'hypertension intracrânienne qui entraîne des perturbations de l'autorégulation et une diminution du flux sanguin. Des examens successifs en Doppler transcrânien et Doppler couleur transcrânien permettent de détecter une diminution de la perfusion et de monitorer les effets du traitement médical.

Micro-embolis cérébraux

La fibrine et les agrégats plaquettaires engendrent des signaux transitoires de haute intensité (*high-intensity transient signals* [HITS]) caractéristiques en Doppler crânien et Doppler couleur transcrânien lorsqu'ils sont visualisés à l'intérieur des artères intracrâniennes. Plusieurs heures de monitorage sont parfois nécessaires pour détecter les HITS ; des systèmes automatisés sont maintenant disponibles et permettent d'enregistrer les résultats.

Les HITS sont visibles au cours des affections ou circonstances suivantes :

- maladie artérielle extracrânienne ;
- fibrillation auriculaire ;
- prothèse valvulaire cardiaque ;
- angiographie cérébrale ;
- cathétérisation du ventricule gauche ;
- maladie liée à une décompression ;
- embolie graisseuse ;
- pontage cardiopulmonaire ;
- endartériectomie carotidienne.

Ils sont plus fréquemment observés et plus nombreux chez les patients symptomatiques ayant une atteinte de l'ACI. Ils peuvent être à l'origine d'accidents vasculaires cérébraux passés inaperçus et être la source de détérioration cognitive chez des patients ayant eu un pontage coronarien. Pendant et après endartériectomie carotidienne, la présence de plus de 50 HITS par heure est hautement prédictive de déficits neurologiques périopératoires.

CE QUE LES MÉDECINS DOIVENT SAVOIR

L'intérêt des informations obtenues est discuté.

- **Endartériectomie carotidienne**. Le Doppler transcrânien et le Doppler couleur transcrânien sont susceptibles de montrer des modifications avant, pendant et après l'intervention, informations qui peuvent influer sur la technique et la prise en charge après traitement.
- **Diagnostic et monitorage en unité de soins intensifs**. Un seul examen est en général demandé pour étudier les conséquences de l'accident vasculaire cérébral ou du traumatisme crânien. Des examens successifs permettent de monitorer la perfusion cérébrale et de guider le traitement après hémorragie sous-arachnoïdienne.
- **Traitement de l'accident vasculaire cérébral**. Le Doppler transcrânien et le Doppler couleur transcrânien peuvent montrer une sténose intracrânienne, une occlusion ou une thrombose aiguë, et cela peut influer sur l'instauration d'un traitement antiplaquettaire, anticoagulant ou thrombolytique.

DOPPLER TRANSCRÂNIEN ET BALAYAGE EN MODE DUPLEX

Le Doppler transcrânien ne montre aucun détail anatomique, mais fournit habituellement des tracés spectraux pour la plupart des artères étudiées. Le Doppler couleur transcrânien fournit plus d'informations, mais la visualisation de la totalité des artères est inhabituelle. En pratique courante, il est raisonnable de commencer par un Doppler couleur transcrânien puis de continuer avec un Doppler transcrânien lorsqu'il est disponible. Il est impossible de « passer » à travers les structures osseuses chez environ 10 % des patients. Les produits de contraste ultrasonores et le Doppler puissance augmentent la sensibilité du Doppler.

Encadré 7-2
Abréviations

VSM : vitesse systolique maximale
VTD : vitesse télédiastolique
IP : indice de pulsatilité

FENÊTRES POUR LE DOPPLER TRANSCRÂNIEN ET LE DOPPLER COULEUR TRANSCRÂNIEN

Le Doppler transcrânien et le Doppler couleur transcrânien requièrent des fenêtres où l'os est peu épais ou absent (Fig. 7-5).

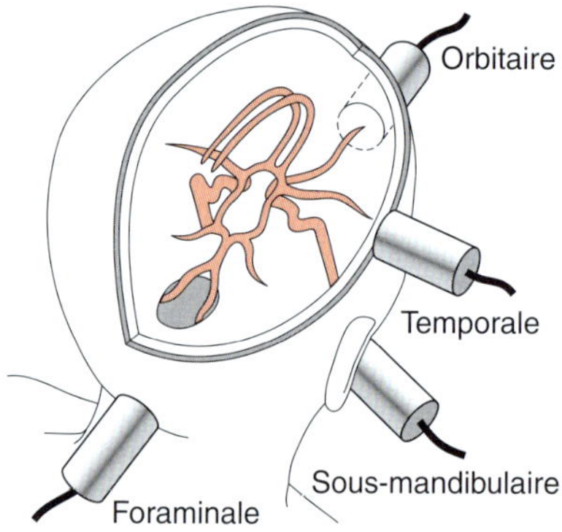

Fig. 7-5
Fenêtres pour le Doppler transcrânien et le Doppler couleur transcrânien.
D'après la Fig. 36-1, de Bernstein EF, *Vascular diagnosis*, Saint-Louis, CV Mosby, 1993. Reproduction autorisée.

ASPECTS NORMAUX

On préfère utiliser les vélocités moyennes plutôt que la VSM ou la VTD car elles sont moins sensibles aux facteurs hémodynamiques systémiques, telles la fréquence cardiaque, la contractilité ou les résistances périphériques. La gamme des vélocités enregistrées au niveau des différentes artères est très large (tableau 7-1), et les vélocités diminuent avec l'âge. L'indice de pulsatilité (IP) est variable.

- Les vélocités peuvent varier de façon notable, si bien que les flux anormaux sont mieux détectés lorsqu'il existe une différence de vélocité moyenne entre chaque coté.

Tableau 7-1

Vélocités moyennes normales, profondeur de l'artère par rapport à la sonde, direction du flux et fenêtre d'après les critères ATL (Advanced Technology Ltd)

Artère	Vélocité systolique moyenne (cm/s)	Profondeur par rapport à la sonde (mm)	Direction du flux par rapport à la sonde	Fenêtre
ACM (M1)	62 ± 12	40–60	Vers	Temporale
ACA (A1)	50 ± 12	65–75	Loin	Temporale
ACI	Variable	65	Vers	Temporale
Ophtalmique	20 ± 10	45–65	Vers	Orbitaire
ACP (P1)	42 ± 10	65–75	Vers	Temporale
ACP (P2)	40 ± 10	60–70	Loin	Temporale
Vertébrale	36 ± 10	60–85	Loin	Foraminale
Basilaire	39 ± 10	>85	Loin	Foraminale

Encadré 7-3
Calculs

Vélocité moyenne = (VSM – VTD)/3 + VTD

IP = (VSM – VTD)/vélocité moyenne

Index hémodynamique = vélocité moyenne ACM/vélocité moyenne ACI (lors de l'étude du vasospasme)

- Beaucoup d'artères ont un flux qui se dirige directement vers la sonde ou s'en éloigne, ce qui donne des décalages de fréquence Doppler maximaux mesurés avec une petite marge d'erreur, même pour des variations de 15 à 20° des angles d'insonation. Le Doppler couleur transcrânien permet les corrections d'angle.
- Des turbulences sont parfois visibles. Les décalages Doppler de l'ACI sont beaucoup plus faibles que ceux de l'ACA et de l'ACM en raison de leur insonation selon un axe plus oblique. Aucun flux n'est détecté en cas d'absence congénitale ou acquise d'un segment du polygone de Willis.
- Il peut y avoir des variations de flux notables en fonction de l'activité mentale ou physique.

INDICATIONS DU DOPPLER TRANSCRÂNIEN ET DU DOPPLER COULEUR TRANSCRÂNIEN

- Sténose serrée ou occlusion de l'ACI ou de l'ACC (artère carotide commune).
- Doute sur l'existence d'une maladie artérielle intracrânienne.
- Accident ischémique transitoire sans source connue d'embolie.
- Maladie de l'artère vertébrale.

- Sensation de bruit artériel au niveau de l'oreille.
- Syncope et vertiges rotationnels.
- Monitorage en unité de soins intensifs de la perfusion cérébrale après un accident vasculaire cérébral, une hémorragie sous-arachnoïdienne ou un traumatisme crânien.
- Étude des modifications de l'hémodynamique intracrânienne et étude des embols durant une endartériectomie carotidienne ou un pontage par greffon de l'artère coronaire.

CRITÈRES DIAGNOSTIQUES

Vasospasme et sténose intracrânienne

Le Doppler transcrânien et le Doppler couleur transcrânien montrent des signes caractéristiques de vasospasme et de sténose intracrânienne à condition que les paramètres hémodynamiques systémiques restent constants :

- une augmentation absolue de la vélocité moyenne dans l'ACM :
  - atteinte mineure : 120–150 cm/s ;
  - atteinte modérée : 150–200 cm/s ;
  - atteinte sévère : > 200 cm/s.
- une augmentation de la vélocité de ≥ 50 % par rapport aux valeurs de base ou une différence de vélocité moyenne entre les côtés droit et gauche ≥ 35 % au niveau de l'ACM ;
- une augmentation de l'index hémodynamique due à une altération de l'autorégulation. Le calcul des index impose la mesure des vélocités de l'ACI obtenue par voie cervicale ou à l'aide d'une fenêtre sous-mandibulaire :
  - atteinte mineure : 3–5 ;
  - atteinte modérée : 5–7 ;
  - atteinte sévère : > 7.

Maladie artérielle occlusive

La maladie artérielle occlusive peut diminuer la vélocité moyenne, réduire l'IP et la réactivité cérébrovasculaire. Des HITS sont fréquemment mis en évidence.

Maladies de l'artère carotide et maladies vertébrobasilaires

Le Doppler transcrânien et le Doppler couleur transcrânien montrent des modifications caractéristiques de sténose ou d'occlusion avec réduction du flux de l'ACI (Fig. 7-6), ou bien d'occlusion de l'artère basilaire (Fig. 7-7).

Syndrome de vol sous-clavier

Chez les patients ayant un vol sous-clavier, le Doppler transcrânien et le Doppler couleur transcrânien peuvent montrer des changements de flux

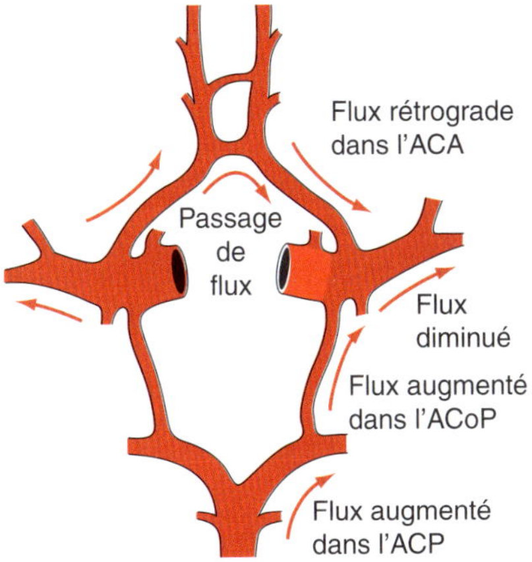

Fig. 7-6
Modifications en Doppler transcrânien et en Doppler couleur transcrânien liées à une occlusion ou à une sténose serrée de l'ACI droite.
•Vélocité moyenne diminuée au niveau de l'ACM homolatérale, en valeur absolue ou relative par rapport au côté opposé.
•IP bas dans l'ACM homolatérale dû à une vélocité diastolique augmentée par vasodilatation distale.
•Flux de l'ACA homolatérale diminué ou rétrograde et augmentation du flux de l'ACA controlatérale entraînant une différence droite/gauche des vélocités moyennes ≥ 30 %.
•Flux collatéral à travers l'ACoA.
•Augmentation du flux collatéral dans l'ACoP.
•Vélocité augmentée dans l'ACP homolatérale entraînant une différence droite/gauche des vélocités moyennes ≥ 20 %.
• Flux rétrograde dans l'artère ophtalmique homolatérale.

au niveau de l'artère vertébrale homolatérale ainsi que des artères intracrâniennes (Fig. 7-8). Les formes mineures de la maladie entraînent une décélération spectrale, tandis que les formes plus sévères entraînent un flux de va-et-vient (voir chapitre 6, p. 101). Dans les cas limites, l'épreuve de stress induite par l'exercice au niveau du bras peut provoquer des changements de flux.

Accident vasculaire cérébral

Le Doppler transcrânien et le Doppler couleur transcrânien sont utiles pour distinguer les étiologies de l'accident vasculaire cérébral :

- absence de voies de circulation collatérale, vélocité basse de l'ACM, diminution de l'IP de l'ACM et diminution de la réactivité vasomotrice favorisent l'insuffisance hémodynamique ;
- une occlusion apparente des gros vaisseaux suggère une embolie d'origine artérielle lorsqu'une maladie extracrânienne a été mise en évidence ;

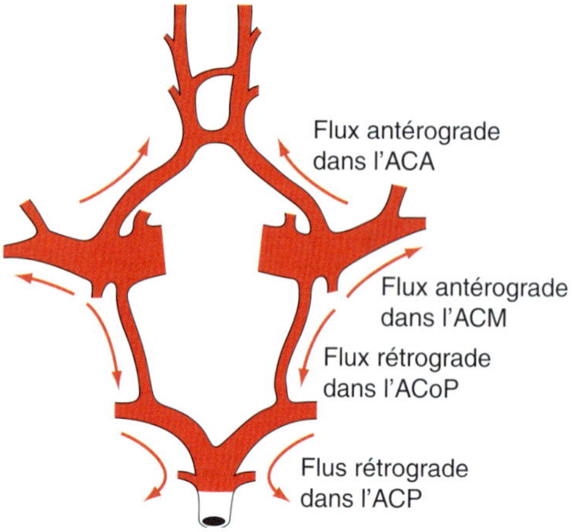

Fig. 7-7
Modifications en Doppler transcrânien et en Doppler couleur transcrânien liées à une occlusion ou à une sténose serrée de l'artère basilaire. Flux rétrograde dans l'ACoP et dans l'ACP.

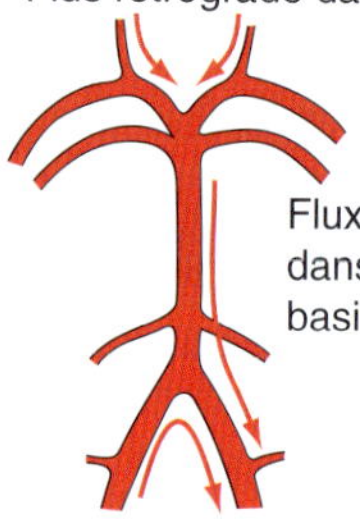

Fig. 7-8
Modifications pouvant être observées en Doppler transcrânien et en Doppler couleur transcrânien lors d'un vol sous-clavier.
Une occlusion de l'artère subclavière gauche peut entraîner :
- un flux rétrograde dans l'artère vertébrale gauche ;
- une augmentation du flux antérograde dans l'artère vertébrale droite ;
- un flux rétrograde dans l'artère basilaire et dans les ACoP.

- des examens normaux de Doppler transcrânien et de Doppler couleur transcrânien chez un patient ayant un accident vasculaire cérébral probablement embolique suggèrent une origine cardiaque.

Traumatisme crânien

Une vitesse systolique moyenne ≤ 35 cm/s dans l'une ou l'autre des ACM avec un IP homolatéral élevé sont associés à un mauvais pronostic.

Mort cérébrale

La progression des lésions cérébrales, lors de la mort cérébrale, est à l'origine d'une augmentation de l'IP avec une absence de flux antérograde puis un flux rétrograde en diastole.

Endartériectomie carotidienne

Lors de la discussion d'une éventuelle indication chirurgicale, le Doppler transcrânien et le Doppler couleur transcrânien peuvent montrer :

- si la perfusion homolatérale est normale ou réduite ;
- s'il existe une maladie intracrânienne associée ;
- si le flux controlatéral passant par le polygone de Willis est normal ou diminué.

Pendant et après l'endartériectomie carotidienne, le Doppler transcrânien et le Doppler couleur transcrânien peuvent :

- étudier la perfusion cérébrale durant l'occlusion provoquée par le clampage carotidien afin de sélectionner les patients nécessitant une dérivation ;
- révéler des HITS.

Micro-embolie cérébrale

Les signes suivants sont en faveur de HITS et permettent de les distinguer d'artéfacts :

- le signal des HITS est 4 dB au-dessus du spectre de bruit de fond des globules rouges ;
- le signal est unidirectionnel et ne franchit pas la ligne de base ;
- le signal est de courte durée : < 20 ms ;
- il survient de manière aléatoire.

PROTOCOLES D'EXAMEN DE DOPPLER TRANSCRÂNIEN ET DE DOPPLER COULEUR TRANSCRÂNIEN

PRÉPARATION DU PATIENT

Le patient peut avoir des difficultés à comprendre les raisons précises de son examen. Il faut lui en expliquer le déroulement et l'informer des consignes de sécurité. Les examens peuvent être difficiles chez les patients inconscients. Les tests d'épreuve utilisés pour augmenter le flux et tester la réactivité vasomotrice incluent l'hyperventilation ou l'administration de CO_2 à 6 %. La rotation de la tête peut être utilisée pour suivre la courbe des artères vertébrales.

CHOIX DE LA SONDE

Les systèmes de Doppler pulsé dédiés au Doppler transcrânien ont une fréquence de 2 à 3 MHz. Une petite sonde phased array de 2 MHz est nécessaire pour le Doppler couleur transcrânien.

OPTIMISATION DE L'IMAGE

Si le Doppler transcrânien et le Doppler couleur transcrânien ne détectent aucun flux, les raisons peuvent en être

- une étude insuffisante en Doppler couleur transcrânien ;
- une fenêtre inadaptée ou un os trop épais ;
- des calcifications artérielles ou une occlusion artérielle ;
- un angle d'insonation défavorable ;
- des variations anatomiques ou une tortuosité vasculaire ;
- une échelle de vélocités réglée trop haut ;
- un flux de basse vélocité ;
- un réglage des filtres de paroi trop haut ;
- un réglage trop bas du gain ou de la puissance.

Optimisation du mode B

- **Cadence images** : l'augmenter pour améliorer la résolution temporelle.
- **Gamme dynamique** : l'ajuster pour avoir un meilleur contraste (gamme dynamique basse) et une meilleure identification des vaisseaux.

Optimisation du Doppler couleur

La couleur permet de bien placer le volume d'échantillonnage et de détecter un flux accéléré avec aliasing et turbulences.

- **Gain couleur** : le régler haut pour mettre en évidence un flux lent.
- **Filtre de paroi** : le régler haut pour éliminer les artéfacts liés aux mouvements de la paroi.
- **Gamme des vélocités couleur** : l'ajuster pour les basses vélocités.
- **Cadence images** : faire en sorte qu'elle soit la plus élevée possible.

Optimisation du Doppler spectral

- **Direction spectrale** : le flux qui se dirige vers la sonde doit être enregistré au-dessus de la ligne de base.
- **Ligne de base** : bien la centrer pour pouvoir enregistrer un flux bidirectionnel puis l'abaisser lorsque les vélocités sont élevées.
- **Taille du volume d'échantillonnage** : augmenter sa taille lorsqu'il est difficile d'enregistrer un signal.
- **Filtre de paroi** : le régler à un niveau modérément élevé pour éliminer le bruit lié au mouvement de la paroi.
- **Gain Doppler** : l'ajuster pour remplir la courbe spectrale sans artéfacts en miroir.

Attention

- La fenêtre acoustique est parfois médiocre.
- Le champ de vue est relativement étroit.
- Seul un court segment de chaque artère est visualisé.
- Les mesures des vélocités moyennes imposent un enregistrement correct du signal.
- Les mesures en Doppler transcrânien imposent un angle d'insonation proche de zéro, ce qui est rarement le cas.
- Il est nécessaire de déterminer le vaisseau qui est en train d'être étudié, d'après l'estimation de sa profondeur.
- L'anatomie varie beaucoup.
- Les branches de division peuvent être sources de confusion.
- Il est souvent difficile de distinguer une sténose serrée d'une occlusion.

FENÊTRE TEMPORALE

L'os temporal est peu épais chez les patients jeunes, mais son épaisseur augmente avec l'âge, particulièrement chez la femme.

Position du patient et choix de la fenêtre

Le patient est allongé sur le dos avec la tête surélevée pour permettre le balayage par le côté. Balayer le côté droit et le côté gauche. Placer la sonde au-dessus de l'arcade zygomatique en face de l'oreille. Plusieurs positions peuvent être utilisées (Fig. 7-9), mais seule l'une d'entre elles donne habituellement une image correcte.

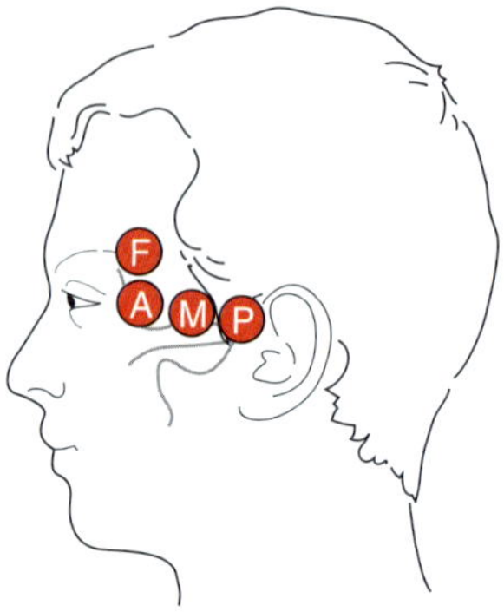

Fig. 7-9

Représentation des fenêtres temporales.
•F : fenêtre antérieure à travers l'os frontal peu épais.
•A : fenêtre temporale antérieure en arrière du processus frontal de l'os zygomatique.
•M : fenêtre temporale moyenne.
•P : fenêtre temporale postérieure pré-auriculaire.
D'après la Fig. 36-3, de Bernstein EF, *Vascular diagnosis*, Saint-Louis, CV Mosby, 1993. Reproduction autorisée.

Techniques d'examen en fenêtre temporale

La fenêtre temporale visualise les branches artérielles des ACI et ACP (Fig. 7-10).

Les artères sont insonées avec la sonde tenue dans une position transversale, le marqueur de l'orientation de l'image étant antérieur.

- L'ACI peut être insonée depuis le sinus caverneux jusqu'à sa bifurcation.
- Le flux est bidirectionnel à la bifurcation en ACM et ACA (Fig. 7-11).
- Le segment M1 vers la bifurcation de l'ACM est vu directement à partir de la sonde.
- Le segment M2 est habituellement accessible à l'examen.
- Le segment P1 est le mieux visualisé à proximité de la ligne médiane entre la bifurcation de l'artère basilaire et l'ACoP.
- L'ACoP n'est visualisée que lorsqu'elle sert de voie de circulation collatérale majeure lors d'une maladie sévère de l'ACI.

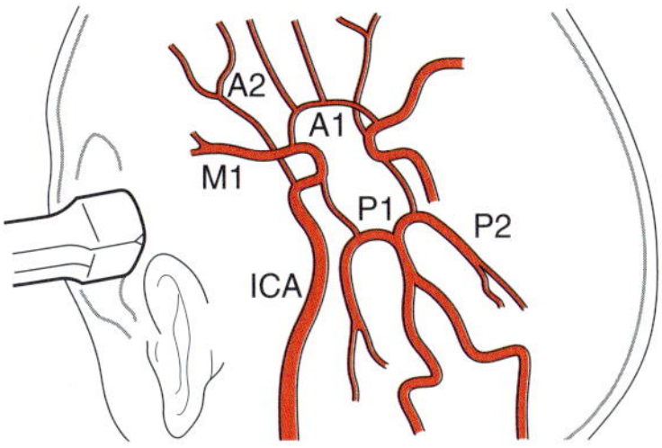

Fig. 7-10
Fenêtre temporale.
D'après Blackburn D, Jones A, *ATL vascular duplex protocol guides*, Washington, Site Bothell, 1994. Reproduction autorisée.

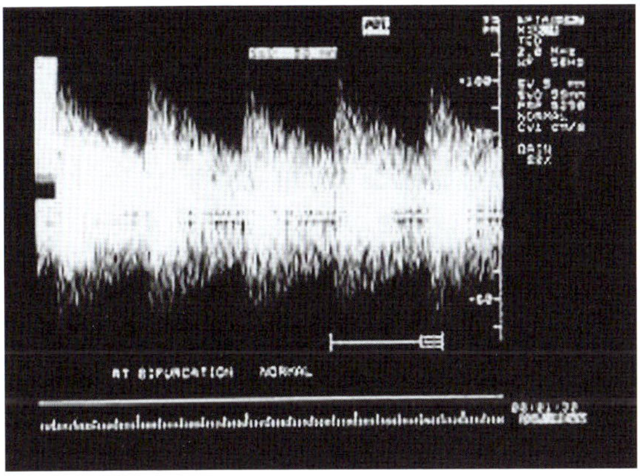

Fig. 7-11
Doppler transcrânien au niveau de la bifurcation de l'ACI : flux bidirectionnel vers l'ACA et l'ACM.

Les techniques sont similaires pour le Doppler transcrânien et le Doppler couleur transcrânien :

- utiliser abondamment le gel. Déplacer la sonde doucement, par petites étapes, en prenant soin de maintenir un bon contact avec la peau. N'utiliser qu'une pression modérée afin d'éviter toute gêne ;
- identifier les repères osseux en mode B. Anguler la sonde en bas pour identifier le sphénoïde et la partie supérieure de l'os pétreux (Fig. 7-12) ;
- identifier les artères en Doppler couleur et Doppler spectral pour le Doppler couleur transcrânien (Fig. 7-13). C'est l'analyse spectrale qui donne le plus d'informations utiles :
  - les ACoA et ACoP ne sont habituellement pas vues, sauf lorsqu'elles servent de voies de circulation collatérale ;

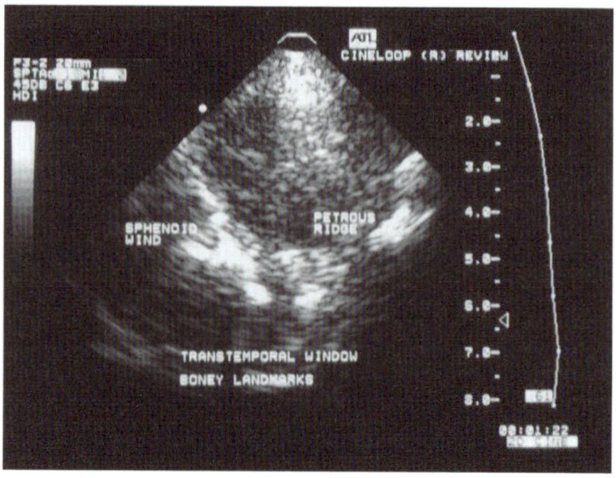

Fig. 7-12
Vue temporale en Doppler couleur transcrânien.
Il faut anguler la sonde vers le bas pour visualiser les bords du sphénoïde et de la portion pétreuse du temporal.

- les artères de la circulation antérieure sont visibles à la partie gauche de l'écran, et celles de la circulation postérieure à la partie droite ;
- l'ACM homolatérale est l'artère la plus proche de la sonde, l'ACA et l'ACP homolatérales sont à la partie moyenne, et les artères correspondantes controlatérales sont les plus éloignées.

- focaliser à la bonne profondeur pour rechercher chaque artère ;
- incliner la sonde horizontalement et verticalement pour rechercher les artères. Utiliser des réglages fins pour obtenir les meilleures images ;
- identifier chaque artère en montrant sa position et la direction de son flux par rapport à la sonde. Le principal repère est l'endroit où l'ACI donne naissance aux ACA et ACM.

FENÊTRE FORAMINALE

Position du patient et choix de la fenêtre

Fléchir la tête avec le menton sur la poitrine pour ouvrir l'espace situé entre le crâne et l'atlas.

Techniques d'examen pour la fenêtre foraminale

Cette fenêtre montre les artères vertébrales ainsi que les segments proximaux et moyens de l'artère basilaire (Fig. 7-14).
Tenir la sonde dans un axe transversal avec le marqueur d'orientation à gauche.

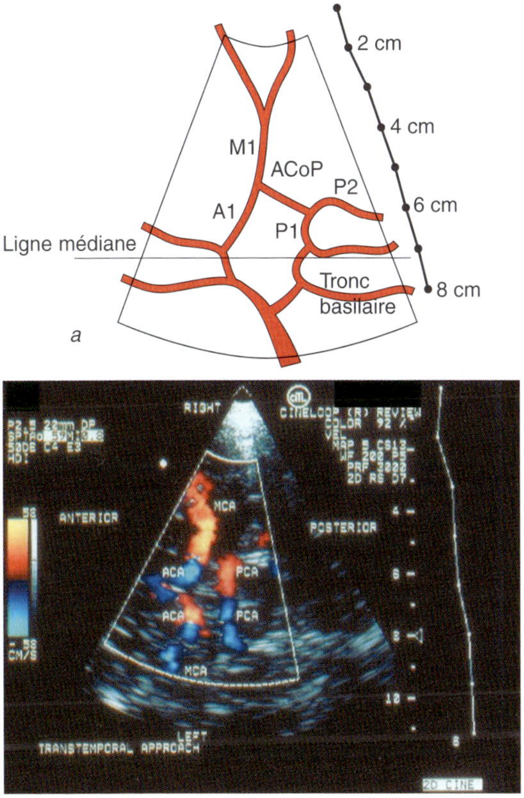

Fig. 7-13
Vue temporale en Doppler couleur transcrânien.
Il faut anguler la sonde vers le haut pour insoner les artères.
a. Diagramme anatomique.
b. Image en Doppler couleur.

- Les artères vertébrales sont visualisées juste en dehors de la ligne médiane. Leur trajet est variable.
- Le signal de l'artère basilaire est à rechercher au niveau de la ligne médiane, plus profondément.
- On note un changement de fréquence Doppler au niveau de la jonction vertébrobasilaire lorsque l'on utilise le Doppler transcrânien.
- Les signaux venant de la PICA correspondent à un flux qui se dirige vers la sonde.

Placer la sonde au niveau de la ligne médiane et diriger le faisceau en avant puis doucement de chaque côté (Fig. 7-15).

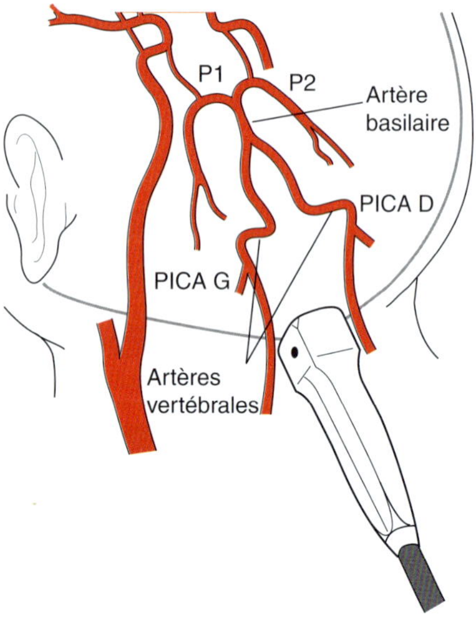

Fig. 7-14
Fenêtre foraminale.
D'après Blackburn D, Jones A, *ATL vascular duplex protocol guides*, Washington, Site Bothell, 1994. Reproduction autorisée.

FENÊTRE ORBITAIRE

Position du patient et choix de la fenêtre

Le patient est allongé sur le dos. Pour insoner la fenêtre orbitaire, il faut diminuer la puissance jusqu'à 10 % afin de réduire l'exposition de l'œil aux ultrasons.

Techniques d'examen pour la fenêtre orbitaire

La fenêtre orbitaire montre le siphon carotidien et l'artère ophtalmique (Fig. 7-16). Le flux provenant du segment C2 s'éloigne de la sonde, et le flux provenant du segment C4 se dirige vers la sonde.

Balayer avec la sonde en position transversale, le marqueur d'orientation à gauche.

- Enlever les lentilles de contact avant l'examen.
- Anguler un peu en dehors du centre pour éviter d'insoner à travers le cristallin vers la rétine.
- Placer la sonde sur la paupière fermée et appliquer du gel abondamment. Il n'est pas nécessaire d'appuyer sur la sonde pour maintenir un bon contact.

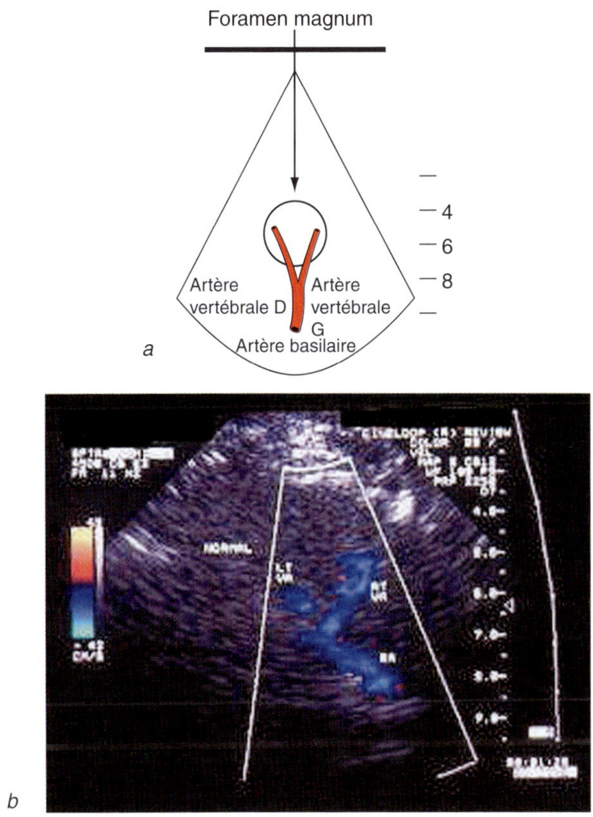

Fig. 7-15
Vue foraminale en Doppler couleur transcrânien.
a. Diagramme anatomique.
b. Image en Doppler couleur.

- Essayer plusieurs positions pour obtenir la meilleure image.
- L'artère ophtalmique a un flux qui se dirige vers la sonde.
- Le siphon carotidien devient visible lorsqu'on augmente progressivement la profondeur.
- Dans certains cas, l'ACA peut être insonée à travers le fin toit orbitaire.

FENÊTRE SOUS-MANDIBULAIRE

L'ACI distale peut être visible lorsqu'elle approche le canal carotidien grâce à une insonation sous la mandibule dirigée vers le haut. Cette insonation

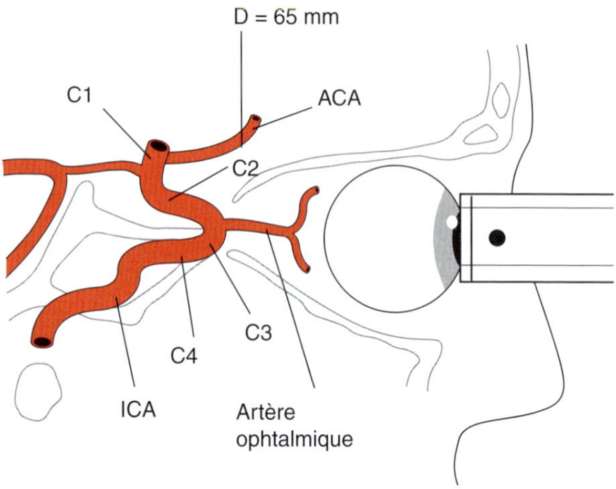

Fig. 7-16
Fenêtre orbitaire.
D'après la Fig. 7, d'Aaslid R, *Transcranial Doppler sonography*, Vienne, Springer Verlag. Reproduction autorisée.

est complémentaire des études extracrâniennes. Elle est particulièrement utile pour montrer une dissection de l'ACI ou une occlusion chronique avec restauration du flux grâce aux collatérales développées sur le territoire de l'ACE.

Encadré 7-4
Images échographiques à enregistrer

Pour chaque fenêtre :
- le Doppler couleur des artères ;
- l'enregistrement spectral de chacune des artères listées dans l'encadré 7-1 avec leurs VSM, VTD et la direction du flux par rapport à la sonde ;
- il faut calculer l'IP et la vélocité moyenne d'après la VSM et la VTD pour chaque artère ;
- lors de l'étude d'un vasospasme, calculer l'index hémodynamique d'après la VSM et la VTD au niveau des ACI et ACM.

CHAPITRE

8

Maladies des artères des membres inférieurs

- **Anatomie**
- **Aspects cliniques de la maladie occlusive**
  - Aspects anatomopathologiques locorégionaux
  - Aspects cliniques
  - Diagnostics différentiels
  - Traitement
  - Ce que les médecins doivent savoir
- **Aspects cliniques des anévrismes**
  - Aspects anatomopathologiques locorégionaux
  - Aspects cliniques
  - Traitement
  - Ce que les médecins doivent savoir
- **Aspects cliniques des maladies non athéromateuses**
  - Aspects anatomopathologiques locorégionaux
- **Aspects cliniques des autres pathologies**
  - Greffons pour fistules artérioveineuses d'hémodialyse
  - Cartographie des lambeaux libres
- **Écho-Doppler**
  - Aspects normaux
  - Indications de l'écho-Doppler
  - Critères diagnostiques de la maladie occlusive
- **Protocoles d'examen**
  - Préparation du patient
  - Choix de la sonde
  - Artères abdominales
  - Artères fémorales communes, fémorales profondes et fémorales superficielles
  - Artères poplitées et artères de jambe
- **Autres méthodes d'exploration**
  - Index de pression cheville/bras (ABI)
  - Épreuves sur tapis roulant
  - Signes cliniques
  - Pressions segmentaires
  - Spectres artériels

L'écho-Doppler permet d'apprécier la localisation, l'étendue et le type de maladie occlusive ou anévrismale. En ce qui concerne la maladie occlusive, le rapport cheville/bras de tension artérielle peut être utilisé pour détecter la maladie, puis l'échographie est en règle pratiquée pour planifier la prise en charge clinique. En ce qui concerne les anévrismes, les ultrasons sont utilisés pour la détection et la surveillance, tandis que le scanner mesure plus précisément leur taille, et que l'artériographie est nécessaire dans certains cas.

ANATOMIE

Les ultrasons permettent l'étude des artères depuis le diaphragme jusqu'aux pieds (Fig. 8-1 à 8-4).

Encadré 8-1

Artères dont l'examen doit figurer dans le compte-rendu

Aorte abdominale
Artère iliaque commune (AIC)
Artère iliaque interne (AII)
Artère iliaque externe (AIE)
Artère fémorale commune (AFC)
Artère fémorale profonde (AFP)
Artère fémorale superficielle (AFS)
Artère poplitée
Tronc tibiopéronier
Artère tibiale postérieure (ATP)
Artère tibiale antérieure (ATA)
Artère fibulaire

ASPECTS CLINIQUES DE LA MALADIE OCCLUSIVE

ASPECTS ANATOMOPATHOLOGIQUES LOCORÉGIONAUX

La maladie occlusive est en général due à l'athérosclérose et est habituellement segmentaire plutôt que diffuse. Les sténoses sont dues à la présence de plaques athéromateuses (Fig. 8-5). Les occlusions peuvent être provoquées par des plaques ou une thrombose secondaire de branches vascularisant les collatérales. Les localisations fréquentes sont l'aorte sous-rénale

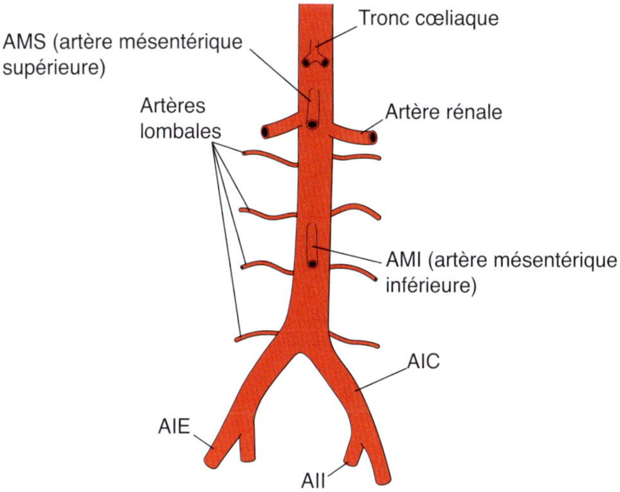

Fig. 8-1
Aorte abdominale.
- Elle se trouve à gauche de la ligne médiane, la veine cave inférieure étant à sa droite.
- Elle s'étend de L1 à L4.
- Elle donne naissance à des branches viscérales.
- Elle donne des branches pariétales phréniques et lombales.

sur toute sa longueur, l'AIC et l'AIE qui n'ont pas de collatérales ou seulement des collatérales de petit calibre (Fig. 8-6). Les occlusions infra-inguinales peuvent intéresser l'AFS entre deux volumineuses branches de division musculaires, l'artère poplitée et les artères de jambe (Fig. 8-7). Les occlusions peuvent être multiples, séparées par des segments perméables (Fig. 8-8).

ASPECTS CLINIQUES

La sévérité des symptômes (Fig. 8-9) dépend des facteurs suivants :

- quelles sont les artères atteintes ;
- l'étendue et le nombre de lésions ;
- s'il s'agit d'une sténose ou d'une occlusion ;
- le développement des voies de circulation collatérales.

Il faut inspecter les jambes et les pieds du patient. Les pouls fémoral, poplité, tibial postérieur et dorsal du pied sont palpés pour déterminer s'ils sont normaux, diminués ou absents. Avec le stéthoscope, on recherche des souffles au niveau des portions supérieure et moyenne de l'abdomen, de la région inguinale, de l'anneau des adducteurs, et de la fosse poplitée.

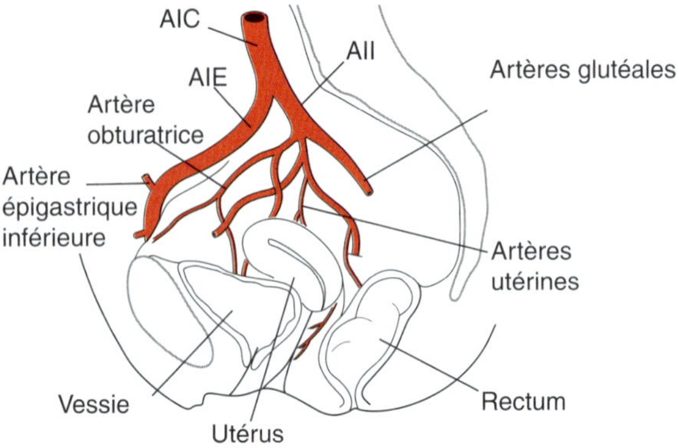

Fig. 8-2
Artères iliaques chez la femme.
Chaque AIC :
•s'étend de L4 à la jonction sacro-iliaque ;
•s'étend sur une longueur de 4 à 5 cm ;
•se divise en AII et AIE ;
•chemine à la gauche de la veine iliaque commune homologue.
Chaque AIE :
•est environ 2 fois plus longue que l'AIC ;
•chemine superficiellement par rapport à la veine homologue ;
•donne naissance à l'artère épigastrique inférieure qui passe en haut et en avant juste au niveau du ligament inguinal ;
• devient l'AFC au niveau du ligament inguinal.

Claudication intermittente

Les signes caractéristiques sont :

- une douleur musculaire apparaissant à l'effort ;
- une sensation de fatigue, de jambe lourde ou de blocage à l'effort ;
- une diminution de la distance de marche en pente ;
- une claudication apparaissant après une distance constante ;
- un soulagement de la douleur au bout de 3 à 5 min de repos.

La claudication peut être limitée au seul mollet quel que soit le niveau de la maladie. La douleur du mollet et de la cuisse correspond toujours à une maladie proximale atteignant l'AFS, tandis qu'une claudication fessière indique une atteinte de l'aorte, des AIC ou des AII. De temps à autre, la claudication n'intéresse que la région fessière lors d'une atteinte de l'AII, la région de la cuisse lors d'une atteinte de l'AFP, et le pied lors d'une atteinte des artères de jambe.

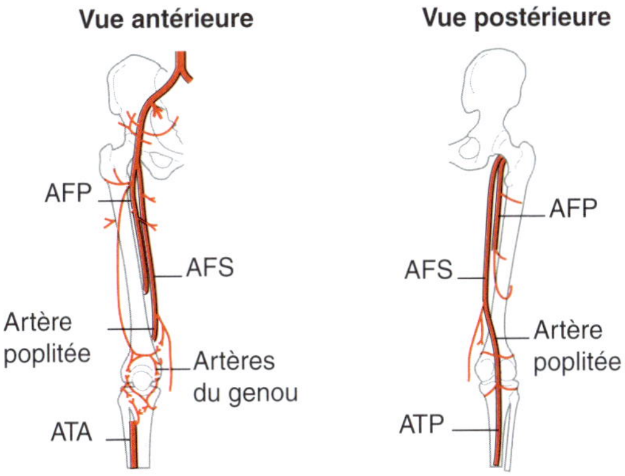

Fig. 8-3
Artères fémorale et poplitée.
Chaque AFC :
- chemine superficiellement au niveau de l'aine ;
- a une longueur de 4 à 6 cm ;
- se divise en AFS et AFP.

Chaque AFS :
- a un trajet descendant vers la partie moyenne de la cuisse ;
- devient profonde au niveau de l'anneau du muscle grand adducteur.

Chaque artère poplitée :
- débute en dessous de l'anneau de l'adducteur ;
- passe verticalement à travers la fosse poplitée ;
- se divise en tronc tibiopéronier et ATA.

Syndrome de Leriche

La thrombose de l'aorte abdominale peut entraîner (René Leriche [1879–1955] était un chirurgien français) :

- une claudication fessière, de la cuisse ou du mollet ;
- une impuissance ;
- des pouls fémoraux diminués ou absents.

Ischémie critique

Une ischémie sévère est en général due à une atteinte variée.

- Les douleurs de décubitus surviennent surtout la nuit.
- Une ulcération d'origine ischémique peut se développer au niveau de points de pression ou dans des zones de traumatisme.
- La gangrène (infarcissement avec putréfaction secondaire) atteint en général les orteils, mais peut également être observée au niveau du talon ou du compartiment tibial antérieur.
- De petits embols multiples peuvent être à l'origine d'un syndrome de l'orteil bleu.

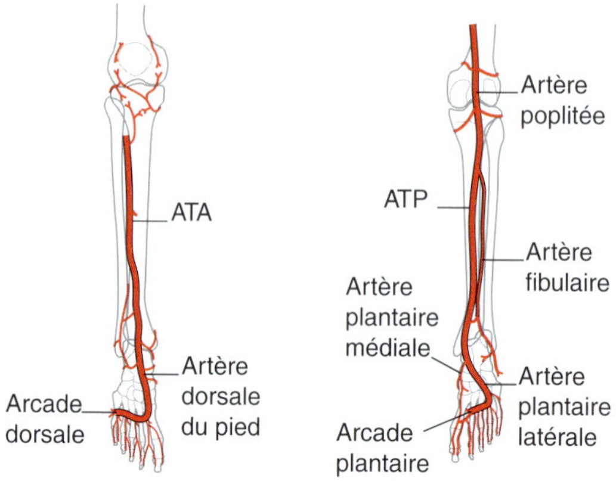

Fig. 8-4
Artères du mollet.
- Le tronc tibiopéronier se divise en ATP et artère fibulaire.
- L'ATA passe en avant du tibia pour vasculariser le compartiment antérieur et donne l'artère dorsale du pied au niveau du pied.
- L'ATP a un trajet postérieur au tibia et vascularise la partie postérieure du mollet puis donne les artères plantaires au niveau du pied.
- L'artère fibulaire a un trajet interne par rapport à la fibula et vascularise le compartiment profond.
- Plusieurs anastomoses permettent de prendre en charge la vascularisation de tous les compartiments.

Encadré 8-2
Localisations pathologiques les plus fréquentes

La fréquence approximative des lésions les plus courantes est :
- niveau aorto-iliaque ≈ 25 %
- niveau fémoropoplité ≈ 65 %
- niveau sous-poplité ≈ 10 %, l'atteinte étant plus fréquente chez les diabétiques.

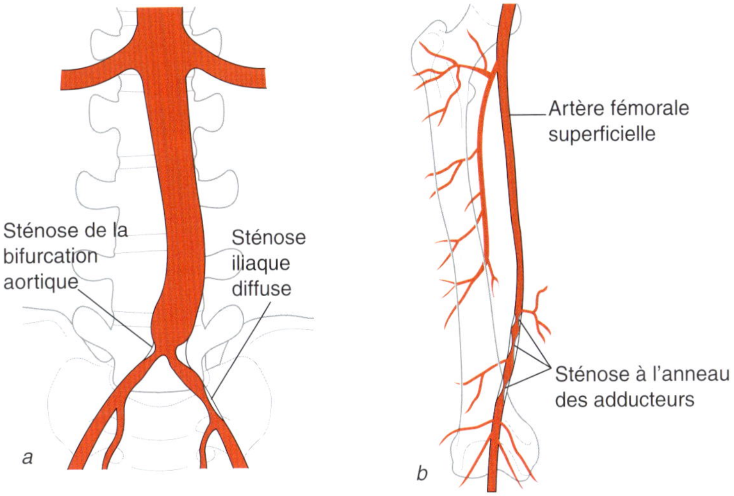

Fig. 8-5
Sténoses artérielles du membre inférieur.
Les sites fréquents sont :
a. la bifurcation aortique avec une extension aux artères iliaques ;
b. l'AFS au niveau de l'anneau des adducteurs.
D'après la Fig. 12-1e et f, de Myers KA, Marshall RD, Freidin J, *Principles of pathology*, Oxford, Blackwell, 1980. Reproduction autorisée.

DIAGNOSTICS DIFFÉRENTIELS

Lorsque la douleur de jambe n'est pas clairement en rapport avec l'exercice mais survient lors de la mise en position debout, ou lorsque le patient s'assoie ou s'étend, il faut alors envisager :

- une sciatique et d'autres maladies d'origine nerveuse ;
- une sténose du canal vertébral ;
- une arthrite ;
- des étiologies musculosquelettiques ;
- une claudication d'origine veineuse.

TRAITEMENT

Différentes options sont possibles selon la sévérité de la maladie (Fig. 8-10).

La maladie atteint fréquemment plus d'un segment artériel et il peut être difficile de déterminer les contributions relatives de chacun des segments.

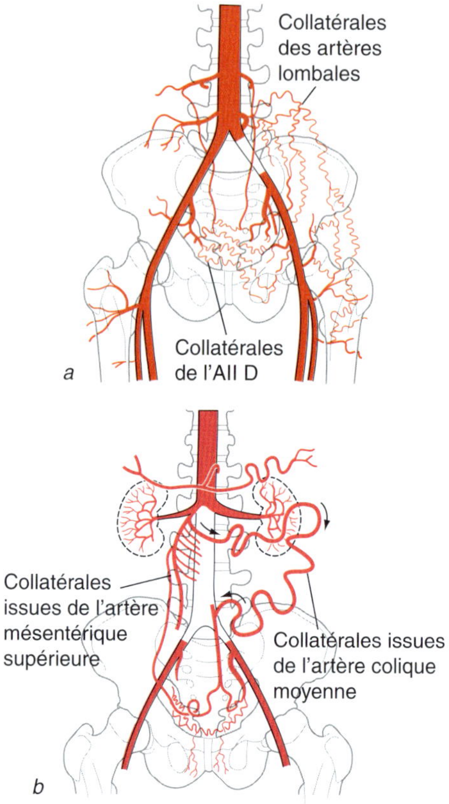

Fig. 8-6
Occlusions aortique et iliaque.
a. Les collatérales en cas d'occlusion de l'AIC
- prennent naissance au niveau des artères pariétales ;
- se jettent dans l'AII et les branches de l'AFP.

b. Les collatérales en cas d'occlusion aortique
- sont issues des artères viscérales ;
- se jettent dans les branches de l'AII.

D'après la Fig. 12-16a et b, de Myers KA, Marshall RD, Freidin J, *Principles of pathology*, Oxford, Blackwell, 1980. Reproduction autorisée.

Les symptômes ne sont pas améliorés si le traitement n'intéresse pas le segment en cause.

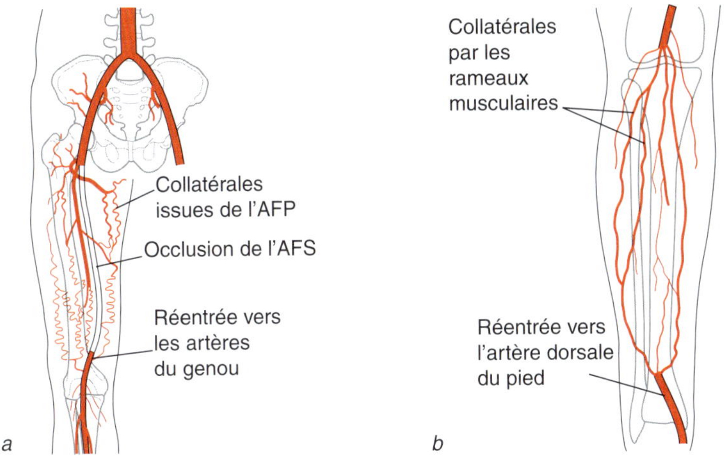

Fig. 8-7
Occlusions artérielles infra-inguinales.
a. Les collatérales en cas d'occlusion de l'AFS
•prennent naissance à partir des branches des AFP et AFS ;
•se jettent dans les artères du genou au niveau du genou.
b. Les collatérales en cas d'occlusion de l'artère poplitée ou des artères de jambe
•prennent naissance au niveau des artères du genou ;
•cheminent au travers de branches musculaires pour reformer des artères distales du mollet.
D'après les Fig. 12-16d et 12-17b, de Myers KA, Marshall RD, Freidin J, *Principles of pathology*, Oxford, Blackwell, 1980. Reproduction autorisée.

Traitement conservateur

On conseille à la plupart des patients ayant une claudication intermittente de continuer la marche malgré la douleur et de diminuer les facteurs de risque athéromateux. On les informe qu'une amélioration est au moins aussi probable qu'une détérioration, et qu'une intervention chirurgicale peut ne jamais être nécessaire.

Traitement endovasculaire

De nombreuses sténoses et occlusions peuvent être traitées efficacement par dilatation au ballonnet ou mise en place de stent (Fig. 8-11).

Endartériectomie chirurgicale

Les lésions athéromateuses et les couches internes de la média sont « épluchées » et l'on met sur l'incision artérielle un patch veineux ou synthétique pour élargir l'artère (Fig. 8-12).

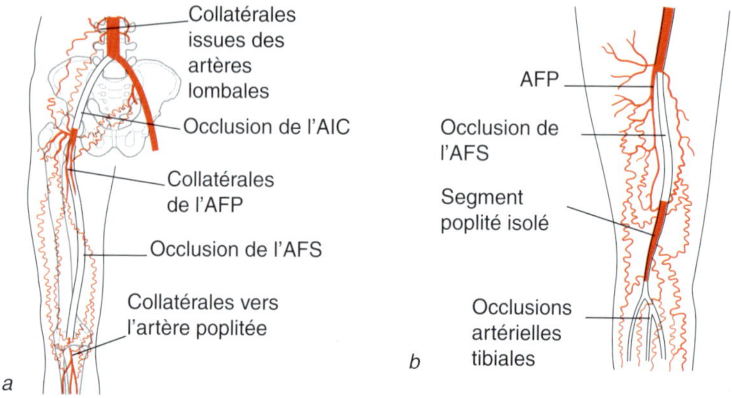

Fig. 8-8

Occlusions artérielles multiples.

a. Les collatérales en cas d'occlusion de l'AIC et de l'AFS

- prennent naissance au niveau des artères pariétales et viscérales ainsi que des branches de l'AII ;
- revascularisent le segment isolé d'AFC ;
- cheminent depuis les branches de l'AFP à travers les artères du genou pour rejoindre l'artère poplitée.

b. Les collatérales en cas d'occlusion de l'AFS et des artères de jambe

- prennent naissance à partir des branches de l'AFP ;
- revascularisent le segment poplité isolé ;
- circulent depuis les artères du genou jusqu'aux branches musculaires de la jambe.

D'après les Fig. 12-16i et 12-17a, de Myers KA, Marshall RD, Freidin J, *Principles of pathology*, Oxford, Blackwell, 1980. Reproduction autorisée.

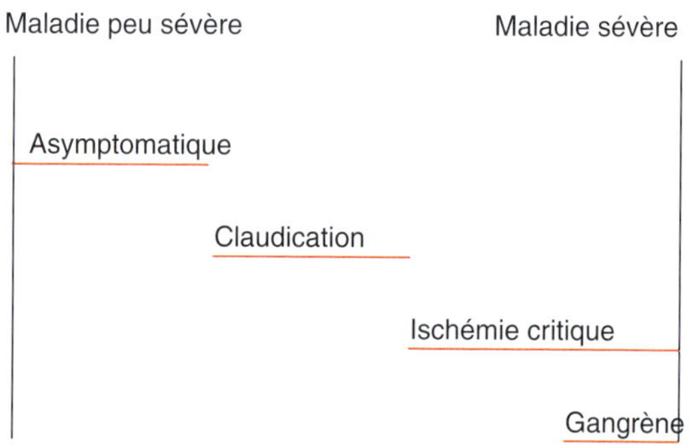

Fig. 8-9

Les différents modes de présentation clinique.

D'après la Fig. 8-3 de Myers KA, Sumner DS, Nicolaides AN, *Lower limb ischaemia*, Londres, Medorion, 1997.

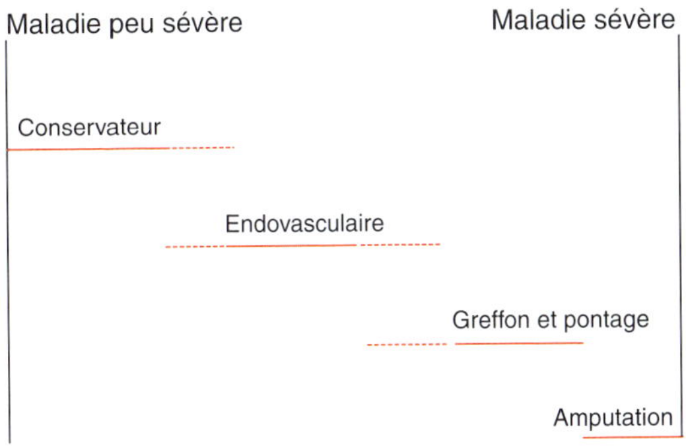

Fig. 8-10
Les différentes indications pour chaque option thérapeutique varient selon les médecins et sont figurées par des pointillés.
D'après la Fig. 8-4 de Myers KA, Sumner DS, Nicolaides AN, *Lower limb ischaemia*, Londres, Medorion, 1997.

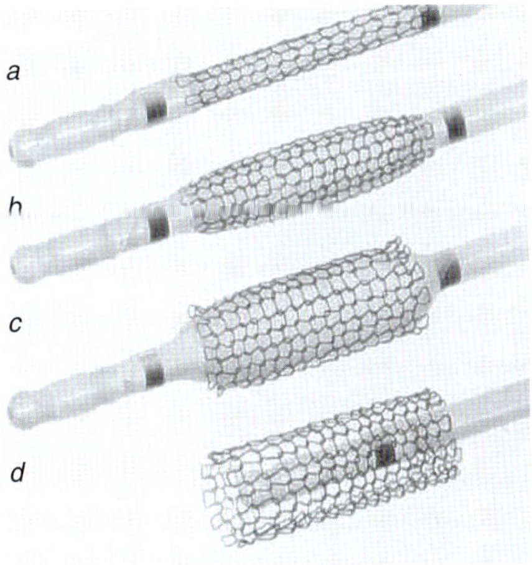

Fig. 8-11
Stent avec ballon expansible.
a. Ballon dégonflé et stent collabé.
b. Ballon en cours de gonflement.
c. Ballon totalement gonflé.
d. Extension complète du stent et ballon retiré.

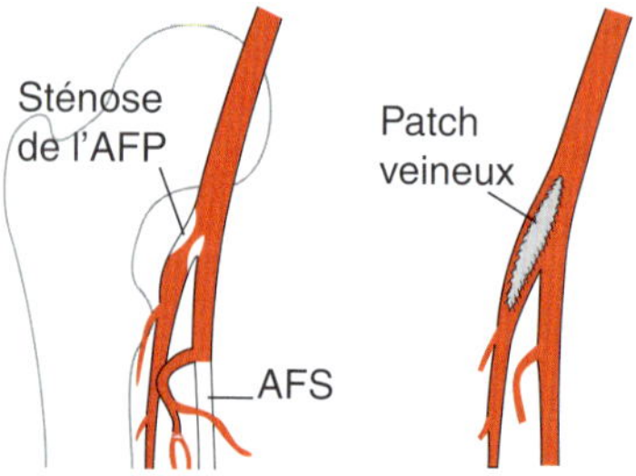

Fig. 8-12
Endartériectomie profonde et patch.
D'après la Fig. 12-18, de Myers KA, Marshall RD, Freidin J, *Principles of pathology*, Oxford, Blackwell, 1980. Reproduction autorisée.

Pontages chirurgicaux et greffons

Les chirurgiens préfèrent des veines autologues pour les pontages infra-inguinaux avec greffon (Fig. 8-13). La veine peut être inversée de telle sorte que les valvules ne s'opposent pas au flux, ou non inversée in situ après avoir détruit les valvules et lié les afférences. Peuvent être utilisées pour les pontages des veines saphènes longues ou courtes, homo- ou controlatérales, ou des veines du bras. Elles doivent être examinées avant l'intervention pour s'assurer qu'elles sont suffisamment grandes et qu'elles ne sont pas thrombosées.

Les greffons synthétiques faits de Dacron® ou de polytétrafluoro-éthylène (PTFE) sont utilisés pour les greffes abdominales (Fig. 8-14) ou les greffes infra-inguinales avec une anastomose distale au-dessus du genou, ou bien lorsque aucune veine satisfaisante ne peut être trouvée. Des greffons composites associant une veine autologue et du matériel synthétique peuvent également être utilisés.

Amputation

Une amputation majeure, sous le genou ou au-dessus, est nécessaire chez un petit nombre de patients ayant une ischémie critique et chez qui l'artériographie de bonne qualité a montré qu'il n'existait pas de lit d'aval suffisant pour réaliser une anastomose distale ou un pontage avec greffon.

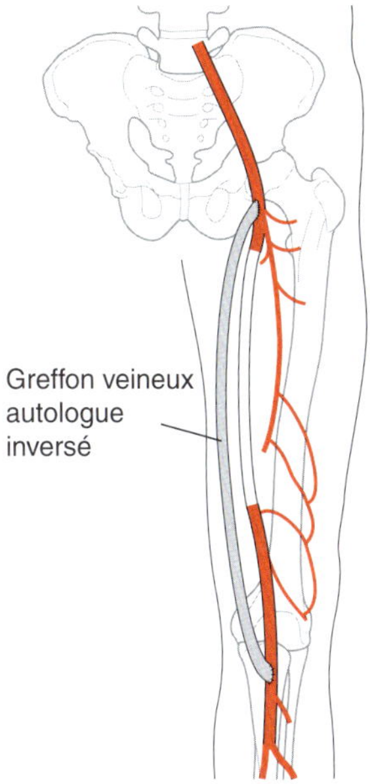

Fig. 8-13
Pontage veineux par greffon fémoropoplité autologue inversé.
D'après la Fig. 5-9, de Myers KA, Marshall RD, Freidin J, *Principles of pathology*, Oxford, Blackwell, 1980. Reproduction autorisée.

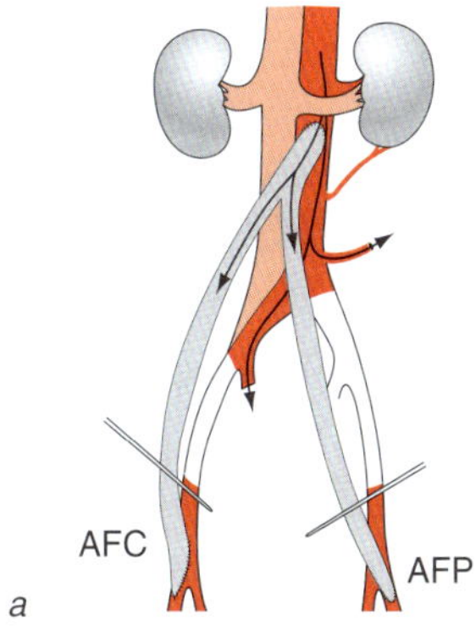

Fig. 8-14
Pontages artériels abdominaux par greffon synthétique.
a. Pontage aorto-bifémoral.

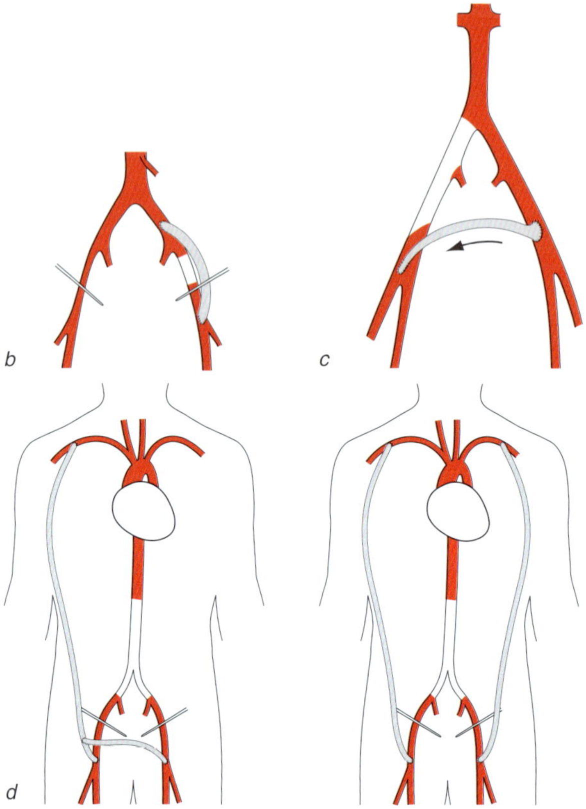

Fig. 8-14 *(suite)*
b. Pontage iliofémoral.
c. Pontage fémorofémoral.
d. Pontage axillofémoral uni- ou bilatéral.
Fig. 8-14A d'après la Fig. 13-10, de Queral L, in Bergan JJ, Yao JS, *Surgery of the aorta and its body branches*, New York, Grune and Stratton, 1979. Reproduction autorisée.

CE QUE LES MÉDECINS DOIVENT SAVOIR

La mesure comparée des pressions chevilles/bras au repos et après exercice permet de répondre aux questions suivantes.

- Existe-t-il une maladie artérielle ?
- La maladie est-elle uni- ou bilatérale ?
- Quel est le facteur limitant la marche ?
- Jusqu'à quel degré la marche est-elle limitée ?

Un examen Doppler est utilisé pour déterminer :

- les localisations de la maladie ;
- si la maladie intéresse de multiples segments ;
- la nature de chaque lésion, sténose ou occlusion ;
- la sévérité des sténoses ;
- l'étendue de chaque lésion.

ASPECTS CLINIQUES DES ANÉVRISMES

ASPECTS ANATOMOPATHOLOGIQUES LOCORÉGIONAUX

La distribution des anévrismes est différente de celle de la maladie occlusive (Fig. 8-15).

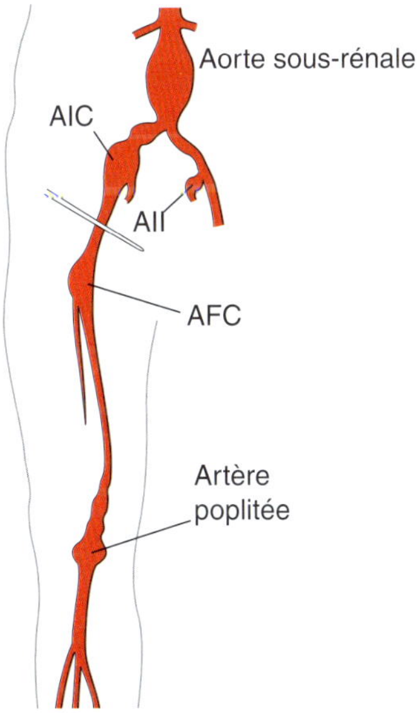

Fig. 8-15
Sites les plus fréquents d'anévrismes artériels des membres inférieurs.
Aorte abdominale sous-rénale, AIC, AFC et artère poplitée.
D'après la Fig. 12-19, de Myers KA, Marshall RD, Freidin J, *Principles of pathology*, Oxford, Blackwell, 1980. Reproduction autorisée.

Les examens échographiques de surveillance montrent que les anévrismes de l'aorte abdominale (AAA) augmentent en taille de 3 à 4 mm en moyenne par an. La probabilité de rupture d'un AAA est faible jusqu'à ce que l'anévrisme atteigne 5 à 5,5 cm de diamètre ; le diamètre correspondant pour les anévrismes iliaques est d'environ 3 cm. Lorsque l'AAA s'étend, un thrombus laminaire peut se déposer le long de la paroi aortique et maintenir un chenal circulant normal.

ASPECTS CLINIQUES

Les **AAA asymptomatiques** sont habituellement découverts fortuitement :

- devant une masse pulsatile de l'abdomen notée par le patient ;
- à la palpation clinique, bien que des AAA importants ne soient pas détectés chez les patients obèses, alors qu'une aorte tortueuse peut être faussement prise pour un AAA chez un patient maigre ;
- sur un cliché d'abdomen sans préparation montrant une calcification pariétale, sur une échographie ou un examen tomodensitométrique réalisé pour une autre pathologie abdominale ou pelvienne.

Une embolie à partir du thrombus mural est susceptible de provoquer un syndrome de l'orteil bleu. La fuite ou la rupture rétropéritonéale peuvent être à l'origine d'une douleur abdominale soudaine et sévère, d'une lombalgie basse ou d'un choc.

Environ 30 % des patients ayant un AAA ont également des anévrismes poplités et vice versa.

Un **anévrisme de l'AFC** peut être révélé par :

- une masse palpable de l'aine ;
- une rupture ;
- une ischémie distale en rapport avec une thrombose.

Un **anévrisme poplité** peut être révélé par :

- une masse palpable de la fosse poplitée ;
- une ischémie distale en rapport avec une thrombose ;
- une dysfonction musculaire du mollet et un engourdissement en rapport avec une compression nerveuse tibiale postérieure ;
- un œdème du mollet dû à une compression veineuse.

TRAITEMENT

Les AAA peuvent être traités par pontage aortique ouvert avec greffon (Fig. 8-16).

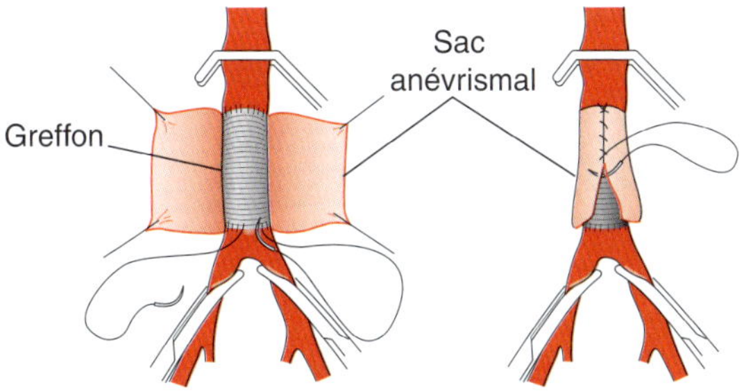

Fig. 8-16
Greffon tubulaire pour le traitement des AAA.
Le tube en Dacron® est anastomosé en termino-terminal au niveau de l'aorte sous-rénale et de la bifurcation aortique. Le sac anévrismal est refermé autour du greffon pour le séparer de l'intestin grêle adjacent.
D'après la Fig. 13-10, de Queral L, in Bergan JJ, Yao JS, *Surgery of the aorta and its body branches*, New York, Grune and Stratton, 1979. Reproduction autorisée.

Beaucoup d'AAA sont maintenant traités par réparation endovasculaire (*endovascular aneurysm repair* [EVAR]) qui consiste en l'insertion d'un greffon endoluminal auto-expansif mis en place après cathétérisme de l'AFC (Fig. 8-17).

Les anévrismes de l'AFC et les anévrismes poplités sont traités par des greffons synthétiques veineux ou par des stents endovasculaires.

RENSEIGNEMENTS À FOURNIR AU MÉDECIN PRESCRIPTEUR

Pour les **AAA** et les **anévrismes iliaques**, le choix entre le greffon ouvert ou endoluminal dépend des conditions anatomiques. Les objectifs sont de :

- détecter la présence des anévrismes ;
- mesurer le diamètre maximal et l'étendue des AAA ;
- montrer s'il existe un thrombus mural et mesurer le diamètre de la lumière résiduelle ;
- déterminer la longueur de l'aorte normale entre l'artère rénale la plus basse et l'extrémité supérieure de l'AAA ;
- déterminer si les anévrismes se terminent au niveau de la bifurcation ou intéressent les artères iliaques ;
- mesurer les diamètres des AFC afin de s'assurer qu'elles sont suffisamment larges pour permettre l'insertion d'un greffon endoluminal.

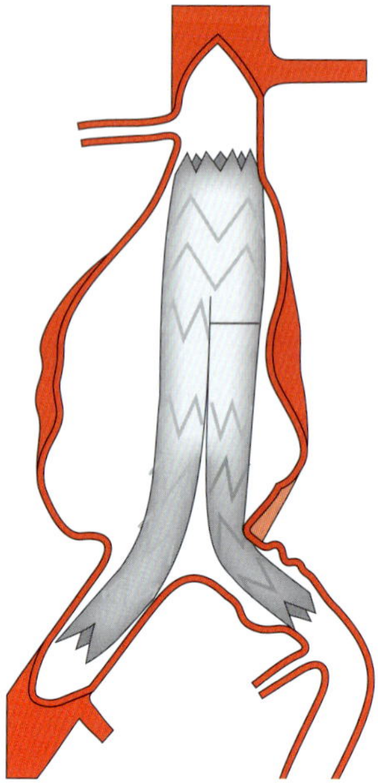

Fig. 8-17
Réparation anévrismale endovasculaire.
Le stent est étendu pour maintenir un contact ferme et circonférentiel avec le « collet » à un endroit où l'aorte a une morphologie à peu près normale, situé entre les artères rénales et la partie supérieure de l'AAA, et avec chaque AIC en dessous de l'anévrisme.

Pour les **anévrismes infra-inguinaux**, les objectifs sont de :

- détecter les anévrismes ;
- déterminer leur localisation et leur étendue ;
- noter leurs dimensions ;
- montrer s'il existe un thrombus mural et mesurer le diamètre de la lumière résiduelle ;
- établir s'ils sont ou non perméables.

ASPECTS CLINIQUES DES MALADIES NON ATHÉROMATEUSES

ASPECTS ANATOMOPATHOLOGIQUES LOCORÉGIONAUX

Les aspects anatomopathologiques de plusieurs maladies sont exposés au chapitre 5, p. 79. D'autres maladies sont spécifiques aux artères des membres inférieurs.

- **Coarctation de l'aorte abdominale.** Un rétrécissement congénital de l'aorte peut entraîner une ischémie rénovasculaire et des membres inférieurs.
- **Dissection aortique.** L'extension distale de la dissection peut entraîner une thrombose de l'une des artères iliaques communes ou des deux.
- **Maladie de Takayasu.** Elle intéresse fréquemment l'aorte abdominale avec une occlusion de plusieurs branches viscérales, ou des sténoses aortiques et iliaques.
- **Dysplasie fibromusculaire.** Elle peut affecter les artères iliaques externes et être associée ou non à une atteinte des artères rénales.
- **Artérite postradique.** Elle survient habituellement après irradiation de tumeurs pelviennes tels les carcinomes utérins, et entraîne une sténose ou une occlusion iliaque commune ou externe.
- **Fistules artérioveineuses.** Ce sont des communications anormales entre les artères et les veines qui peuvent être d'origine congénitale (multiples) ou acquise (isolée), souvent dues à un traumatisme iatrogène telle une ponction artérielle.
- **Ergotisme.** Il intéresse les grosses artères, iliaque et fémorale, plutôt que leurs branches de petit calibre, avec un spasme diffus et une occlusion tardive.
- **Traumatismes artériels iliaques externes répétés.** Ils peuvent engendrer une fibrose sous-intimale chez les cyclistes ou les sportifs de haut niveau. Les aspects typiques sont des sténoses longues situées immédiatement après l'origine de l'AIE, associées à un allongement et à une tortuosité de l'artère.
- **Maladie de Buerger.** Elle affecte les artères du mollet avec de multiples occlusions et une circulation collatérale bien développée, les artères au-dessus du genou n'étant que peu ou pas intéressées par la maladie.
- **Maladie kystique de l'adventice.** Elle entraîne une sténose de l'artère poplitée qui peut progresser jusqu'à réaliser une occlusion

courte. Du matériel gélatineux se dépose dans l'adventice et entraîne un rétrécissement régulier de la lumière (syndrome du cimeterre), tandis que les artères proximale et distale sont normales.

■ **Syndrome du compartiment tibial.** Il intéresse le plus souvent le compartiment antérieur et commence probablement par une altération du flux veineux qui entraîne une augmentation de la pression compartimentale et une diminution de l'apport artériel. Les manifestations cliniques vont de la douleur à la nécrose ischémique.

■ **Syndrome de l'artère poplitée piégée.** La compression est due à un trajet anormal de l'artère poplitée à proximité du chef médial du muscle gastrocnémien ou d'autres muscles (Fig. 8-18). Les traumatismes répétés peuvent aboutir à une sténose, à un anévrisme poststénotique ou à une thrombose.

■ **Artère sciatique persistante.** L'artère sciatique persistante naît de l'AII et chemine à travers la grande échancrure sciatique.

- Elle rejoint une artère poplitée normale dans 90 % des cas mais, dans sa forme incomplète (10 % des cas), elle se termine à la partie postérieure de la cuisse.
- L'AFS est normale dans 15 % des cas et hypoplasique ou absente dans 85 % des cas.
- Soit l'artère sciatique persistante, soit l'AFS assurent une vascularisation normale dans plus de 95 % des cas ; dans moins de 5 % des cas, les artères sont incomplètes et on observe une ischémie.
- L'artère sciatique persistante est bilatérale dans 25 % des cas.
- Environ 50 % des patients ont un anévrisme au-dessous de l'échancrure sciatique, surtout si l'AFS est hypoplasique ou absente.

ASPECTS CLINIQUES DES AUTRES PATHOLOGIES

GREFFON POUR FISTULES ARTÉRIOVEINEUSES D'HÉMODIALYSE

Un greffon veineux saphène ou synthétique est parfois nécessaire pour permettre l'hémodialyse chez les patients ayant une insuffisance rénale chronique. Il est habituellement réalisé entre l'artère et la veine fémorales communes (Fig. 8-19). Il est surveillé par échographie pour vérifier qu'il reste perméable et fonctionnel (voir chapitre 11, p. 235).

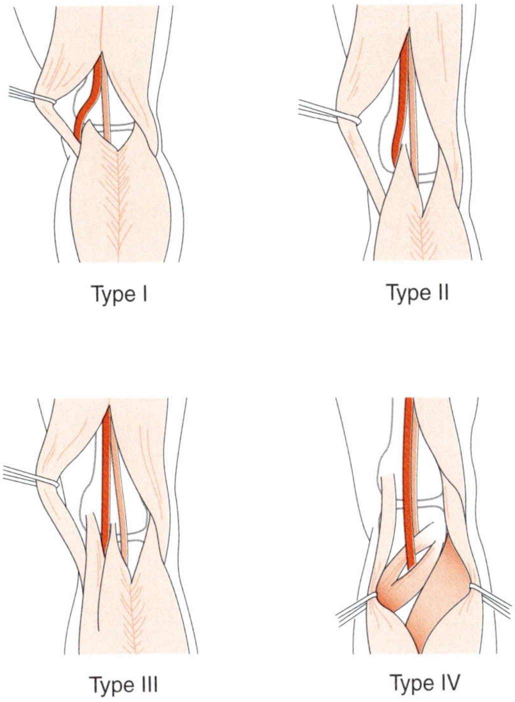

Fig. 8-18
Syndrome de l'artère poplitée piégée.
Différents types de compression par le chef médial du muscle gastrocnémien :
•type I (60–75 %) : l'artère est déplacée en dedans de l'origine du muscle ;
•type II : l'artère a un trajet descendant en droite ligne, en dedans du muscle qui prend naissance plus en dehors que normalement ;
•type III : l'artère descend selon un trajet rectiligne en dedans d'un rameau musculaire accessoire ;
•type IV : l'artère est piégée par le muscle poplité, soléaire ou plantaire ou encore par une bande fibreuse ;
•type V : il n'y a pas d'anomalie anatomique évidente.
D'après la Fig. 25-5 de Myers KA, Sumner DS, Nicolaides AN, *Lower limb ischaemia*, Londres, Medorion, 1997.

CARTOGRAPHIE DES LAMBEAUX LIBRES

Un lambeau libre utilisé en chirurgie plastique pour réparer un défect tissulaire requiert une artère et des veines satisfaisantes pour maintenir sa viabilité. Un site habituel de prélèvement est un lambeau de peau et de muscle de la partie inférieure de la paroi abdominale vascularisée par des

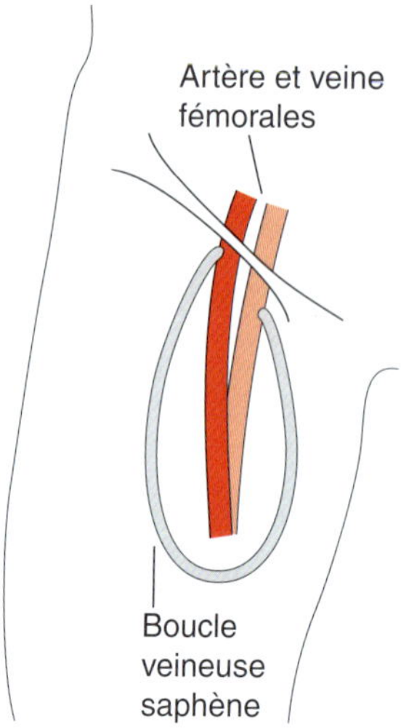

Fig. 8-19
Greffon veineux saphène utilisé pour la création d'une fistule artérioveineuse d'hémodialyse.
D'après la Fig. 7-18, de Uldall R, *Renal nursing*, Oxford, Blackwell, 1988. Reproduction autorisée.

vaisseaux épigastriques profonds et inférieurs qui naissent de l'AIE et cheminent de chaque côté vers la veine iliaque externe.

ÉCHO-DOPPLER

Un échographiste entraîné étudie les artères depuis l'aorte jusqu'aux pieds de manière bilatérale avec un temps d'examen raisonnable chez plus de 90 % des patients lorsqu'ils sont bien préparés. L'échographie permet de détecter de manière fiable une atteinte artérielle majeure, la précision diagnostique étant > 90 % comparativement à l'angiographie digitalisée par soustraction (*digital subtraction angiography* [DSA]). Lorsque les sténoses sont multiples, l'atteinte distale est mise en évidence de manière moins fiable par les ultrasons.

ASPECTS NORMAUX

Il s'agit d'un signal de haute résistance, bi- ou triphasique, sans élargissement spectral holosystolique, avec une échelle de VSM variables, qui n'excède pas 150 cm/s (tableau 8-1).

Encadré 8-3
Abréviations

VSM : vitesse systolique maximale
VTD : vitesse télédiastolique
V_2/V_1 : ratio des VSM au niveau et à proximité de la sténose
EPS : élargissement spectral holosytolique

Tableau 8-1
VSM enregistrées au niveau des artères des membres inférieurs

Artère	VSM (cm/s)
Aorte	75
AIC	110
AIE	110
AFC	90
AFS proximale	90
AFS distale	75
Poplitée	60
Artères de jambe	50

INDICATIONS DE L'ÉCHO-DOPPLER

Maladie artérielle occlusive

- Les patients dont les symptômes sont équivoques ou le diagnostic peu clair.
- Les patients dont les symptômes cliniques sont suffisants pour indiquer une intervention, l'examen échographique permettant de :
  - préciser les localisations d'une atteinte sévère afin de planifier précisément l'angiographie digitalisée ;
  - sélectionner les patients pour un traitement endovasculaire sans angiographie digitalisée préalable.

Les résultats de l'examen échographique peuvent être douteux et, dans ce cas, une angiographie digitalisée est nécessaire au diagnostic pour :

- distinguer une sténose serrée d'une occlusion ;
- évaluer la contribution relative de chaque sténose en cas de sténoses multiples ;
- détecter et classer la gravité de la maladie des artères du mollet.

Conseil

Un bon interrogatoire et un bon examen clinique sont suffisants pour évaluer les nombreux patients qui ont des symptômes typiques et une gêne modérée sans avoir besoin de faire intervenir un service spécialisé dans le diagnostic des maladies vasculaires.

Surveillance après intervention pour maladie occlusive

Les greffons utilisés pour les pontages exposent aux risques de sténose et d'occlusion (Fig. 8-20).

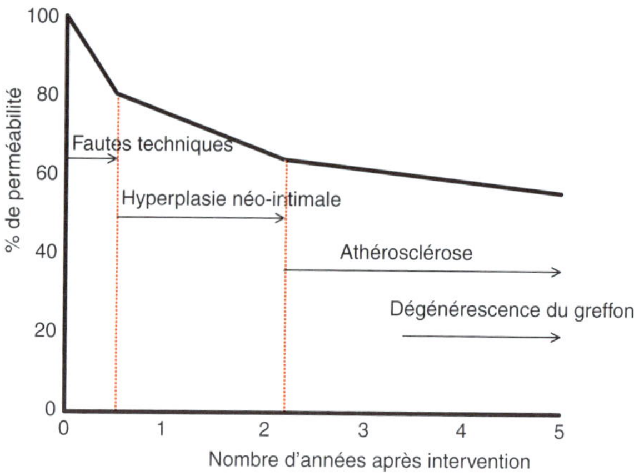

Fig. 8-20
Étiologie des dysfonctionnements de greffon.
•Premières semaines : fautes techniques.
•Deux premières années : hyperplasie néo-intimale au sein du greffon et au niveau des anastomoses.
•Après 2 ans : athérosclérose au niveau du greffon et au niveau des artères qui l'alimentent ou qui en naissent.
•Plus tard : dégénérescence du greffon.
D'après la Fig. 11-1, de van Reedt Dortland RWH, in Chant ADB, Barros D'Sa ABB (eds), *Emergency vascular practice*, Londres, Hodder Arnold, 1997.

Une sténose du greffon peut ne pas entraîner une récidive des symptômes et peut être détectée par la surveillance échographique, bien que certains greffons se thrombosent sans avoir été le siège d'une sténose au préalable.

De nombreux arguments justifient la surveillance des greffons veineux autologues. Le greffon est surveillé pour rechercher :

- une augmentation ou une diminution de la VSM du greffon ainsi que des artères d'amont et d'aval ;
- une thrombose ;
- son inclusion dans les tissus avoisinants.

D'habitude, la programmation des examens de surveillance des greffons se fait selon le calendrier suivant :

- un mois après l'intervention ;
- trois examens mensuels durant un an ;
- deux examens durant la deuxième année puis un examen annuel.

Il y a moins d'arguments pour justifier la surveillance en routine d'un greffon synthétique ou d'une prothèse endovasculaire, mais un examen anormal peut permettre la correction d'une resténose.

Anévrismes

L'échographie vasculaire est un moyen simple et fiable de faire le bilan des AAA (Fig. 8-21), bien que d'autres examens soient nécessaires lorsqu'une intervention chirurgicale est envisagée.

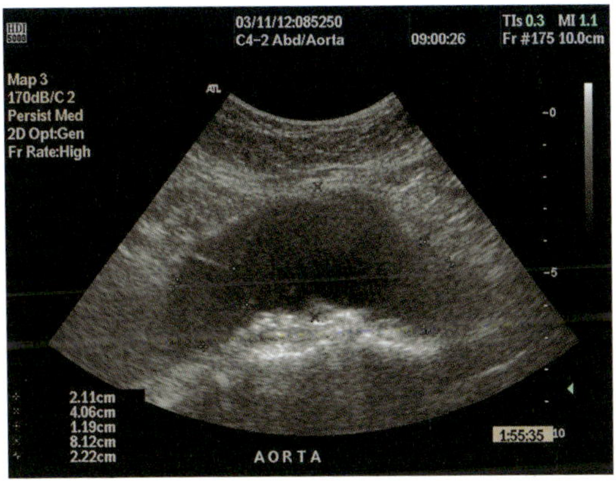

Fig. 8-21
Coupe longitudinale en mode B d'un AAA qui montre le diamètre de son collet, le diamètre antéropostérieur maximal, le diamètre de la lumière résiduelle, la longueur de l'anévrisme et le diamètre de l'aorte distale.

Surveillance après réparation endovasculaire des anévrismes

L'intégrité et le maintien d'une bonne position de la prothèse sont au mieux montrés par des clichés sans préparation successifs. La complication la plus importante est la fuite qui se produit à partir de la face postérieure du greffon vers le sac anévrismal ; elle est bien vue en écho-Doppler (Fig. 8-22).

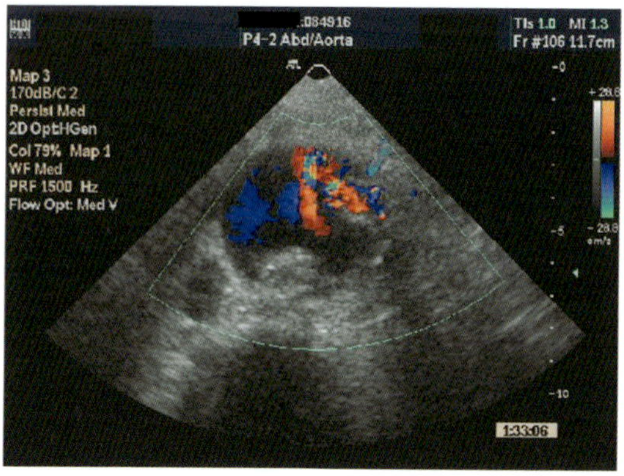

Fig. 8-22
Image en Doppler couleur d'une fuite de type I au niveau d'un greffon endoluminal.

CRITÈRES DIAGNOSTIQUES DE LA MALADIE OCCLUSIVE

Sténoses artérielles des membres inférieurs

Les critères ont été définis en comparant les VSM, le ratio V_2/V_1 et l'analyse de la courbe spectrale avec l'angiographie digitalisée. Nous utilisons les critères de Cossman et al. pour évaluer les sténoses artérielles des membres inférieurs (tableau 8-2 et Fig. 8-23) (Cosmann DV, Ellison JE, Wagner WH et al., *Journal of Vascular Surgery* 1989 ; 10 : 522). Il n'y a pas de consensus concernant la meilleure fiabilité des VSM ou de V_2/V_1, bien que V_2/V_1 puisse être davantage utilisé lorsque les sténoses sont multiples.

Tableau 8-2
Critères de sténose artérielle des membres inférieurs

Sténose (%)	VSM (cm/s)	Ratio V_2/V_1
30–50	150–200	1,5–2
50–75	200–400	2–4
>75	>400	>4

Au fur et à mesure que le degré de sténose augmente, on observe au niveau de la courbe spectrale un élargissement pansystolique progressif puis des turbulences poststénotiques. Les sténoses sévères peuvent s'accompagner d'aliasing, de flux monophasique, antérograde ou rétrograde, et d'un signal strident de haute vélocité.

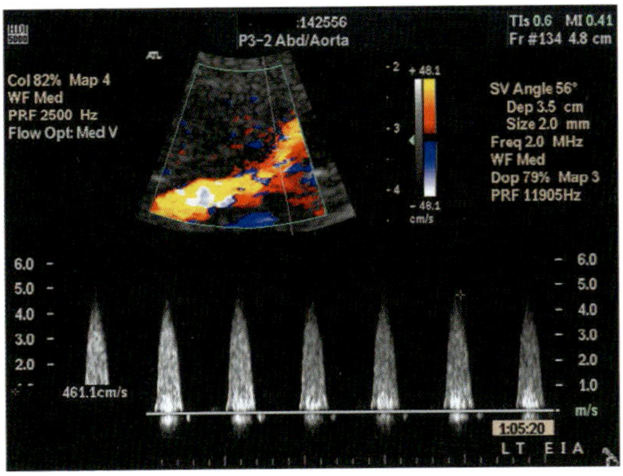

Fig. 8-23
Analyse spectrale d'une sténose > 75 % d'une artère iliaque.

Sténose de pontage avec greffon

Dans la plupart des services, on utilise le rapport V_2/V_1 pour définir les sténoses significatives du greffon avec des valeurs discriminantes variant de > 1,5 à > 3,0. Des VSM > 350 cm/s ou < 45 cm/s sont également suggestives d'un dysfonctionnement imminent du greffon. Les modifications de la courbe spectrale passant d'un aspect tri- ou biphasique à un aspect monophasique dans le greffon ou les artères afférentes prédisent indirectement une sténose du greffon. L'écho-Doppler est plus fiable que la mesure des indices de pression cheville/bras qui peuvent ne pas être diminués avant que la sténose ne soit sévère.

Occlusion artérielle du membre inférieur

Une occlusion est diagnostiquée avec une forte probabilité lorsque l'on observe :

- une absence de remplissage couleur ou de signal spectral dans le segment occlus ;
- un signal spectral de haute résistance en amont du segment occlus ;
- un signal spectral de basse amplitude en aval du segment occlus ;
- une circulation collatérale naissant de l'artère au sommet du segment occlus ;
- une circulation collatérale reperfusant l'artère à l'extrémité inférieure de l'occlusion.

Anévrismes et réparation endovasculaire

Un AAA est défini par un diamètre artériel > 3 cm ou par un diamètre augmenté de plus de 1,5 fois la valeur normale.

Encadré 8-4
Caractéristiques des plaques

Composition et échogénicité :
- homogène et hypoéchogène
- hétérogène et hyperéchogène
- calcifiée avec des cônes d'ombre acoustiques postérieurs

Surface :
- régulière et préservée
- irrégulière
- ulcérée

Les fuites après réparation endovasculaire sont classées de la manière suivante :

- type I : perte de contact entre une extrémité du greffon et l'artère, ou entre les composants modulaires (Fig. 8-22) ;
- type II : flux vers le sac provenant d'un flux rétrograde dans l'artère mésentérique inférieure, les artères lombales ou d'autres branches de l'aorte ;
- type III : flux à travers une brèche dans la structure du greffon ;
- type IV : flux visible à travers les interstices du matériel de greffon.

PROTOCOLES D'EXAMEN

Suivre les principes d'examen décrits au chapitre 2, p. 38 et 43.

PRÉPARATION DU PATIENT

Interroger le patient pour déterminer où la douleur survient, quand elle survient, et quels sont les autres éléments qui interfèrent avec la marche. Interroger le patient sur ses antécédents chirurgicaux. Palper les pouls des membres inférieurs. Inspecter à la recherche d'incisions chirurgicales anciennes qui pourraient permettre d'identifier la localisation d'un pontage sous-jacent avec greffon interposé. Le balayage échographique peut être difficile si le patient est âgé, obèse, handicapé ou incapable de se déplacer facilement, s'il a eu une amputation ou une intervention chirurgicale récente, ou bien s'il est porteur d'ulcère ou de gangrène.

CHOIX DE LA SONDE

- Balayer les artères abdominales avec une sonde courbe de basse fréquence.

- Utiliser une sonde phased array lorsque le patient est obèse ou a des gaz.
- Balayer avec une sonde linéaire de fréquence moyenne à élevée pour la plupart des artères infra-inguinales.
- Prendre une sonde courbe pour étudier l'AFS lorsque le patient est obèse, a des jambes œdématiées, pour l'examen de l'anneau des adducteurs, ou lorsque le tronc tibiopéronier et l'artère fibulaire sont difficiles à visualiser en raison de calcifications abondantes ou d'un flux lent.

ARTÈRES ABDOMINALES

Conseil

Nous considérons que l'étude des artères abdominales fait partie de l'examen initial de tout patient exploré pour maladie artérielle des membres inférieurs. Nous ne pensons pas que l'examen indirect des courbes de l'AFC soit suffisant pour déduire la présence ou l'absence d'une atteinte des artères abdominales. D'autres auteurs ont une opinion différente.

Position du patient et sélection de la fenêtre

Examiner le patient allongé en décubitus et visualiser l'aorte par un abord antérieur à travers les muscles droits de l'abdomen. Pour éviter les gaz, utiliser les techniques décrites au chapitre 3, p. 51.

Techniques d'examen pour les artères abdominales

Certains échographistes préfèrent commencer à la partie proximale de l'aorte abdominale puis continuer distalement, sur toute la longueur des artères iliaques.

Pour l'**aorte** :

- la visualiser en coupes transversales en mode B pour mesurer le diamètre maximal de l'aorte sous-rénale ;
- la visualiser en mode B pour classer les types de plaques. Utiliser le Doppler couleur en coupes longitudinales pour souligner un aliasing. Utiliser le Doppler spectral pour mesurer les VSM en amont, au niveau et en aval de sténoses afin d'évaluer leur sévérité, leur localisation et leur étendue. Décrire les localisations des sténoses de l'aorte qui peuvent être suprarénale, proximale, moyenne, ou distale sous-rénale ;
- en cas d'AAA, mesurer en mode B son diamètre transverse maximal exact puis passer en coupe longitudinale pour mesurer son diamètre maximal antéropostérieur (Fig. 8-24) ;

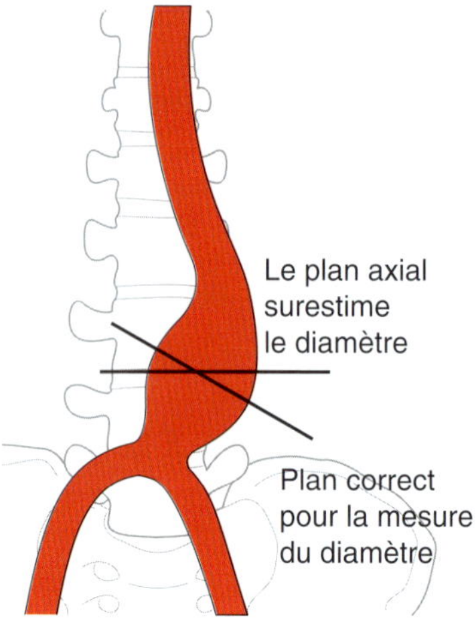

Fig. 8-24
Appréciation du diamètre transverse d'un AAA.
Mesurer le véritable diamètre, oblique, plutôt que le diamètre axial qui surestime le diamètre lorsque l'aorte et l'AAA sont tortueux.
D'après la Fig. 24-6 de Zwiebel WJ, *Introduction to vascular ultrasonography*, Philadelphie, WB Saunders, 1992. Reproduction autorisée.

- noter la présence d'un thrombus mural et enregistrer le diamètre minimal de la lumière résiduelle. Utiliser le Doppler couleur pour faciliter la visualisation de la lumière lorsque le thrombus mural est hypoéchogène ;
- mesurer les diamètres en amont et en aval d'un AAA. Noter si la dilatation s'étend à la région suprarénale, intéresse les artères rénales ou la bifurcation aortique, et si une tortuosité est présente ;
- étudier la position de la partie supérieure de l'AAA par rapport aux artères rénales et mesurer la hauteur du collet par rapport à la longueur de l'artère rénale la plus distale.

Pour les **artères iliaques** :

- utiliser le mode B pour classer le type de plaque, mesurer les diamètres, et noter si elles sont tortueuses ou ectasiques ;
- suivre les artères en Doppler couleur au moyen de coupes longitudinales. Utiliser le Doppler spectral pour enregistrer les courbes spectrales. Mesurer les VSM en amont, au niveau et en aval des sténoses afin de déterminer leur sévérité, leur localisation et leur étendue. Décrire la localisation de la sténose qui peut intéresser l'origine, la portion proximale, la portion moyenne, la portion distale, ou toute la longueur de l'artère iliaque.

> **Attention**
> Les plaques et les diamètres doivent être étudiés sans couleur, ce qui permet d'augmenter la résolution spatiale.

D'autres échographistes préfèrent commencer l'étude par les artères distales puis remonter vers l'aorte.

- Commencer à balayer en coupe longitudinale au niveau du ligament inguinal.
- Utiliser le Doppler couleur pour identifier l'AIE distale qui décrit une courbe vers la sonde, et la suivre jusqu'à la bifurcation iliaque.
- Utiliser le Doppler couleur pour identifier l'AII qui passe profondément dans le pelvis.
- Continuer à balayer l'AIC jusqu'à l'aorte abdominale qui est identifiée grâce à un brusque changement de diamètre au niveau de l'ombilic.
- Faire les enregistrements comme décrit précédemment.

Techniques d'examen lors de la surveillance après réparation endovasculaire des anévrismes

L'objectif est de détecter une fuite, de déterminer son type, et de mesurer les modifications du diamètre du sac résiduel. Une fuite est probablement présente lorsque le diamètre de la lumière résiduelle augmente aux examens de surveillance ; elle n'est pas présente lorsque le diamètre résiduel de l'AAA a diminué. La surveillance peut être arrêtée lorsque le sac disparaît. Une fuite de type I est présente lorsque le Doppler couleur et le Doppler spectral mettent en évidence un flux allant du greffon dans le sac anévrismal. Un flux rétrograde dans une branche de l'aorte avec un remplissage couleur de la lumière résiduelle de l'AAA indique une fuite de type II.

- Réduire l'échelle couleur pour souligner un flux de basse vélocité.
- Utiliser le Doppler spectral pour mettre en évidence la direction du flux dans les branches de l'aorte.
- Utiliser le mode B pour mesurer les diamètres de la lumière résiduelle de l'AAA et des jambages du greffon.

ARTÈRES FÉMORALES COMMUNE, FÉMORALE PROFONDE ET FÉMORALE SUPERFICIELLE

Position du patient et choix de la fenêtre

Examiner le patient allongé en décubitus avec le membre inférieur en rotation externe. Demander au patient de se tourner si nécessaire.

> *Conseil*
> La qualité de l'image peut diminuer lorsque l'AFS passe à travers l'anneau des adducteurs au niveau du tiers inférieur de la cuisse. Essayer de redresser la jambe et utiliser un abord antérieur à travers le vaste interne – l'artère est plus éloignée de la sonde mais l'image est améliorée.

Techniques d'examen pour les artères fémorale commune, fémorale profonde et fémorale superficielle

- Commencer par l'étude en coupes longitudinales de l'AFC à proximité du ligament inguinal et continuer à balayer en bas vers la bifurcation fémorale.
- Passer en coupe transversale et utiliser le mode B et le Doppler couleur pour faciliter l'identification des ostiums des AFS et AFP.
- L'AFP est latérale et profonde par rapport à l'AFS, mais il peut être difficile de les différencier lorsque l'une d'entre elles est thrombosée. L'AFP a de multiples branches.
- La bifurcation fémorale est le repère pour mesurer l'origine et l'étendue d'une sténose ou d'une occlusion de l'AFS.
- Utiliser le Doppler couleur pour suivre les artères en coupe longitudinale.
- Échantillonner les mesures de VSM et enregistrer la VSM en amont, au niveau et en aval des localisations de sténoses afin de déterminer leur sévérité, leur localisation et leur étendue.
- En cas d'anévrisme de l'AFC, mesurer son diamètre maximal ainsi que les diamètres de l'artère normale en amont et en aval.

> *Conseil*
> Lorsque l'AFS est thrombosée, utiliser la veine adjacente comme guide, en se souvenant que la veine est plus profonde que l'artère.

ARTÈRES POPLITÉES ET ARTÈRES DE JAMBE

Position du patient et choix de la fenêtre

Demander au patient de se tourner pour qu'il soit en procubitus ou sur le côté avec le genou légèrement fléchi afin d'avoir un bon abord sur l'artère poplitée, le tronc tibiopéronier et l'artère fibulaire. Balayer l'artère tibiale antérieure par une fenêtre antérolatérale (Fig. 8-25) avec le patient en décubitus, les orteils en position inversée. Les artères tibiale postérieure et fibulaire sont étudiées par voie médiane (Fig. 8-26), le patient étant en décubitus, la jambe fléchie pour éloigner les muscles gastrocnémiens. Une pression importante sur la sonde peut être nécessaire. Une méthode alternative pour visualiser les artères de jambe consiste à mettre le patient assis avec son pied reposant sur votre genou pour faire en sorte que les muscles de la jambe s'éloignent des artères et afin de mieux remplir les veines qui servent de repères pour les artères (Fig. 10-19, p. 229).

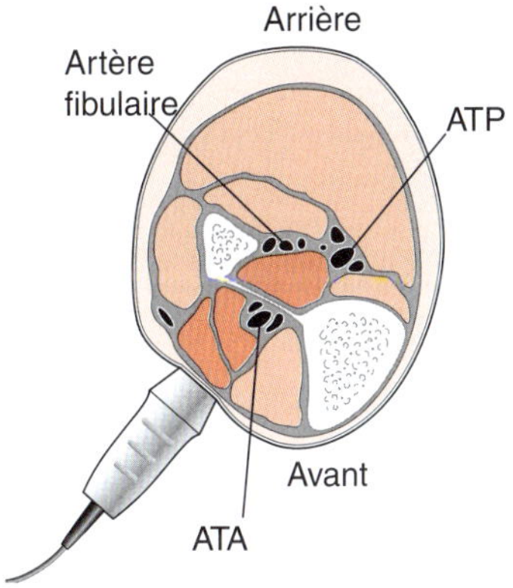

Fig. 8-25
Insonation de l'ATA et des veines satellites.
Un abord antérolatéral est utilisé, particulièrement au niveau de la portion proximale de la jambe lorsque l'ATA traverse la membrane interosseuse.
D'après la Fig. 4-6 de Zeigenbein RW, Myers KA, Matthews PG et al., *Phlebology* 1994 ; 9 : 108-13. Reproduction autorisée (Heidelberg, Sringer Verlag).

Techniques d'examen de l'artère poplitée

- Utiliser le mode B et le Doppler couleur en coupes transversales pour identifier l'artère.
- Tourner la sonde pour visualiser l'artère en coupes longitudinales.

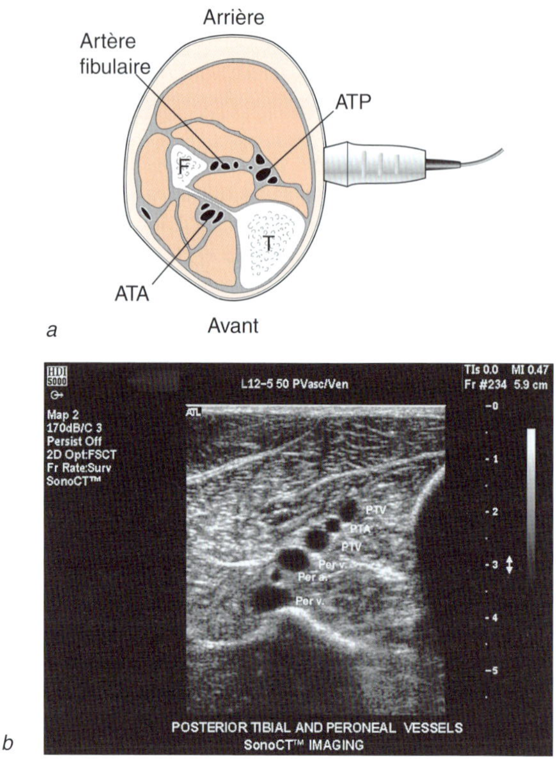

Fig. 8-26

Insonation des vaisseaux tibiopostérieurs et fibulaires avec une fenêtre interne en coupe transversale.

a. Orientation de la sonde. F : fibula ; T : tibia.

b. Image en mode B des artères et des veines.

D'après les Fig. 4 et 5, de Zeigenbein RW, Myers KA, Matthews PG et al., *Phlebology* 1994 ; 9 : 108-13. Reproduction autorisée (Londres, Royal Society of Medicine Press).

- Utiliser le Doppler couleur pour étudier la perméabilité artérielle ainsi que la localisation des sténoses et thromboses.
- Utiliser le Doppler spectral pour étudier la perméabilité, particulièrement lorsque des plaques calcifiées engendrent des cônes d'ombre acoustiques postérieurs qui rendent difficile le Doppler couleur. Enregistrer les VSM – au moins à un niveau de l'artère poplitée.
- Enregistrer les VSM en amont, au niveau et en aval des sites de sténose, évaluer leur sévérité, et estimer leur localisation et leur étendue.

- Enregistrer les VSM en amont et en aval d'une occlusion, déterminer sa localisation et mesurer sa longueur.
- Mesurer la localisation d'une sténose ou d'une occlusion par rapport au pli cutané de la face postérieure du genou, ou par rapport à la bifurcation fémorale si une sténose de l'AFS est également présente.
- En cas d'anévrisme poplité, utiliser le mode B pour mesurer ses diamètres proximal, maximal et distal. Noter la présence d'un thrombus mural et mesurer le diamètre de la lumière résiduelle.

Techniques d'examen des artères de jambe

- Utiliser le mode B et le Doppler couleur en coupes transversales pour identifier les artères.
- Tourner la sonde pour visualiser les artères dans leur axe longitudinal.
- Les veines sont doubles et cheminent à côté de chaque artère. Comprimer le pied ou les muscles du mollet pour augmenter le flux veineux, ce qui permet d'identifier les artères adjacentes.
- Utiliser le Doppler couleur pour suivre chaque artère depuis son origine jusqu'aux malléoles.
- Réduire l'échelle couleur si nécessaire, car le flux est souvent faible comparativement à celui d'artères plus proximales.
- Si aucune des artères de jambe n'est perméable, balayer l'artère dorsale du pied et les artères médioplantaires pour étudier leur perméabilité, car elles peuvent être utilisées pour des anastomoses distales de pontage avec greffon.
- Le flux dans les artères de jambe peut être difficile à mettre en évidence lorsqu'il existe une insuffisance artérielle sévère.
- Décrire les localisations de la maladie qui peut intéresser l'ostium, les régions proximale, médiane ou distale de l'artère, ou l'artère sur toute sa longueur.
- Enregistrer des VSM de chaque artère de jambe distale.

Techniques d'examen des pontages avec greffon

- Trouver l'anastomose proximale en utilisant le mode B et le Doppler couleur.
- Rechercher des régions de sténose en amont ou au niveau de l'anastomose proximale. En mode B, rechercher un anévrisme au niveau de l'anastomose proximale.
- Utiliser le Doppler couleur en coupe longitudinale pour suivre le greffon jusqu'à l'anastomose distale, en recherchant des zones de sténose.
- Enregistrer les VSM au niveau des portions proximale, moyenne et distale du greffon, et enregistrer des VSM en amont, au niveau et en

aval des sténoses pour évaluer leur sévérité, préciser leur localisation et leur étendue par rapport à l'origine du greffon.

- Examiner l'anastomose distale à la recherche d'anévrisme et de sténose.
- Étudier la perméabilité du flux distal et rechercher une sténose.
- Monitorer l'incorporation du greffon dans les tissus avoisinants ainsi que l'évolution d'une collection autour du greffon.

> **Conseil**
> Lors de l'examen des greffons, souvenez-vous qu'ils n'ont pas de branches de division et qu'ils cheminent en général plus superficiellement que l'artère et la veine natives. Les sites d'anastomose apparaissent dilatés comparativement à l'artère native et au greffon. L'aspect dentelé des parois d'un greffon en Dacron® et des sinus veineux d'un greffon veineux autologue est facilement identifié.

Techniques d'examen du syndrome de l'artère poplitée piégée

Ce syndrome est diagnostiqué sur un aspect normal au repos se transformant en VSM accélérée ou en interruption du flux lors de la flexion plantaire active et isométrique ou lors de la dorsiflexion passive et forcée de la cheville (Fig. 8-27). L'écho-Doppler peut montrer un certain degré de compression de l'artère poplitée et de la veine chez les sujets normaux, notamment chez les athlètes entraînés dont les muscles sont volumineux. L'absence de modification lors des manœuvres permet d'exclure le diagnostic.

Techniques d'examen des fistules artérioveineuses

Rechercher :

- un signal veineux artérialisé en Doppler spectral (Fig. 8-28) ;
- une augmentation du pouls lorsque les communications sont importantes ;
- des varices qui peuvent être pulsatiles.

Cartographie d'un greffon pariétal abdominal

Il est nécessaire de documenter avant l'intervention chirurgicale la présence, la longueur, le diamètre et le mode de division des artères et veines épigastriques inférieures profondes. La perméabilité des anastomoses peut être étudiée après l'intervention.

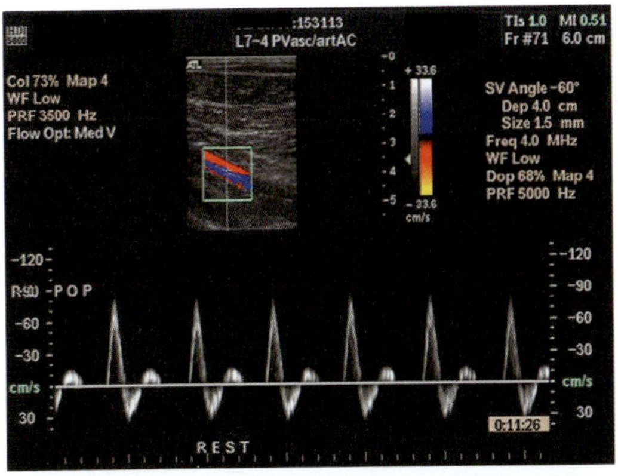

a

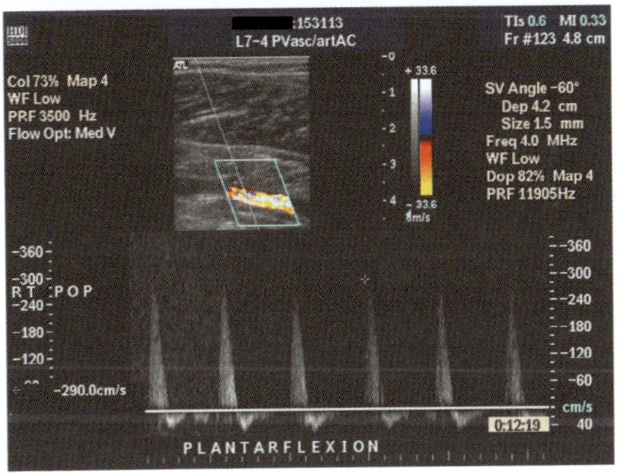

b

Fig. 8-27
Enregistrement en Doppler spectral de l'artère poplitée chez un patient ayant un syndrome de l'artère poplitée piégée.
a. Au repos.
b. Durant une flexion plantaire active isométrique
D'après la Fig. 6, de Zeigenbein RW, Myers KA, Matthews PG et al., *Phlebology* 1994 ; 9 : 108-13. Reproduction autorisée (Londres, Royal Society of Medicine Press).

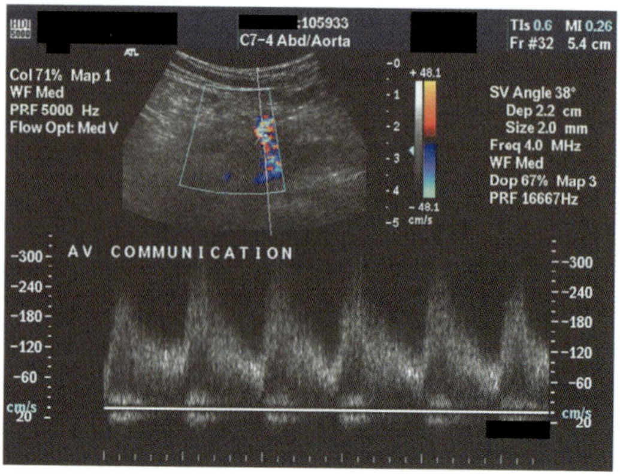

Fig. 8-28
Enregistrement en Doppler spectral d'une fistule artérioveineuse.

AUTRES MÉTHODES D'EXPLORATION

INDEX DE PRESSION CHEVILLE/BRAS (ABI)

L'index de pression cheville/bras (*ankle/brachial pressure index* [ABI]) aide à établir la présence ou l'absence d'une atteinte pathologique des artères des membres inférieurs.

ABI = pression systolique à la cheville/pression systolique brachiale.

Technique

- Mettre le patient en position allongée sur le dos.
- Le patient doit être au repos afin d'établir une valeur de base cohérente.
- Appliquer sur chaque bras en regard de l'artère brachiale les brassards du sphygmomanomètre.
- Localiser l'artère brachiale avec le Doppler continu.
- Gonfler le brassard 20 à 30 mmHg au-dessus du dernier pouls audible, et dégonfler doucement le brassard.
- Enregistrer la pression systolique lorsque le flux réapparaît.
- Appliquer les brassards sur chaque cheville et suivre la même procédure pour chaque artère dorsale du pied et chaque artère tibiale postérieure. L'artère fibulaire peut être utilisée lorsqu'elle est la seule artère perméable de la cheville. Relever l'anatomie artérielle selon la Fig. 8-4.

■ Lorsqu'ils sont disponibles, utiliser les examens d'écho-Doppler précédents pour déterminer quelle est l'artère dominante de jambe.

■ Pour calculer l'ABI, utiliser la pression à la cheville la plus élevée (artère dorsale du pied ou tibiale postérieure) et la plus élevée des deux bras.

> **Attention**
> Les brassards doivent être appliqués doucement avec la membrane en regard de l'artère qui doit être comprimée ; sinon, des pressions faussement élevées seront enregistrées.

ÉPREUVES SUR TAPIS ROULANT

Ce test mesure la distance de marche et enregistre les pressions systoliques à intervalles réguliers après un exercice standard sur tapis roulant. La distance de marche évalue le handicap et détermine si des restrictions d'activité sont concordantes avec l'histoire du patient.

■ Expliquer la procédure au patient tout en lui demandant s'il a des contre-indications à l'exercice physique.

■ Enregistrer les ABI au repos. Laisser les brassards au niveau des chevilles pour permettre une évaluation rapide après l'exercice.

■ Faire monter le patient sur un tapis roulant motorisé. Un protocole courant est de le faire marcher pendant 5 min à 2 km/h (33 m/min) sur une pente à 7 %. Si le patient n'y arrive pas, réduire la vitesse et noter les réglages.

■ Un monitorage ECG peut être réalisé.

■ Immédiatement après l'exercice, mesurer les pressions brachiale et à la cheville au niveau des artères qui avaient les valeurs les plus élevées avant l'exercice, puis mesurer les pressions à la cheville chaque minute jusqu'à ce que la pression revienne à la normale, ou pas plus de 10 min.

■ Enregistrer :
- le délai de survenue de la douleur de jambe ;
- l'endroit où elle survient ;
- le moment où la douleur de jambe empêche le patient de marcher ;
- tout autre raison qui motive l'arrêt :
  - dyspnée ;
  - angor ;
  - douleurs articulaires ;
  - fatigue ou épuisement.
- les ABI au repos et les ABI successifs après exercice jusqu'au retour des pressions à leur niveau avant exercice.

Attention

Ne pas faire pratiquer d'épreuves à un patient qui souffre d'un angor d'effort avec des crises quotidiennes, ou à un patient ayant eu un infarctus du myocarde moins de 3 mois auparavant, sauf si un membre de l'équipe médicale est présent. Éviter les tests avec exercice lorsque la pression systolique brachiale excède 200 mmHg.

SIGNES CLINIQUES

- Si l'ABI au repos est < 0,8, une maladie occlusive est présente. Un ABI > 0,9 est considéré comme normal.
- Les différences d'ABI entre les deux membres inférieurs indiquent si la maladie est uni- ou bilatérale, et quel est le côté le plus sévèrement atteint lorsque la maladie est bilatérale.
- Lorsque l'ABI au repos est normal mais diminue après exercice, une maladie occlusive débutante est présente. Lorsque l'ABI après exercice reste normal, une maladie occlusive symptomatique est pratiquement exclue.
- L'exercice entraîne une diminution de l'ABI par rapport à la valeur au repos – une augmentation apparente est due à une erreur technique.
- La valeur d'un ABI après exercice reste débattue lorsque l'ABI au repos est déjà diminué.
- La variabilité intraobservateur étant relativement élevée, seule une diminution après exercice > 0,15 est significative.
- Le test n'est pas valide chez certains patients qui ont des artères de jambe très calcifiées, qui sont incompressibles, notamment chez les diabétiques.
- La mesure des ABI n'est qu'une estimation approximative de la sévérité de la maladie.
- L'ABI ne donne aucune information sur la localisation de la maladie.
- Une augmentation des ABI reflète de manière très fiable une réponse satisfaisante au traitement par pontage chirurgical ou dilatation au ballonnet.
- Une baisse de l'ABI est prédictive d'un dysfonctionnement du greffon.

PRESSIONS SEGMENTAIRES

Les pressions segmentaires sont susceptibles d'indiquer le niveau d'atteinte pathologique. Elles peuvent être obtenues à trois niveaux ou plus du membre inférieur. Un gradient de pression > 20 mmHg entre deux niveaux adjacents de la jambe indique qu'une maladie significative existe au niveau du segment intermédiaire. Une différence de pression

> 20 mmHg entre les côtés droit et gauche au même niveau indique l'existence d'une maladie occlusive du côté où la pression est la plus basse.

> **Attention**
> **Ne pas gonfler un brassard au-dessus d'un greffon ou d'un stent car vous risquez de le thromboser. Informer le patient que le gonflement du brassard peut être gênant.**

- Des indices peuvent également être calculés à partir des pressions mesurées au niveau de la cuisse, du mollet ou des orteils.
- Chez le sujet normal, les **pressions** au niveau de la **cuisse** sont plus élevées que celles de la cheville ou du bras (index normal cuisse/bras = 1,10–1,20). Des brassards plus larges sont nécessaires.
- Les **pressions des orteils** sont mesurées par photopléthysmographie infrarouge avec un brassard de 1,2 cm de largeur placé autour du gros orteil. L'enregistrement des pressions des orteils révèle normalement qu'elles sont plus basses que celles de la cheville ou du bras (index normal orteil/bras = 0,8–0,9).

SPECTRES ARTÉRIELS

Un spectre artériel anormal en Doppler continu avec un amortissement de la courbe au niveau de l'AFC au repos ou après l'exercice indique qu'il existe une atteinte proximale. Néanmoins, un tracé normal ne permet pas d'exclure la maladie. Les index mathématiques sont rarement utilisés actuellement. Les courbes de Doppler continu peuvent également être étudiées au niveau des artères poplitée, tibiale postérieure et tibiale antérieure.

Encadré 8-5
Images échographiques à enregistrer

Pour l'aorte et de chaque côté :
- maladie occlusive et surveillance d'un greffon :
- obtenir un tracé spectral en coupe longitudinale pour chacune des artères listées dans l'encadré 8-1 ;
- obtenir un tracé spectral de l'artère au-dessus et au-dessous d'un pontage avec greffon et au niveau des portions proximale, intermédiaire et distale du greffon ;
- obtenir un tracé spectral proximal et au niveau de chaque sténose, en notant sa localisation et son étendue ;

- obtenir un tracé spectral proximal et au niveau des occlusions, en notant leur localisation et leur étendue ;
- faire une coupe longitudinale en mode B des plaques.
- anévrismes :
- coupe longitudinale en mode B montrant la longueur de l'anévrisme ;
- coupe en mode B montrant les diamètres transverse maximal et antéropostérieur de l'anévrisme ;
- coupe en mode B du thrombus mural et du diamètre de la lumière résiduelle de l'anévrisme ;
- coupe en mode B montrant les diamètres proximal et distal des artères adjacentes normales.
- surveillance d'un EVAR :
- coupe en mode B montrant les diamètres maximaux de l'AAA résiduel et de l'artère iliaque, en coupes transversale et longitudinale ;
- Doppler couleur des fuites à tous les niveaux.
- autres anomalies telles que les maladies non athéromateuses en indiquant leur localisation et leur étendue.

CHAPITRE

9

Thrombose veineuse des membres inférieurs

L'ultrasonographie est l'examen le plus fréquemment utilisé pour rechercher une thrombose veineuse profonde ou superficielle, préciser sa localisation et évaluer son étendue. Le test aux D-dimères a une valeur prédictive négative élevée et peut être utilisé pour le dépistage des thromboses veineuses. Il est des cas où la phlébographie est nécessaire pour visualiser une thrombose veineuse iliaque ou cave inférieure. La tomodensitométrie et l'imagerie par résonance magnétique jouent un rôle pour la détection des thromboses intra-abdominales et pelviennes. La plupart des services ont abandonné les autres modes d'exploration.

ANATOMIE

Encadré 9-1

Veines dont l'examen doit figurer dans le compte-rendu

- Veine fémorale commune (VFC)
- Veine fémorale profonde (VFP)
- Veine fémorale (VF)
- Veine poplitée
- Veines tibiales postérieures (VTP)
- Veines fibulaires
- Grande veine saphène (GVS)
- Petite veine saphène (PVS)
- Veines jumelles et soléaires

Autres veines

- Veine cave inférieure (VCI)
- Crosse de la grande saphène (CGS)
- Crosse de la petite veine saphène (CPS)
- Veines tibiales antérieures (VTA)

Les veines profondes qui peuvent être le siège de thrombose sont représentées sur les figures 9-1 à 9-3, et les veines superficielles des membres inférieurs sont décrites au chapitre 10.

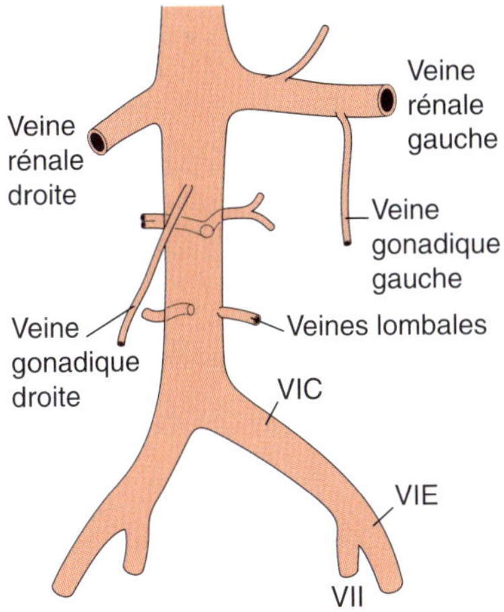

Fig. 9-1
VCI infrarénale et veines iliaques.
•La VCI est située à droite de l'aorte.
•Chaque veine iliaque commune (VIC) est située à droite de l'artère correspondante.
•La VIC gauche est croisée par l'artère iliaque commune droite.
•La veine gonadique droite (testiculaire ou ovarique) se jette dans la VCI.
•La veine gonadique gauche se jette dans la veine rénale gauche – elle peut être double.
VIE : veine iliaque externe ; VII : veine iliaque interne.

ASPECTS CLINIQUES

ANATOMOPATHOLOGIE, SYMPTOMATOLOGIE CLINIQUE ET TRAITEMENT

La thrombose veineuse peut se manifester par une thrombophlébite superficielle ou par une thrombose veineuse profonde (TVP) susceptible de se compliquer d'embolie pulmonaire (EP). L'anatomopathologie et les facteurs de risque des TVP sont décrits au chapitre 5, p. 79.

Thrombophlébite superficielle

La thrombose intéresse le plus souvent la GVS ou la PVS et leurs veines afférentes. Le début est brutal et l'on note une inflammation périlésionnelle marquée, souvent prise à tort pour un processus infectieux. La veine thrombosée est douloureuse, rouge, chaude, facilement palpable et sensible. Le thrombus peut s'étendre à travers la jonction saphène ou les veines perforantes aux veines profondes qui sont atteintes dans environ

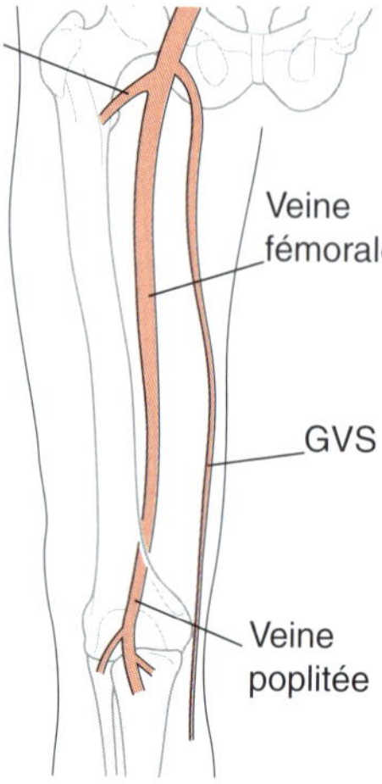

Fig. 9-2
Veines fémorales et poplitées.
•Les veines s'enroulent autour des artères homologues.
•Leur calibre est supérieur à celui des artères.
•Les VF et poplitées sont doubles au niveau de 10 % des membres inférieurs.
Figure reproduite avec l'autorisation de Trevor Beckwith, Wagga Wagga, Australie, 1996.

10 % des cas ; environ 10 % des thromboses profondes sont emboligènes et peuvent entraîner une EP. Le traitement de choix de la thrombophlébite superficielle est le bandage compressif associé aux antalgiques, parfois la ligature de la veine saphène. Les anticoagulants ne sont pas nécessaires et l'antibiothérapie n'est pas recommandée.

Thrombose veineuse profonde

La TVP se localise beaucoup plus fréquemment aux membres inférieurs qu'aux membres supérieurs. La plupart des TVP débutent au niveau des veines sous-poplitées environ 10 % d'entre elles s'étendent aux veines sus-poplitées. Lorsqu'un examen a montré une TVP, le risque de bilatéralité est évalué à 30 %. Lorsque l'examen initial a clairement exclu une TVP, les examens ultérieurs sont très rarement positifs.

Un grand nombre de patients ayant une TVP sont asymptomatiques et n'ont pas de signe clinique. La TVP peut être révélée par une EP ou peut rester méconnue jusqu'au développement d'un syndrome post-thrombotique plusieurs années plus tard (voir chapitre 5, p. 92). Approximativement 50 % des patients développent un syndrome post-thrombotique dans les 10 ans suivant la TVP.

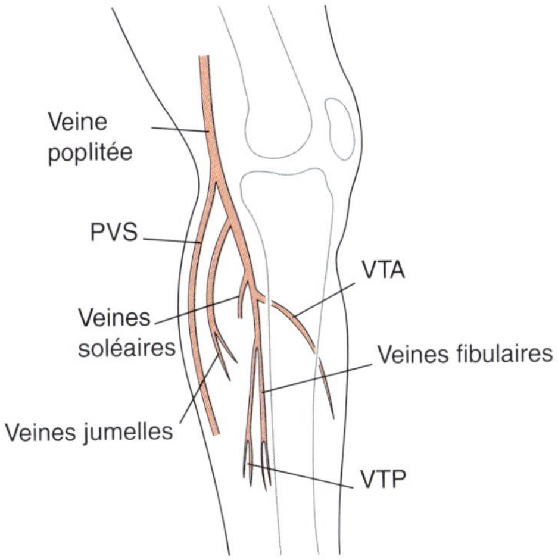

Fig. 9-3
Veines surales, jumelles et soléaires.
•Les VTP, VTA et fibulaires suivent les artères homologues.
•Elles sont habituellement doubles.
•Les VTA traversent la membrane interosseuse.
•Les veines jumelles et soléaires sont doubles et ont un trajet interne et latéral par rapport aux muscles correspondants.
Figure reproduite avec l'autorisation de Trevor Beckwith, Wagga Wagga, Australie, 1996.

Lorsque la TVP devient symptomatique, les signes cliniques observés sont une douleur aiguë, un œdème, une sensibilité du mollet et une augmentation modérée de la température. Une thrombose iliofémorale étendue peut réduire le flux sanguin au point de menacer la viabilité de la jambe : cette entité est appelée **phlegmatia cerulea dolens**. Beaucoup de patients examinés pour douleur ou œdème de la jambe n'ont pas de TVP, mais plus de 50 % d'entre eux ont une autre pathologie dont le diagnostic peut être assuré par ultrasonographie.

La TVP est actuellement le plus souvent traitée en externe par un bandage compressif associé à une anticoagulation comportant à la phase initiale de l'héparine de bas poids moléculaire relayée ensuite par des anticoagulants oraux durant 3 à 6 mois. Parfois, des patients ayant une thrombose iliofémorale peuvent bénéficier d'une thrombolyse ou d'une thrombectomie chirurgicale.

Embolie pulmonaire

Le thrombus peut se détacher de la paroi veineuse et migrer vers l'atrium droit, le ventricule droit et les artères pulmonaires, entraînant ainsi une embolie artérielle pulmonaire. Environ 10 à 20 % des patients ayant une TVP des membres inférieurs développent une EP, qui est plus fréquemment observée au stade initial de la thrombose, lorsque le thrombus est peu adhérent.

Un foramen ovale perméable est observé chez 30 % de la population ; chez ces patients, le thrombus peut passer de l'atrium droit à l'atrium gauche puis dans la circulation artérielle générale, et enfin, fréquemment, dans une artère cérébrale où il peut entraîner un accident vasculaire cérébral ; cela constitue une **embolie paradoxale**.

Selon la taille de l'embol, la symptomatologie clinique peut être absente, détectée seulement sur les examens paracliniques et revêtir les formes suivantes : symptomatique bien tolérée, EP grave avec choc cardiogénique ou EP entraînant le décès. Les signes d'EP sont : douleurs thoraciques profondes, douleur pleurale et dyspnée. Chez les patients chez qui l'on suspecte une EP, l'échographie révèle une TVP dans approximativement 40 % des cas si la scintigraphie est positive, dans 15 % des cas lorsque la scintigraphie est douteuse, et dans 10 % des cas lorsque la scintigraphie est normale.

Le traitement de l'EP repose sur un traitement anticoagulant réalisé au cours d'une hospitalisation. Les EP récidivant malgré un traitement anticoagulant efficace sont une indication à la mise en place d'un filtre cave. Parfois, les patients ayant une défaillance circulatoire sévère peuvent être traités par thrombolyse ou embolectomie pulmonaire.

DIAGNOSTIC DIFFÉRENTIEL DE LA THROMBOSE VEINEUSE PROFONDE

Par ordre de fréquence décroissante :

- cellulite ;
- syndrome des loges du mollet ;
- rupture de kyste de Baker ;
- hématome sous-aponévrotique ;
- rupture du muscle plantaire ;
- lymphœdème ;
- lymphangite ;
- compression nerveuse.

RENSEIGNEMENTS À FOURNIR AU MÉDECIN PRESCRIPTEUR

- **Y a-t-il une thrombose veineuse ?** Beaucoup de patients sont asymptomatiques et beaucoup de patients symptomatiques ont d'autres pathologies.
- **Y a-t-il un thrombus veineux superficiel et à quelle distance de la crosse saphène ?** Les thromboses de la GVS étendues à la CGS peuvent nécessiter en urgence une intervention chirurgicale pour lier la crosse afin de prévenir une EP.
- **Y a-t-il une extension du thrombus à une veine profonde ?** Dans ce cas, le risque d'EP est nettement augmenté.
- **Y a-t-il un thrombus veineux profond ; si oui, quelle est sa localisation ?** Il s'agit presque toujours d'une indication à un traitement en urgence pour diminuer le risque de complication.
- **La phlébothrombose est-elle uni- ou bilatérale ?** Cela n'a pas de conséquence thérapeutique immédiate mais est une notion importante pour estimer le risque d'EP précoce ainsi que le pronostic à long terme du syndrome postthrombotique.
- **Les contrôles successifs mettent-ils en évidence une extension de la TVP ?** Si oui, l'efficacité du traitement doit être réévaluée.
- **Les contrôles successifs montrent-ils une reperméabilisation veineuse ou bien une occlusion persistante de la veine ?** Cette notion peut influer sur la durée du traitement anticoagulant.

> **Attention**
> En cas de doute diagnostique, appeler le médecin senior pour vérifier les constatations. L'échographiste ou le médecin senior doit appeler le médecin prescripteur immédiatement s'il suspecte une TVP ou un thrombus flottant dans une veine saphène proximale. Ne pas renvoyer le patient à son domicile avant d'avoir établi une prise en charge adéquate. L'examen des veines est très important et l'échographiste doit être certain de lui avant de considérer l'examen comme normal.

ÉCHO-DOPPLER EN MODE DUPLEX

Les études comparant l'ultrasonographie à la phlébographie montrent que la sensibilité des ultrasons est > 95 % pour le diagnostic de thrombose sus-poplitée, et > 85 % pour les thromboses sous-poplitées lorsque l'examen a été satisfaisant.

CARACTÉRISTIQUES DES VEINES NORMALES

Les caractéristiques ultrasonores des veines normales sont les suivantes :

- les veines sont compressibles sous la pression de la sonde (Fig. 9-4) ;
- une paroi veineuse fine ;
- un diamètre veineux supérieur à celui de l'artère homologue ;
- une lumière veineuse à contour net ;
- une lumière veineuse anéchogène ;
- le calibre veineux augmente avec la compression manuelle d'amont qui provoque un remplissage couleur complet de la lumière veineuse ;
- le flux veineux a une pulsatilité respiratoire et n'est plus enregistré au niveau des veines de la cuisse lors de la manœuvre de Valsalva ;
- le diamètre de la VFC augmente d'environ 15 à 20 % lors de la manœuvre de Valsalva.

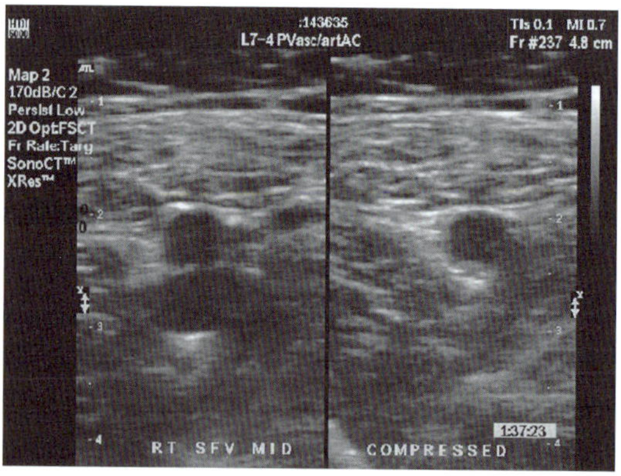

Fig. 9-4
Aspect normal en mode B de la VFC avant compression (à gauche) et après compression par la sonde (à droite).

INDICATIONS DE L'ÉCHOGRAPHIE

Les patients peuvent être adressés avec une symptomatologie ou des signes évoquant une phlébothrombose superficielle, une TVP, ou une EP. De la même manière, des patients asymptomatiques peuvent être adressés lorsqu'ils sont considérés comme à haut risque de phlébothrombose en raison d'une intervention chirurgicale récente, d'un alitement prolongé, d'un traumatisme des membres inférieurs ou d'une thrombopathie connue. Le rendement approximatif est :

- en cas de douleur ou d'œdème du mollet possiblement en rapport avec une TVP : 30 % ;
- en cas de TVP possiblement à l'origine d'une EP : 20 % ;
- chez des patients asymptomatiques adressés pour exclure une TVP : 15 %.

CRITÈRES DIAGNOSTIQUES D'UNE THROMBOSE

Signes directs de thrombose veineuse

- **Incompressibilité veineuse.** Le thrombus empêche les parois veineuses de se collaber lors de la compression. En cas de thrombus incomplètement occlusif, la veine peut être partiellement comprimée, tandis qu'un thrombus occlusif complet entraîne une incompressibilité veineuse.

Encadré 9-2
Surveillance du patient

Il n'y a pas de consensus sur la manière de contrôler les patients ayant une thrombose veineuse profonde confirmée. Nous réalisons des examens hebdomadaires jusqu'à ce que ce que le thrombus soit recanalisé. On peut ainsi établir la durée du traitement anticoagulant.

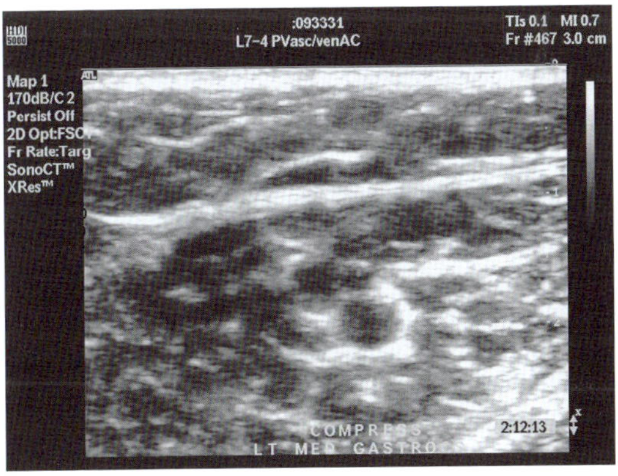

Fig. 9-5
Présence d'un thrombus incompressible au niveau des veines soléaires internes.

- **Thrombus endoluminal.** Un thrombus récent est hypoéchogène, tandis qu'un thrombus ancien apparaît de plus en plus échogène au cours du temps. Cet aspect dépend de la qualité de l'image et des réglages des appareils.
- **Absence de flux veineux.** Aucun flux n'est mis en évidence lorsque la thrombose est occlusive. Lorsque la thrombose n'est que centrale et non occlusive, on peut observer un flux périphérique (Fig. 9-6). Il s'agit ici d'un signe important pour le diagnostic de TVP iliaque, qui est souvent inaccessible à l'épreuve de compressibilité.
- **Diamètre veineux.** Le diamètre veineux augmente à la phase aiguë du thrombus (Fig. 9-7), puis diminue progressivement pour être inférieur au diamètre veineux normal à la phase chronique.
- **Épaississement de la paroi veineuse.** L'épaisseur de la paroi veineuse augmente progressivement avec le temps.

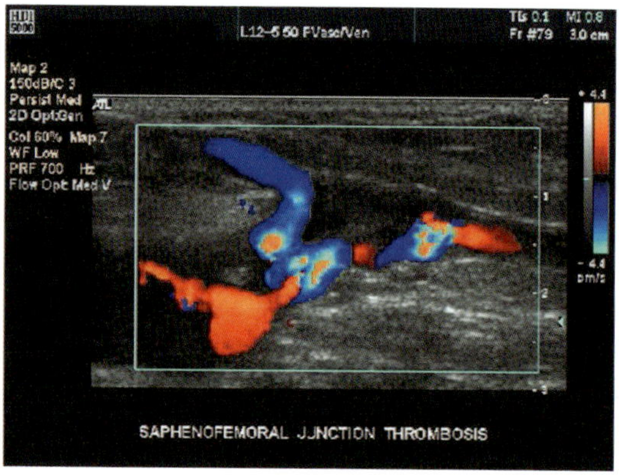

Fig. 9-6
Image en Doppler couleur montrant la présence d'un flux autour d'un thrombus incomplètement occlusif de la crosse de la grande veine saphène, près de la jonction fémorale.

Signes indirects de thrombose

- La **perte de la modulation respiratoire du flux**, l'amortissement ou la faible réponse à la manœuvre de Valsalva au niveau de la VFC suggèrent une obstruction veineuse à proximité de la sonde (Fig. 5-11, p. 99). Cependant, un spectre Doppler normal ne peut éliminer une TVP dans la mesure où il peut s'agir d'une thrombose partielle des veines abdominales. Parmi ces critères, le dernier est celui qui nécessite le plus d'expérience.
- L'**absence de modification du calibre veineux** de la VFC lors de la manœuvre de Valsalva suggère une thrombose proximale occlusive.

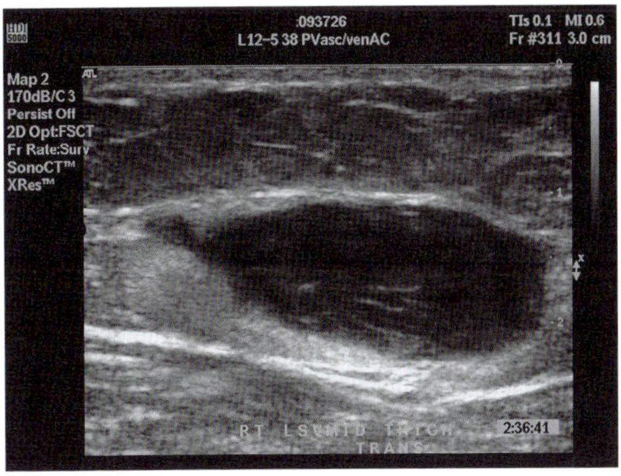

Fig. 9-7
Thrombophlébite superficielle avec distension marquée de la grande veine saphène.

- Une **petite augmentation** du flux veineux après compression musculaire au niveau du mollet suggère une thrombose occlusive située entre la zone d'examen et celle où le flux est augmenté.
- Présence d'un **flux augmenté dans les veines superficielles** car elles jouent le rôle de circulation collatérale.
- Présence de **collatérales profondes**.

> ***Attention***
> Les veines profondes accompagnent toujours les artères homologues, ce qui facilite leur distinction par rapport aux collatérales, notamment lorsqu'une thrombose chronique a entraîné une atrophie veineuse.

ASPECTS ULTRASONORES EN FONCTION DE L'ANCIENNETÉ DU THROMBUS

Plusieurs signes échographiques sont caractéristiques :

Thrombose aiguë

- Perte de la compressibilité.
- Thrombus hypoéchogène.
- Augmentation du diamètre veineux.
- Thrombus flottant (Fig. 9-8).
- Absence de flux lors de la compression distale ou de la manœuvre de Valsalva.

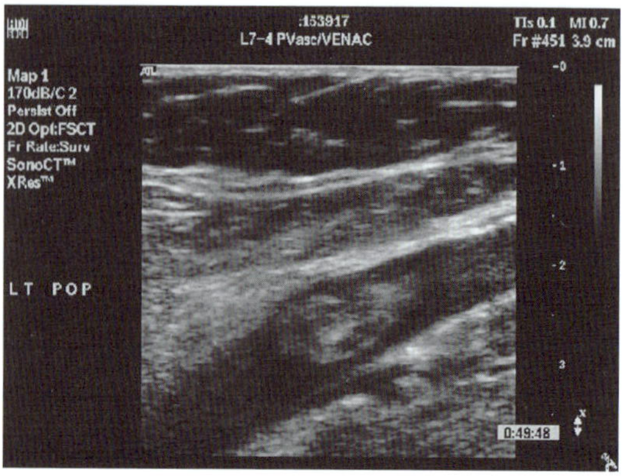

Fig. 9-8
Thrombus flottant dans une veine poplitée.

Thrombose subaiguë

- Perte de la compressibilité ou compressibilité partielle.
- Thrombus hyperéchogène.
- Diminution du calibre veineux.
- Thrombus adhérent à la paroi.
- Reperméabilisation.

Thrombose chronique

- Compressibilité partielle.
- Échogénicité modérée à marquée du thrombus.
- Diminution du calibre veineux – la veine peut être atrophiée.
- Flux de collatéralité dans la région.
- Reperméabilisation.
- Épaississement de la paroi veineuse.

PROTOCOLES D'EXAMEN

Suivre les principes généraux des protocoles d'examen veineux décrits au chapitre 2.

> **Attention**
> Lors des tests itératifs de surveillance après TVP, s'assurer que les niveaux utilisés pour apprécier l'étendue du thrombus lors de chaque examen correspondent aux mêmes repères osseux, cutanés ou de confluence veineuse.

PRÉPARATION DU PATIENT

La douleur est souvent observée au site même de la thrombose. Les TVP fémoropoplitées peuvent être à l'origine d'un œdème du mollet, tandis que les thromboses iliaques entraînent en règle un œdème de la cuisse et du mollet. Le médecin prescripteur peut demander un examen des veines iliaques ; toutefois, des antécédents de douleur et d'œdème de la cuisse, de grossesse récente, ou de TVP iliaque doivent inciter à étudier également les veines iliaques. L'examen ultrasonore peut être difficile chez les patients obèses. Des gaz intestinaux sont susceptibles de masquer l'étude de l'abdomen ; le jeûne peut faciliter l'examen (voir chapitre 2, p. 38). Il est important d'informer le patient que la compression fait partie de l'examen et peut être désagréable ou douloureuse.

CHOIX DE LA SONDE

Pour l'étude des veines situées sous l'anneau inguinal, utiliser une sonde linéaire de fréquence moyenne à élevée. Prendre une sonde courbe de fréquence plus faible pour l'examen des veines iliaques et de la VCI, ou pour obtenir une meilleure pénétration en cas d'œdème marqué de la cuisse ou du mollet. L'œdème des membres inférieurs intéresse les tissus superficiels jusqu'aux fascias profonds, et cela peut rendre délicat l'examen des veines superficielles ou augmenter la profondeur d'examen des veines profondes.

VEINES SITUÉES AU-DESSUS DU GENOU : VFC, CGS ET CONFLUENCE FÉMORALE

Position du patient et sélection de la fenêtre

Balayer sur une table inclinée avec le patient en position de Trendelenburg inversée à 30°. Allonger le patient confortablement, en décubitus, avec la jambe examinée en rotation externe, la hanche controlatérale soulevée, reposant sur un coussin en mousse. La jambe ne doit pas être en appui. La douleur liée à la TVP peut être intense, rendant le balayage difficile, et il se peut que vous ayez à faire changer de position pour pouvoir examiner les veines avec le minimum de gêne.

Techniques de balayage des VFC, de la CGS et de la confluence fémorale

- Utiliser le mode B en coupes transversales pour examiner la région inguinale. Identifier la VFC en dedans de l'artère homologue et identifier la CGS. Utiliser le Doppler spectral en incidences longitudinales pour distinguer la VFC de l'artère fémorale commune.

- Mettre la VFC au centre de l'image en coupe transversale et appuyer doucement pour déterminer si la VFC peut être totalement comprimée par la sonde. Utiliser le mode B et le mode couleur pour déterminer si la veine est partiellement ou totalement thrombosée ou si le thrombus est flottant.
- Étudier la VFC en Doppler couleur et spectral en coupe longitudinale. Vérifier qu'il existe une modulation respiratoire normale et que le flux s'interrompt lors de la manœuvre de Valsalva afin de montrer que les veines proximales sont perméables. La couleur doit entièrement remplir la lumière vasculaire lors de la manœuvre de compression veineuse d'amont.
- Se déplacer doucement vers le bas pour identifier la CGS et la convergence des VFS et VFP. Rechercher leur compressibilité et leur aspect caractéristique en Doppler.
- En cas de thrombus, déterminer sa topographie par rapport à un repère sélectionné et mesurer la longueur du thrombus.
- Des adénopathies inguinales sont parfois confondues avec un thrombus ; mais elles peuvent en être distinguées car ce sont des structures aux limites finies.

Attention

Ne pas comprimer la veine plus que nécessaire s'il y a eu un thrombus récent, car il peut migrer et entraîner une EP.

VFS ET VFP AU-DESSUS DU GENOU

Position du patient et sélection de la fenêtre

Commencer avec le patient allongé sur le lit d'examen incliné comme décrit précédemment. Balayer dans la région de l'anneau des adducteurs peut être difficile au niveau de certains membres et un abord postérieur peut donner une meilleure image.

Conseil

Il est parfois difficile de comprimer la VF distale lorsqu'elle est vue à travers une fenêtre antéro-interne. Si c'est le cas, mettez votre main restée libre en arrière de la cuisse et poussez vers la sonde plutôt que d'essayer de comprimer la veine à travers le muscle adducteur.

Techniques d'examen de la VFS

- Utiliser le mode B pour identifier l'origine de la VFS en coupe transversale, exactement comme pour la VFC et vérifier sa compressibilité.
- Continuer l'examen de la VFS jusqu'au genou. Amener la sonde à la région médiane de la cuisse et comprimer tous les 1 à 2 cm.
- Lorsque l'anneau des adducteurs est atteint, commencer à travailler par voie postérieure et retourner à une voie antérieure à la partie distale de la cuisse.
- Utiliser le Doppler couleur tous les 1 à 2 cm pour vérifier la perméabilité veineuse après manœuvre de compression veineuse du mollet ou de la partie distale de la cuisse.
- En cas de doute sur l'existence d'un thrombus en mode B, utiliser l'analyse spectrale pour confirmer l'absence de flux.
- Si un thrombus est présent, mesurer son étendue depuis le pli poplité jusqu'au ligament inguinal.

> ***Attention***
> Souvenez-vous que la VF et la veine poplitée sont parfois doubles et que, dans ce cas, les deux veines doivent être étudiées. Il arrive que les artères homologues et les structures nerveuses soient confondues avec les veines lors des examens échographiques.

Techniques d'examen de la GVS sus-poplitée

- Utiliser le mode B en coupes transversales pour étudier la compressibilité de la GVS. Utiliser ensuite le Doppler couleur pour vérifier que le remplissage couleur est complet lors de la compression veineuse d'amont.
- Si la veine est incompressible, suivre le thrombus sur toute la longueur de la GVS et de ses afférences jusqu'au pli poplité.
- Si un thrombus est identifié, préciser sa localisation à partir de la CGS ou du pli poplité.

> ***Attention***
> Au début, ne pas comprimer trop fort avec la sonde, car la veine normale se collabe très facilement, rendant difficile son identification.

VEINES DE LA RÉGION POPLITÉE

Position du patient et sélection de la fenêtre

En position de Trendelenburg inversée, placer le patient en procubitus ou sur le côté avec le genou fléchi. Une autre solution est de réaliser le balayage avec le patient assis sur le côté du lit, jambes pendantes, ou bien encore le patient en orthostatisme et en appui sur sa jambe controlatérale.

Techniques d'examen des veines de la région poplitée

- Commencer par balayer la face postérieure du genou dans l'axe transversal afin d'identifier la veine poplitée, simple ou double, qui est en règle générale superficielle par rapport à l'artère poplitée.
- Évaluer la compressibilité et la perméabilité veineuses. Exercer une force supplémentaire peut être nécessaire pour comprimer la veine.
- Lorsque vous atteignez la partie moyenne de la veine poplitée, vous verrez plusieurs branches collatérales, en particulier la PVS et les veines jumelles.
- Les veines jumelles et soléaires sont fréquemment le siège de thrombose. Ce sont toujours des veines doubles, au flux souvent stagnant qui peut ressembler à un thrombus récent.
- Examiner les veines surales doubles, médianes et latérales depuis leur abouchement dans la veine poplitée et le plus loin possible à l'intérieur des muscles soléaires.
- Étudier les sinus soléaires qui sont situés plus bas et plus profondément dans le mollet que les veines jumelles. Ils ne sont habituellement visibles que lorsqu'ils sont distendus par un thrombus.
- Identifier la PVS et étudier sa compressibilité et sa perméabilité jusqu'à la partie basse de la paroi postérieure du mollet.
- Avant de terminer l'examen de la région poplitée, rechercher un kyste de Baker et vérifier son intégrité (Fig. 9-9).

VEINES SURALES ET GRANDE VEINE SAPHÈNE (GVS) DISTALE

Position du patient et sélection de la fenêtre

Réaliser le balayage le patient étant assis sur le rebord du lit, la jambe reposant sur le genou de l'échographiste (Fig. 10-19, p. 229).

On peut également réaliser le balayage avec le patient en décubitus et en position de Trendelenburg inversée, le membre inférieur en rotation externe. Continuer le balayage par voie postérieure depuis la région poplitée jusqu'à la division poplitée, puis balayer les VTP en position interne ou postéro-interne ainsi que les veines péronières (voir

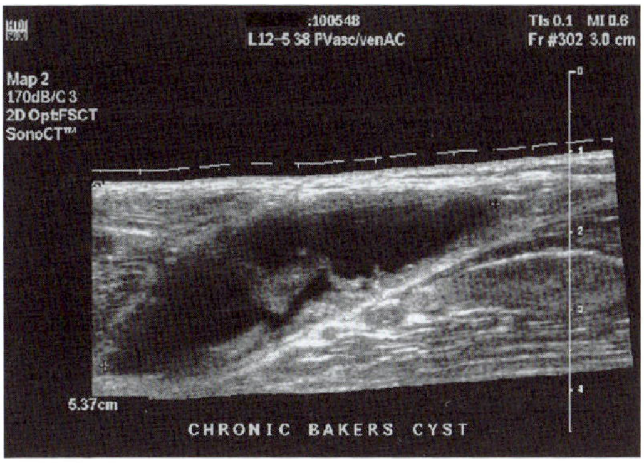

Fig. 9-9
Kyste de Baker au niveau de la région poplitée.

chapitre 10). Ces dernières peuvent aussi être étudiées à travers une fenêtre postérieure ou antérolatérale. Nous pensons que la thrombose des VTA est tellement rare qu'il n'est pas besoin d'étudier ces veines.

Techniques d'examen des veines surales et de la GVS distale

- Étudier la GVS et ses collatérales en dessous du genou, et mesurer la longueur du thrombus depuis la malléole interne ou le pli poplité.
- Étudier les veines surales lors de la compression musculaire du mollet. L'absence d'augmentation du flux indique une probable obstruction fémoropoplitée ou surale.
- Continuer à balayer le mollet jusqu'à la cheville en coupes tranversales, en comprimant chaque veine surale à intervalles réguliers.
- Étudier les caractéristiques du flux lors de la compression des veines distales du mollet ou du pied. Le flux spontané n'est pas visible au niveau des veines surales.
- Utiliser le Doppler couleur pour vérifier leur perméabilité, bien que cela n'exclue pas formellement une thrombose partielle.

VEINE CAVE INFÉRIEURE (VCI) ET VEINES ILIAQUES

Cet examen est justifié chez les patients ayant une thrombose étendue jusqu'au niveau du ligament inguinal, ou bien lorsque les caractéristiques du flux de la VFC suggèrent une occlusion proximale. Si les veines iliaques doivent être examinées, il vaut mieux le faire à la fin de l'examen car vous aurez à changer de sonde pour une sonde courbe de basse fréquence ou pour une sonde phased array ayant une pénétration plus profonde.

- Il est difficile de comprimer les veines abdominales.
- Utiliser le Doppler couleur pour suivre les veines iliaques jusqu'à leur abouchement dans la VCI. L'absence de flux couleur peut suggérer un thrombus occlusif.
- Enregistrer un signal Doppler veineux pour confirmer l'absence de flux. Lorsqu'un flux est mis en évidence au niveau des veines iliaques et de la VCI, ces veines sont perméables mais on ne peut éliminer formellement une thrombose partielle.

Attention

- Il peut être difficile de comprimer les veines normales de topographie profonde et en cas de douleurs liées à la présence d'un thrombus.
- Un flux peut être présent au sein de veines partiellement thrombosées.
- L'ancienneté du thrombus est difficile à déterminer.

Encadré 9-3

Images échographiques à enregistrer

- Utiliser le mode B pour étudier les veines dont la liste figure dans l'encadré 9-1. Utiliser une double image pour montrer l'une à côté de l'autre la veine non comprimée et la veine comprimée.
- Si un thrombus est mis en évidence, utiliser le mode B en coupes transversales et longitudinales pour montrer sa localisation et son étendue par rapport aux repères.
- Enregistrer les spectres doppler en coupes longitudinales dans la veine fémorale commune, en respiration indifférente et en Valsalva.
- Enregistrer les images en couleur durant la compression des veines précédemment listées.
- Enregistrer d'autres images pathologiques tel un lymphœdème ou un kyste de De Baker.

10

Maladies veineuses chroniques des membres inférieurs

Les ultrasons détectent les communications entre les veines profondes et superficielles, les reflux au niveau des veines profondes, superficielles et perforantes, et l'obstruction veineuse. Le Doppler continu complète l'examen clinique, mais le balayage en mode duplex est nécessaire pour préciser l'anatomie. La phlébographie est parfois réalisée avant un traitement chirurgical. La pléthysmographie gazeuse aide à l'évaluation physiologique, mais les autres techniques de pléthysmographie sont maintenant rarement utilisées. Ce chapitre tient compte de notre expérience de plus de 7000 examens d'insuffisance veineuse chronique réalisés en mode duplex.

ANATOMIE

Lors de l'exploration de la maladie veineuse chronique, les ultrasons étudient particulièrement la GVS et les VSAA (Fig. 10-1 à 10-4), la PVS (Fig. 10-5 et 10-6), l'EC et la veine de Giacomini (Fig. 10-7 ; Carlo Giacomini [1840–1898] était professeur d'anatomie à l'université de Turin en Italie), les veines perforantes (Fig. 10-8) et les veines profondes (voir chapitre 9, p. 176).

ASPECTS CLINIQUES

ASPECTS ANATOMOPATHOLOGIQUES LOCORÉGIONAUX

Maladie veineuse primitive

- **Varices** ou **veines variqueuses** : grosses veines qui bombent sous la surface cutanée et qui intéressent habituellement les afférences d'une veine saphène.
- **Veines réticulaires** : petites veinules bleues qui ne font pas protrusion.
- **Télangiectasies** : vaisseaux minuscules, courts, sans connexions ou ayant un aspect en toile d'araignée.

Reflux dans la GVS

Le balayage en mode duplex montre les différents types de reflux dans la GVS (Fig. 10-9). Leurs fréquences relatives varient chez l'homme et chez la femme.

Encadré 10-1

Veines dont l'examen doit figurer dans le compte-rendu*

- Grande saphène (GVS)
- Petite veine saphène (PVS)
- Veines saphènes accessoires antérieure et postérieure (VSAA, VSAP)
- Veines circonflexes de la cuisse antérieure et postérieure (VCCA, VCCP)
- Extension à la cuisse de la PVS (EC)
- Veine de Giacomini
- Crosse saphénofémorale ou crosse de la grande veine saphène (CGS)
- Crosse saphénopoplitée ou crosse de la petite veine saphène (CPS)
- Veines jumelles et soléaires
- Veines perforantes de la cuisse et du mollet
- Veines afférentes superficielles
- Veine fémorale commune (VFC)
- Veine fémorale profonde (VPF)
- Veine fémorale (VF)
- Veine poplitée
- Veines tibiales postérieures (VTP)
- Veines fibulaires

Veines dont l'examen n'est pas obligatoire

- Veine cave inférieure (VCI)
- Veine iliaque commune, interne et externe (VIC, VII, VIE)
- Veines ovariques
- Veines tibiales antérieures (VTA)

*La terminologie est conforme aux recommandations de la conférence de consensus de l'International Union of Phlebology, de l'International Federations of Associations of Anatomists, et Federative International Comittee on Anatomical Terminology : *Journal of Vascular Surgery* 2002 ; 36 : 416-22.

Reflux dans la petite veine saphène (PVS)

Le balayage en mode duplex montre les différents types de reflux dans la PVS (Fig. 10-10). Leurs fréquences relatives sont les mêmes chez l'homme et chez la femme.

Reflux dans l'EC et dans la veine de Giacomini

Le flux peut être dirigé dans l'une ou l'autre direction (Fig. 10-11).

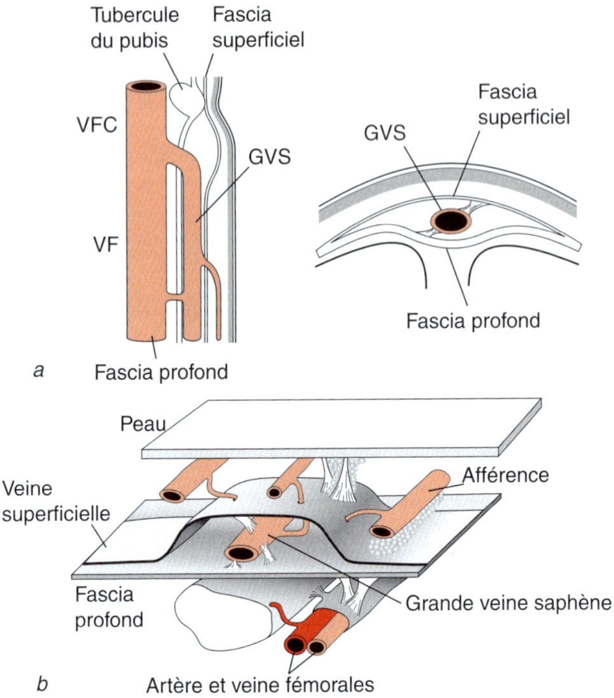

Fig. 10-1
GVS : relation avec le fascia superficiel.
•La localisation de la CGS est constante, immédiatement en dehors du tubercule pubien.
•La GVS chemine à l'intérieur d'un compartiment du fascia superficiel appelé « l'œil saphène ».
•Toutes les afférences, y compris la VCCA et la VCCP, ont une position superficielle par rapport à ce fascia.
a. D'après la Fig. 1 de Caggiati A. *Phlebology* 1997 ; 12 : 107-11, avec l'autorisation de la Royal Society of Medicine Press, Londres.
b. D'après la Fig. 1, de Caggiati A, Bergan A, Gloviczki P et al., Nomenclature of the veins of the lower limbs : an international interdisciplinary consensus statement, *Journal of Vascular Surgery* 2002 ; 36 : 416-22, avec l'autorisation de la Society of Vascular Surgery.

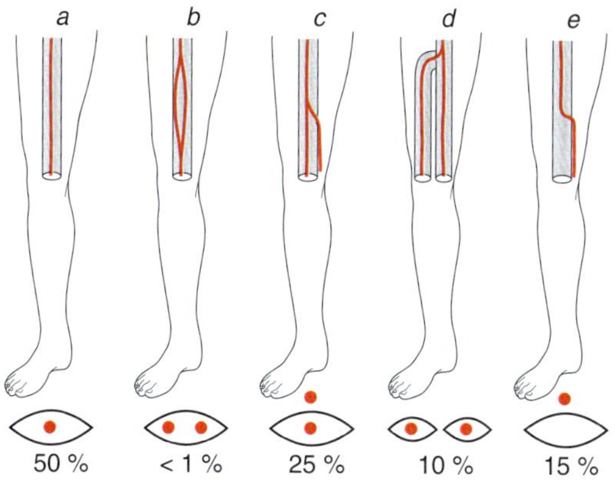

Fig. 10-2
GVS : variations anatomiques au niveau des portions distale de la cuisse et proximale du mollet.
•La GVS est présente de manière continue jusqu'à la cheville.
a. Pas d'afférence majeure.
b. Une ou deux afférences majeures au-dessous du genou.
c. Afférence majeure qui rejoint la GVS au-dessus du genou.
•La GVS n'est pas présente de manière continue au niveau du genou.
d. Absence sur une longueur importante au-dessus et au-dessous du genou.
e. Absence sur un petit segment au-dessus et au-dessous du genou.
D'après la Fig. 2 de Ricci S. *Phlebology* 1999 ; 14 : 59-64, avec l'autorisation de la Royal Society of Medicine Press, Londres.

Récidive de varices

Au moins 30 % des patients développent des récidives de varices dans les 3 à 5 ans qui suivent une intervention chirurgicale. Il y a trois raisons qui expliquent la réapparition de varices après traitement :

- persistance de **veines résiduelles** dans le territoire en rapport avec une interruption incomplète des anastomoses veineuses refluant du système veineux profond dans le système superficiel ;
- **récidive** authentique dans le territoire veineux précédemment traité ;
- développement de **nouvelles varices** dans un territoire autre que celui précédemment traité.

Les modalités du reflux sont encore plus complexes que pour les varices non traitées. La récidive après chirurgie pour reflux dans la GVS intéresse le territoire de la GVS dans les deux tiers des cas, ou se manifeste par une nouvelle maladie avec un reflux dans la PVS ou dans les veines perforantes dans un tiers des cas. La récidive dans le territoire de la GVS peut être due à de nouvelles connexions au niveau de la CGS, mais beaucoup de

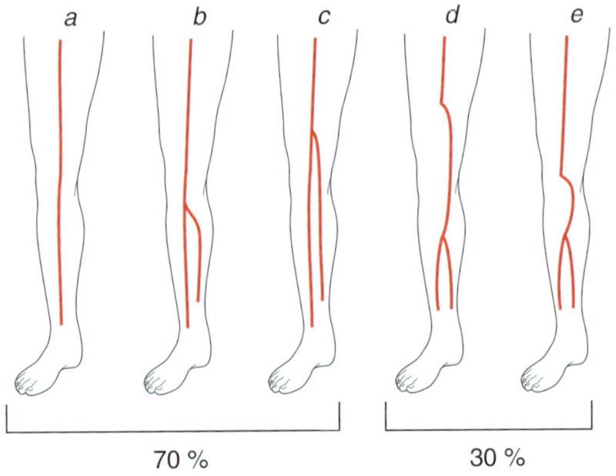

Fig. 10-3
GVS et VSAA : variations au niveau de la cuisse.
a. GVS unique dans son compartiment.
b. Duplication vraie de la GVS dans un compartiment – variation rare.
c. GVS unique et plusieurs afférences majeures superficielles.
d. GVS et VSAA chacune dans des compartiments aponévrotiques séparés.
e. GVS peu étendue en longueur, qui émerge ensuite superficiellement.
D'après la Fig. 1 de Ricci S. *Phlebology* 2002 ; 16 : 111-16, avec l'autorisation de la Royal Society of Medicine Press, Londres.

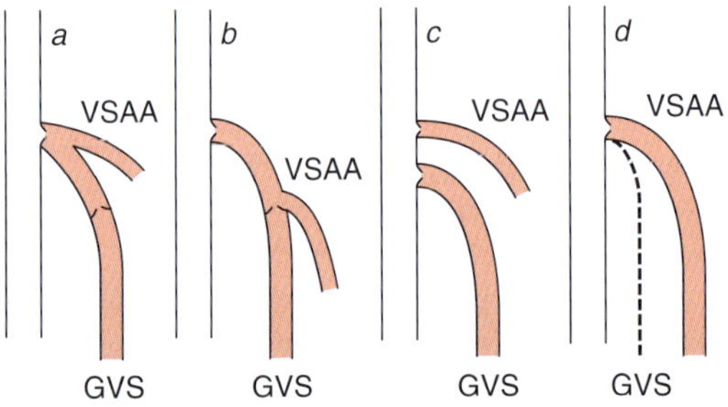

Fig. 10-4
Variations de l'origine de la VSAA.
a. Jonction commune avec la GVS.
b. Origine à partir de la GVS, au-dessous de la CGS.
c. Origine en dessous de la GVS, au-dessus de la CGS.
d. Origine à partir de la CGS en tant que veine principale associée à une GVS hypoplasique ou absente.

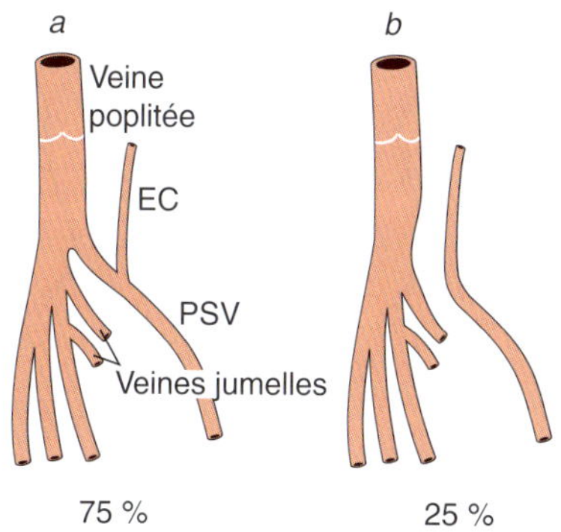

Fig. 10-5
PVS : variations de sa terminaison.
L'EC est présente dans 95 % des membres inférieurs et est le prolongement de la PVS.
a. La PVS peut rejoindre la veine poplitée ou les veines profondes à un niveau plus élevé.
b. Il peut n'y avoir aucune connexion entre les veines profondes.
•La PVS peut se trouver sur la ligne médiane ou être interne ou latérale par rapport à la ligne médiane.
•Les veines jumelles peuvent rejoindre la veine poplitée, la portion supérieure de la PVS ou se rejoindre au niveau de la CPS.
• Les veines soléaires rejoignent la veine poplitée.

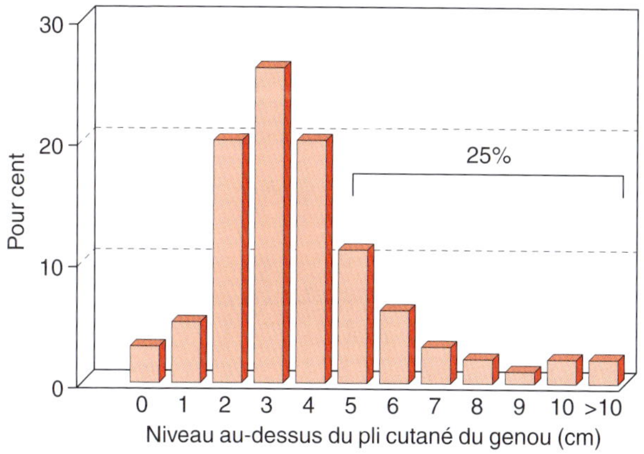

Fig. 10-6
PVS : niveau de la CPS d'après nos études.
•Le niveau est variable.
•Il se situe habituellement 2 à 4 cm au-dessus du pli du genou.
•25 % se situent à un niveau plus élevé que celui-ci.
• La jonction se situe rarement au-dessous du pli du genou.

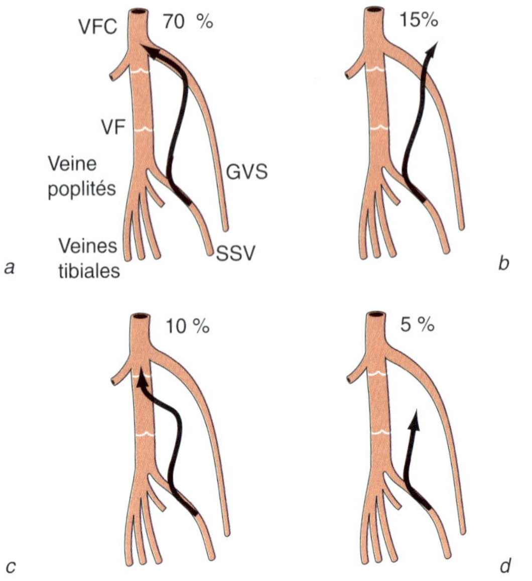

Fig. 10-7
EC et veine de Giacomini.
•L'EC se situe à l'intérieur du fascia.
•Une anastomose épifaciale depuis la PVS ou l'EC peut rejoindre la VCCP pour communiquer avec la GVS et constituer la veine de Giacomini.
•Les aspects habituels sont :
a. connexion à la GVS ;
b. extension aux veines abdominales ou pelviennes ;
c. connexion à la VF ;
d. connexion aux veines glutéales, profondes et inférieures.

patients ont d'autres sites de connexions (Fig. 10-12). Le plus souvent, il y a de multiples connexions du système profond vers le système superficiel. Le même raisonnement s'applique à la CPS après chirurgie de la PVS, où les veines de la fosse poplitée se connectent à la PVS ou aux veines afférentes du mollet.

Maladie veineuse profonde

Le reflux dans le système veineux profond peut se développer sur toute la longueur du membre inférieur ou seulement au niveau de segments veineux isolés. Un reflux bref au niveau d'un segment profond court sans reflux superficiel est considéré comme un flux normal entre les valvules. Des reflux sur un court segment au niveau de la VFC, en regard d'une CGS incontinente et dans la veine poplitée en regard d'une CPS incontinente ne

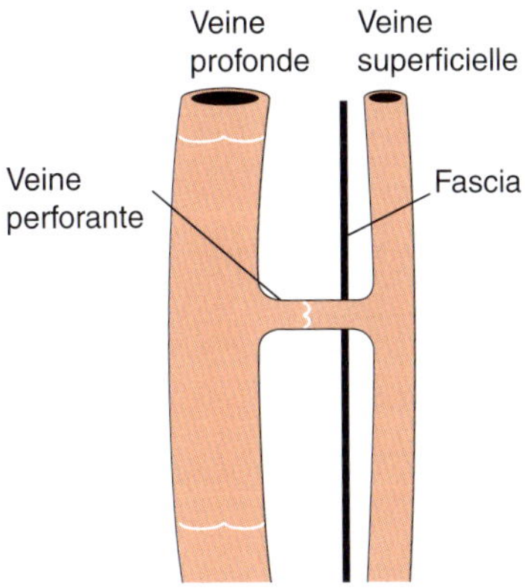

Fig. 10-8
Veines perforantes.
•Elles traversent le fascia profond pour rejoindre les veines profondes et superficielles.
•Une valvule dirige normalement le flux du système superficiel vers le système veineux profond.
•Les perforantes de la cuisse relient habituellement la GVS à la VF.
•Les perforantes du mollet peuvent relier la GVS, la PVS ou les afférences majeures aux veines crurales ou aux plexus veineux musculaires du mollet.
• Par ordre de fréquence, les veines perforantes du mollet sont situées sur les faces internes, postérieures, latérales et antérieures.

sont pas des reflux profonds pathologiques mais représentent simplement l'élément alimentant un reflux superficiel. Nous affirmons qu'un reflux profond est présent lorsqu'il s'étend au-delà de la valvule située au-dessous de chaque crosse. L'amplitude et la durée du reflux profond ne sont pas corrélées à la sévérité des varices ni au risque de complication.

L'occlusion veineuse peut être la conséquence d'une thrombose veineuse ancienne avec une reperméabilisation incomplète ou absente (Fig. 10-13). Le degré d'obstruction dépend de l'étendue de la thrombose, de sa topographie et du développement de la circulation collatérale.

Autres maladies veineuses

- Les **hémangiomes** sont des malformations veineuses congénitales localisées, superficielles ou profondes ; ils peuvent être de type capillaire, caverneux ou diffus.
- Le **syndrome de Klippel-Trenaunay** est défini par des varices, des hémangiomes, un reflux veineux profond et une hypertrophie du membre.

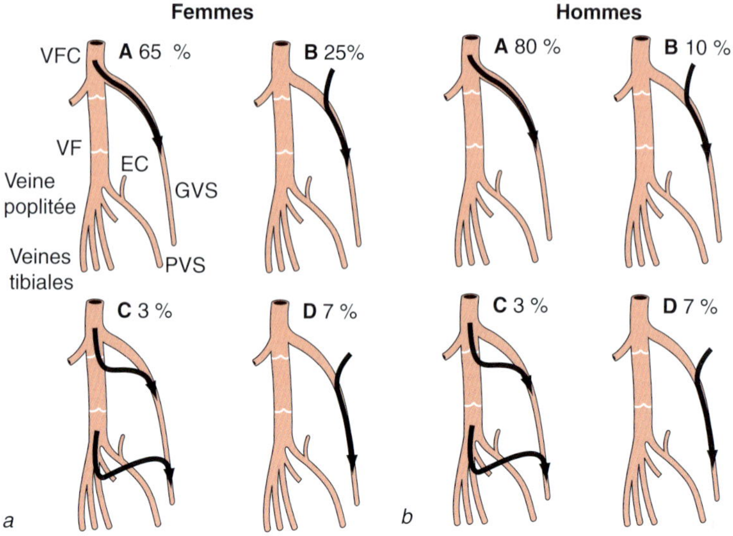

Fig. 10-9

D'après nos études, connexions au territoire de la GVS des patients ayant des varices primaires.

a. Chez les femmes.

b. Chez les hommes.

•Les sources de reflux sont :

1 : la CGS ;

2 : les veines de la partie inférieure du pelvis et les veines abdominales ;

3 : les veines perforantes ;

4 : origine inconnue.

• Le reflux peut se faire vers la GVS, la VCCA, la VCCP ou d'autres afférences.

■ La **compression de la veine iliaque commune gauche** (**syndrome de May-Thurner**) survient lorsque l'artère iliaque commune droite comprime la veine iliaque commune gauche, d'autant que l'artère devient plus rigide et tortueuse avec l'âge (Fig. 10-14).

■ Le **syndrome de la veine poplitée piégée** est lié à la compression de la veine poplitée par un muscle gastrocnémien lorsque le genou est mis en extension. Il peut entraîner des douleurs du mollet et favoriser une thrombose veineuse profonde. Néanmoins, la compression de la veine poplitée est également observée chez les sujets normaux.

■ Les **anévrismes veineux** sont rares ; ils peuvent intéresser la veine poplitée ou la veine fémorale. Sacculaires ou fusiformes, ils sont souvent doublés par un thrombus qui expose à un risque élevé d'embolie pulmonaire.

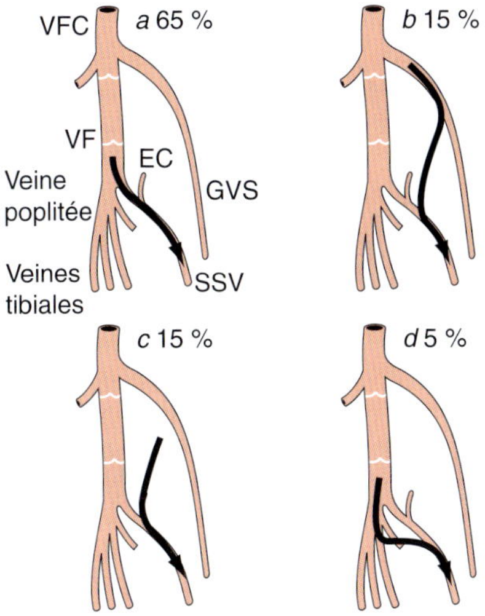

Fig. 10-10
D'après nos études, connexions aux territoires de la PVS avec des varices primitives.
•Les sources de reflux sont :
a. la CPS ;
b. les afférences de la GVS ;
c. l'EC ;
d. les veines perforantes poplitées.
• Le reflux peut se faire vers la PVS, l'EC, les veines jumelles ou les afférentes.

ASPECTS CLINIQUES

Les patients consultent pour des raisons esthétiques ou pour des symptômes dont l'intensité n'est pas nécessairement proportionnelle à la taille des veines. De nombreux symptômes sont dus à des pathologies autres que variqueuses. Les veines dilatées des athlètes ne doivent pas être considérées comme un problème clinique. Durant la grossesse, des veines dilatées peuvent apparaître ; elles régressent habituellement après la délivrance.

Complications de la maladie veineuse chronique

L'hypertension veineuse peut altérer la peau et la graisse, entraînant une lipodermatosclérose qui peut aboutir à un eczéma d'origine veineuse et à des ulcérations, particulièrement au niveau de la cheville. L'obstruction veineuse profonde peut entraîner une « claudication veineuse » définie par une sensation de brûlure du mollet apparaissant à l'exercice, soulagée par

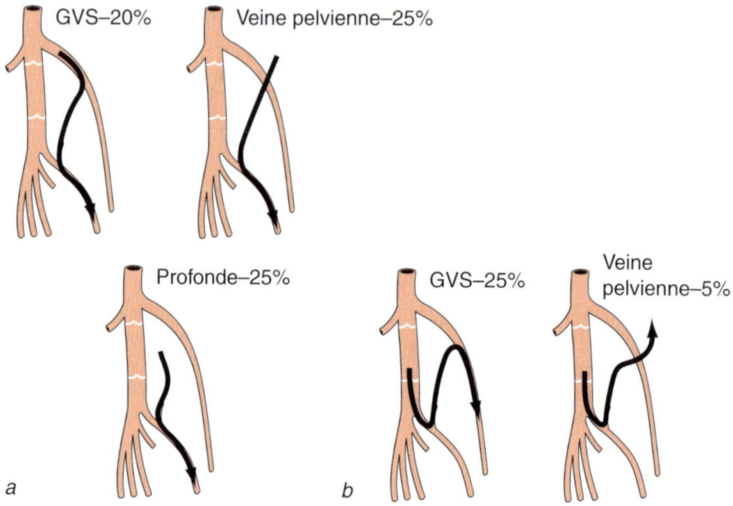

Fig. 10-11
Flux dans l'EC et dans la veine de Giacomini.
a. Le flux peut se diriger vers le bas vers la PVS à partir de la GVS, dans les veines pelviennes ou dans les veines plus profondes.
b. Le flux peut passer en haut de la PVS, dans la GVS ou les veines pelviennes.

l'élévation de la jambe. Ces complications sont souvent appelées « syndrome post-thrombotique », ce qui sous-entend qu'elles seraient immanquablement la conséquence d'une thrombose veineuse profonde ancienne, d'une reperméabilisation ou d'une obstruction ; toutefois, l'examen en mode duplex a montré que beaucoup de patients avaient de telles complications alors qu'ils n'étaient porteurs que d'un simple reflux superficiel (voir p 191 chapitre 5).

CLASSIFICATION CLINIQUE, ÉTIOLOGIQUE ANATOMIQUE ET PHYSIOPATHOLOGIQUE (CEAP)

Cette classification est utilisée pour caractériser la maladie veineuse (encadré 10-2).

DIAGNOSTIC DIFFÉRENTIEL

- Douleurs à la marche ou ulcération due à une maladie artérielle occlusive.

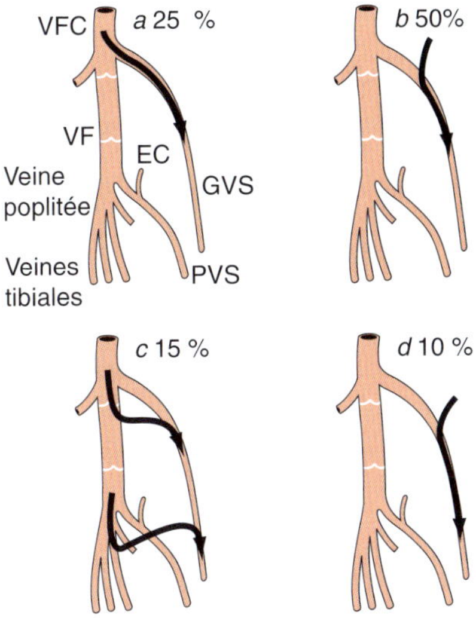

Fig. 10-12
D'après nos études, principales connexions au système GVS avec des varices résiduelles ou des résidus de varices.
Les sources de reflux sont :
a. la CGS ou les afférences de la VFC ;
b. les veines de la partie inférieure du pelvis ou les veines abdominales ;
c. les veines perforantes ;
d. origine inconnue.

- Œdème d'origine lymphatique (lymphœdème).
- Atteinte cutanée due à une cellulite.

TRAITEMENT

Le traitement a pour but de détruire les veines apparentes malades.

- La **chirurgie** est efficace, notamment en cas de varices nombreuses et volumineuses.
- Les **injections sclérosantes** (**sclérothérapie**) sont surtout utilisées pour les jambes sans reflux saphène, ou pour les varices résiduelles ou récidivantes après chirurgie.
- La **sclérothérapie écho-guidée** peut être utilisée pour les varices volumineuses dues à un reflux saphène (voir chapitre 16, p. 328).
- Les **techniques endoveineuses** permettent l'ablation d'une veine saphène grâce à une sonde reliée à un appareil émetteur laser ou à une source de radiofréquence (voir chapitre 16, p. 333).

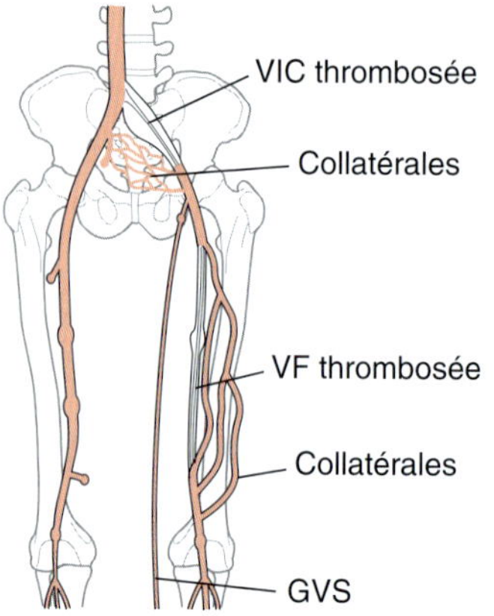

Fig. 10-13

Thrombose ancienne de la VFC, de la VIE ou de la VIC.
Le flux est observé à travers des collatérales ou des veines superficielles.
D'après la Fig. 11-8, de Myers KA, Marshall RD, Freidin J, *Principes of pathology*, Oxford, Blackwell, 1980. Reproduction autorisée.

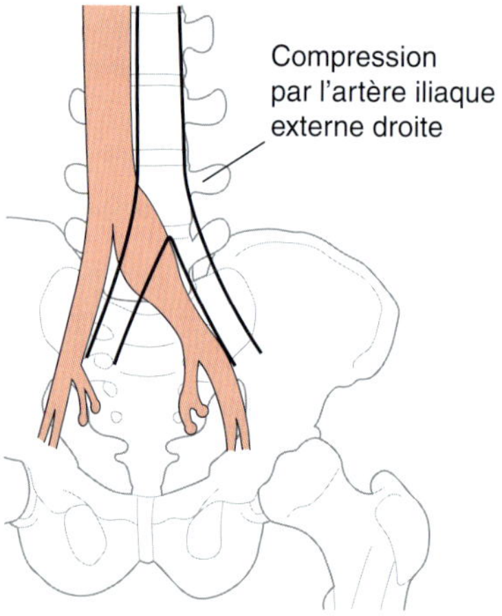

Fig. 10-14

Compression de la VIC gauche par l'artère commune iliaque droite.
D'après la Fig. 11-7a, de Myers KA, Marshall RD, Freidin J, *Principes of pathology*, Oxford, Blackwell, 1980. Reproduction autorisée.

Encadré 10-2
Classification CEAP

C : classification **clinique**
- C0 : pas de signe visible ou palpable de pathologie veineuse
- C1 : télangiectasies ou veines réticulaires
- C2 : veines variqueuses
- C3 : œdème
- C4 : modifications cutanées en rapport avec la maladie veineuse
  - a : pigmentation ou eczéma
  - b : lipodermatosclérose ou atrophie blanche
- C5 : modification cutanée avec ulcère cicatrisé
- C6 : modification cutanée avec ulcère actif

E : classification **étiologique**
- Ec : anomalie congénitale visible à la naissance ou reconnue ensuite
- Ep : étiologie primitive sans cause congénitale ou identifiable
- Es : pathologies secondaires acquises chez un patient ayant une pathologie connue, post-thrombotique ou post-traumatique

A : classification **anatomique**
- As : veines superficielles
  - 1 : télangiectasies et veines réticulaires
  - 2 : GVS au-dessus du genou
  - 3 : GVS au-dessous du genou
  - 4 : PVS
  - 5 : veine non saphène
- Ad : veines profondes
  - 6 : VCI
  - 7 : VIC
  - 8 : VII
  - 9 : VIE
  - 10 : veines pelviennes – gonadiques, du ligament large
  - 11 : VFC
  - 12 : VFP
  - 13 : VF
  - 14 : poplitée
  - 15 : crurales, VTA, VTP, fibulaires
  - 16 : musculaires – jumelles, soléaires ou autres
- Ap : veines perforantes
  - 17 : de la cuisse
  - 18 : du mollet

P : classification *physiopathologique*
- Pr : reflux
- Po : occlusion
- Pro : association de reflux et d'obstruction

- Le **traitement conservateur** avec des bas de contention peut être la première option thérapeutique ou la seule lors de complications.

L'attitude la plus courante est de combiner, pour chaque veine saphène :

- la **ligature** à la crosse de la saphène intéressant toutes les afférences locorégionales ;
- un **stripping** sur une certaine hauteur de la veine saphène ;
- l'**avulsion** de veines variqueuses grâce à de multiples petites ponctions.

En raison de la proximité des veines avec des ramifications nerveuses sensorielles superficielles, beaucoup limitent le stripping au segment de GVS situé entre le creux inguinal et le genou, et au segment situé derrière le genou pour la PVS.

RENSEIGNEMENTS À FOURNIR AU MÉDECIN PRESCRIPTEUR

L'examen doit montrer les différents types d'anomalies anatomiques. Les prescripteurs sont des chirurgiens, des phlébologues et des praticiens généralistes. Ils ont besoin des informations suivantes.

- Y a-t-il des zones de reflux des veines profondes et des veines superficielles à travers les crosses saphènes, les perforantes incontinentes ou d'autres veines ?
- Y a-t-il des reflux veineux superficiels dans les GVS, PVS et leurs afférences ?
- Sur quelle étendue un reflux intéresse-t-il une GVS ou PVS ?
- La CPS est-elle présente et quel est son niveau ?
- Y a-t-il un reflux dans les veines telles que l'EC, la veine de Giacomini ou les veines jumelles ?
- Existe-t-il un reflux veineux profond ou une obstruction veineuse ?
- Quels sont les diamètres des crosses saphènes incontinentes, des veines saphènes et des veines perforantes ?

La mesure de diamètre est importante dans le choix du traitement le plus adapté. Le reflux dans des veines de petit calibre peut être traité avec succès par sclérothérapie écho-guidée, alors que le reflux dans des veines de grand diamètre est en règle mieux traité grâce à la chirurgie ou aux techniques endoveineuses.

> *Attention*
> Les varices très superficielles intéressant les afférences sont visibles à la seule inspection visuelle et il n'est pas nécessaire de les décrire en détail sur l'écho-Doppler.

ÉCHO-DOPPLER

ASPECTS NORMAUX

Le reflux est défini par la présence d'un flux veineux s'éloignant du cœur ; chez le sujet normal, les valvules veineuses empêchent le reflux. Il existe toutefois un reflux transitoire d'une durée ≤ 0,5 s lors de la fermeture normale des valvules.

Signes de l'alignement

La GVS et les VSAA peuvent être distinguées en échographie grâce à leurs rapports anatomiques avec l'artère et la veine fémorales (Fig. 10-15).

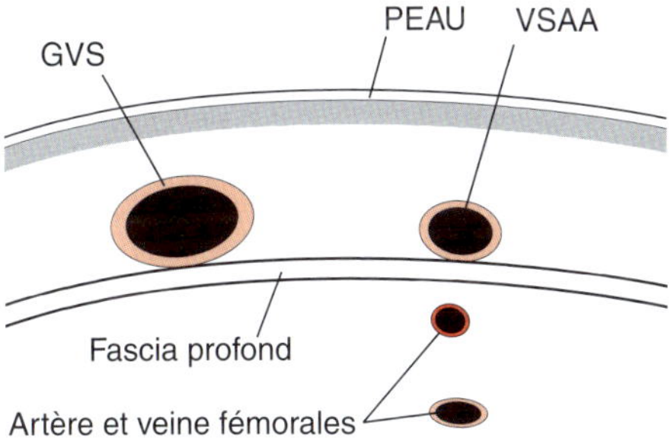

Fig. 10-15
Signe de l'alignement au niveau du membre inférieur gauche.
La VSAA chemine de manière superficielle par rapport à l'artère et à la veine fémorales, tandis que la GVS est plus interne.

Signe de l'angle tibio-gastrocnémien

Ce signe peut être étudié par ultrasons que la GVS soit présente ou non au niveau du genou (Fig. 10-16).

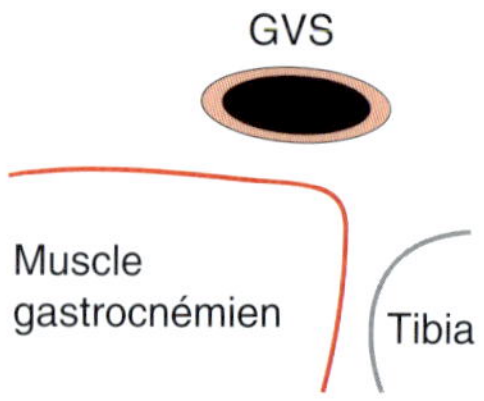

Fig. 10-16
Signe de l'angle jumeau-tibial.
Lorsque la GVS est visible au niveau du genou, son trajet est superficiel par rapport à l'angle du muscle jumeau juste derrière le tibia.

INDICATIONS DE L'EXAMEN EN MODE DUPLEX

Lorsque le traitement est envisagé, les indications sont :

- les **varices primaires non compliquées du territoire saphène externe** : l'écho-Doppler est recommandé car l'examen clinique seul ignore environ 30 % des connexions importantes des veines profondes vers les veines superficielles, lorsque l'on compare les résultats à ceux de l'écho-Doppler ;
- les **varices primaires non compliquées du territoire saphène externe** : l'écho-Doppler est essentiel pour déterminer s'il existe une CPS, son niveau, et montrer des éléments anatomiques complexes, telle sa position par rapport aux veines EC, à la veine de Giacomini et aux veines jumelles ;
- les **récidives de varices** : l'écho-Doppler est essentiel car l'anatomie est souvent complexe ;
- la **maladie veineuse chronique avec des complications veineuses cutanées** : l'écho-Doppler est essentiel pour déterminer les parts relatives des maladies veineuses superficielles et profondes ;
- les **symptômes de maladies veineuses sans varices évidentes** : l'écho-Doppler est recommandé car il montre dans au moins un tiers des cas un reflux veineux ;
- la **surveillance après traitement** : l'écho-Doppler est nécessaire en raison de la fréquence des récidives ;
- les **malformations veineuses** doivent bénéficier d'un écho-Doppler pour préciser les éléments anatomiques ;
- **cartographier** la veine saphène et déterminer le niveau de la CPS ainsi que les localisations des perforantes est nécessaire avant chirurgie pour varices ;
- **cartographier** le trajet et le diamètre des veines saphènes peut être nécessaire avant leur utilisation pour un pontage fémoropoplité ou coronaire.

CRITÈRES DE REFLUX VEINEUX

La définition initiale du reflux était un flux rétrograde > 0,5 s, mais beaucoup considèrent qu'un reflux > 1 s est nécessaire pour pouvoir le considérer comme pathologique.

> **Attention**
> On commence la recherche de reflux en comprimant le système veineux profond par l'intermédiaire des plexus musculaires du mollet. Le reflux est ensuite détecté dans les veines superficielles. Il s'ensuit que, pour toutes les varices, il existe des connexions du système veineux profond vers le système veineux superficiel, mais elles ne peuvent pas être mises en évidence dans environ 10 % des cas.

PROTOCOLES D'EXAMEN

Suivre les principes de l'écho-Doppler décrit au chapitre 2, p. 31.

PRÉPARATION DU PATIENT

Interroger le patient sur ses antécédents de thrombose veineuse profonde, d'intervention chirurgicale et éventuellement de grossesse. S'assurer que la pièce est suffisamment éclairée pour voir les varices. Examiner la jambe pour localiser les varicosités afin de prévoir l'origine du reflux. Des varices à la partie moyenne de la cuisse et au niveau du mollet suggèrent une incontinence de la CGS ; des varices de la face postérieure du mollet suggèrent une incontinence de la CPS, et des « paquets » localisés de varices peuvent être en rapport avec des perforantes incontinentes. Rechercher des cicatrices chirurgicales, car il peut s'agir de la seule manière de déterminer si les GVS ou PVS ont été ligaturées ou excisées. Vérifier l'existence de modification dermatologique en rapport avec une lipodermatosclérose, un eczéma ou une ulcération, et identifier les zones où il faut éviter de placer sa main lors des manœuvres de compression. Expliquer au patient ce que vous allez faire, en particulier la manœuvre de Valsalva (voir encadré 10-3).

CHOIX DE LA SONDE

Les veines superficielles et les veines profondes sont au mieux étudiées avec une sonde linéaire de fréquence moyenne à élevée. Des sondes de très haute fréquence peuvent être utilisées pour étudier les varices superfi-

Encadré 10-3
Manœuvre de Valsalva*

Il s'agit d'une expiration forcée à glotte fermée. On demande au patient de respirer profondément puis de rester tendu sans respirer pendant quelques secondes.

* Antonio Maria Valsalva (1666–1723) était un anatomiste italien.

Attention

Le reflux a plus de chances d'être mis en évidence tard dans la journée et dans une pièce chaude. Un environnement froid peut entraîner une vasoconstriction veineuse et rendre difficile l'identification du reflux ; dans certains cas, des veines incontinentes peuvent même devenir continentes. Cela peut changer les résultats de l'examen chez les patients ayant un reflux « limite ».

cielles. Des sondes de fréquence plus basse, courbes, peuvent être nécessaires pour l'examen des patients obèses, des membres inférieurs œdématiés, des veines profondes de la cuisse, notamment de la VF près de l'anneau des adducteurs, ou des veines péronières. Des sondes courbes ou phased array sont nécessaires lorsque l'examen intéresse les veines iliaques, pelviennes ou ovariques.

Attention

La pression que vous exercez sur la sonde doit rester légère afin de vous assurer que les veines superficielles ne sont pas comprimées, ce qui rend difficile leur identification et ce qui peut rendre des veines incontinentes apparemment continentes. Ne pas hésiter à faire reposer le bras qui effectue l'examen sur le patient, de telle sorte que la pression de la sonde puisse rester légère sans surmener les muscles de l'échographiste.

TECHNIQUES D'EXAMEN DU REFLUX

Étudier les deux membres inférieurs dès le premier examen. La jambe examinée doit être relâchée et déclive pour permettre un remplissage veineux satisfaisant au niveau des plexus musculaires du mollet. Les rapports anatomiques entre la peau et les veines sont différents en posi-

tion debout et en décubitus. C'est pourquoi si un marquage veineux à l'encre indélébile doit être effectué avant un stripping veineux ou un pontage artériel, il doit être effectué avec le patient en décubitus, le membre dans une position similaire à celle qu'il aura en salle d'opération.
Lors de la recherche de reflux, l'augmentation du flux veineux peut être induite par les manœuvres suivantes :

- relâchement après pression sur la cuisse ou le mollet pour les veines proximales, sur le mollet ou le pied pour les veines du mollet ;
- compression manuelle des groupes de varices ;
- dégonflement d'un brassard du mollet ;
- dorsiflexion active du pied et relaxation ;
- manœuvre de Valsalva.

VEINES SUS-POPLITÉES

Position du patient

Réaliser le balayage avec le patient debout, vous faisant face avec sa jambe en rotation externe, le talon à terre et le poids du corps reposant sur le membre inférieur controlatéral. Utiliser un support si nécessaire. Une solution alternative est de placer le patient sur la table d'examen en position de Trendelenburg inversée > 45°.

Conseils

- Le meilleur moyen d'étudier les varices est de ne pas tenir compte initialement des varicosités et de rechercher les zones d'incontinence qui alimentent ces veines. Si cette manœuvre ne permet pas de montrer les connexions, il faut suivre le trajet des varices jusqu'aux veines saphènes.
- Pour diminuer le temps d'examen, rechercher les perforantes en même temps que les reflux superficiels et profonds.
- Rechercher un reflux dans la VFC, au niveau de la confluence fémorale et de la veine poplitée. Il n'est pas nécessaire d'examiner les autres veines profondes si les veines précédemment citées sont normales et qu'il n'y a pas d'indication spécifique, tels un œdème, des complications cutanées ou des antécédents de thrombose veineuse profonde.

Techniques d'examen pour les veines sus-poplitées

GVS sus-poplitée

■ Commencer l'examen au niveau de l'aine en coupe transversale pour identifier la CGS, la VFC et l'image en « Mickey Mouse » (Fig. 2-1A, p. 35). Si la crosse n'est pas vue en raison d'une ligature de la GVS, l'oreille interne du « Mickey » est absente.

■ En cas de reflux, rechercher l'origine du reflux en Doppler spectral et couleur, depuis la CGS incontinente, les veines de la partie inférieure de l'abdomen et du pelvis, les perforantes de la cuisse et du mollet, ou la veine de Giacomini. Nous préférons provoquer un reflux par la manœuvre de Valsalva (Fig. 10-17).

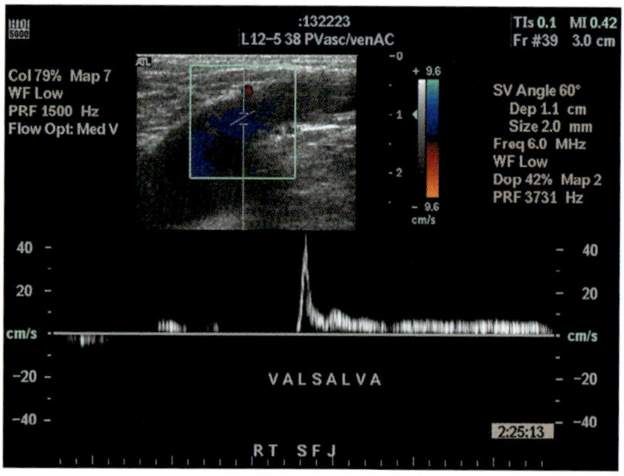

Fig. 10-17

Enregistrement en Doppler spectral d'un reflux au niveau de la CGS provoqué par la manœuvre de Valsalva.

■ En coupe transversale, déterminer si le reflux a lieu dans la GVS ou dans ses principales afférences de la cuisse. S'il se fait à distance de la CGS, mesurer le niveau du reflux dans la GVS.

■ Rechercher un reflux saphène à distance d'une connexion avec une afférence veineuse significative (diamètre > 4 mm).

■ Suspecter l'origine d'un reflux lorsqu'il y a une augmentation brutale du diamètre de la GVS alors que les diamètres diminuent en dessous des principales afférences refluentes.

■ Suivre la GVS et ses afférences sur toute leur hauteur jusqu'au genou. Étudier la compressibilité et rechercher un reflux à intervalles de quelques centimètres.

■ Mesurer les diamètres de la crosse et de la GVS en cas de reflux.

Veines profondes de la cuisse

- En coupe longitudinale, rechercher au niveau de la VFC, la modulation respiratoire normale du flux, l'interruption du flux lors de l'inspiration profonde et un éventuel reflux lors de la manœuvre de Valsalva. L'absence de modulation suggère une obstruction proximale et il faut alors explorer les veines iliaques et la VCI.
- Lorsqu'une atteinte veineuse profonde est suspectée, il faut suivre la VF sur toute sa longueur jusqu'au niveau de la veine poplitée dans son segment situé au-dessus du genou pour rechercher un reflux et un thrombus (voir chapitre 9, p. 195). Si nécessaire, utiliser ensuite une fenêtre antérieure à travers le vaste interne au niveau de l'anneau des adducteurs.
- Un flux de retour faible lors de la compression d'amont suggère une thrombose entre la zone étudiée et les zones de compression.

Veines perforantes de la cuisse

- Utiliser le Doppler couleur pour rechercher, au niveau des perforantes, un flux dirigé vers l'extérieur lors de la contraction musculaire de la cuisse. Utiliser le Doppler spectral si la direction du flux et sa durée sont ambiguës.
- Rechercher les perforantes à la partie interne de la cuisse, tandis que la GVS et les veines profondes sont examinées sur toute leur longueur.
- Rechercher des perforantes latérales, postérieures et antérieures lorsque l'examen clinique révèle des varices dans ces régions.
- Estimer le niveau des perforantes refluentes depuis le ligament inguinal ou le pli cutané derrière le genou.

VEINE POPLITÉE, PVS, EC ET VEINE DE GIACOMINI

Position du patient

Pour l'étude de ces veines, le patient est en position debout, face à vous, avec le genou discrètement plié, talon sur le sol et poids du corps sur le membre inférieur controlatéral, ou bien en procubitus et en Trendelenburg inversé > 45°.

Techniques d'examen des PVS, EC et veine de Giacomini

- Commencer l'examen à la face postérieure du genou. Déterminer si la CPS est présente. Si c'est le cas, la visualiser en coupe longitudinale. Rechercher un reflux et une thrombose au niveau de la veine poplitée à proximité et à distance de la CPS, au niveau de l'insertion des veines jumelles et au niveau de la CPS. Déterminer si la CPS est incontinente avec un reflux dans la PVS (Fig. 10-18).

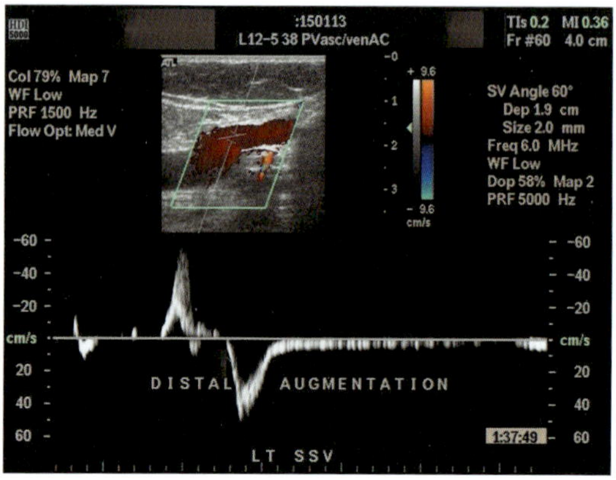

Fig. 10-18
Enregistrement en Doppler spectral d'un reflux de la CPS provoqué par la compression d'amont.
Flux intégral dans la PVS lors de la compression du mollet, suivi par un flux rétrograde après relâchement de la compression du mollet.

- Rechercher d'autres origines à un reflux, en particulier une communication avec les perforantes de la fosse poplitée, les veines afférentes de la GVS, les veines pelviennes qui doivent être suivies jusqu'aux régions fessières et périnéales, ainsi que les veines EC et de Giacomini.
- Rechercher d'autres destinations à un reflux dans la PVS, en particulier les afférences, les veines EC ou de Giacomini.
- Examiner les veines EC et de Giacomini. Identifier leurs connexions distale et proximale dans la PVS, les veines profondes ou pelviennes.
- En cas de reflux, mesurer les diamètres de la CPS et de la PVS sur toute sa hauteur, ainsi que des veines EC et de Giacomini.
- Estimer le niveau de la CPS par rapport au pli cutané de la face postérieure du genou.
- Déterminer si la PVS suit la ligne médiane et mesurer sa distance par rapport à la ligne médiane si elle est en position interne ou latérale.

VEINES SOUS-POPLITÉES

Position du patient

Étudier les veines situées sous le genou avec le patient, face à vous, assis avec le pied reposant sur le genou de l'examinateur (Fig. 10-19), ou en décubitus en position de Trendelenburg inversée de > 45°.

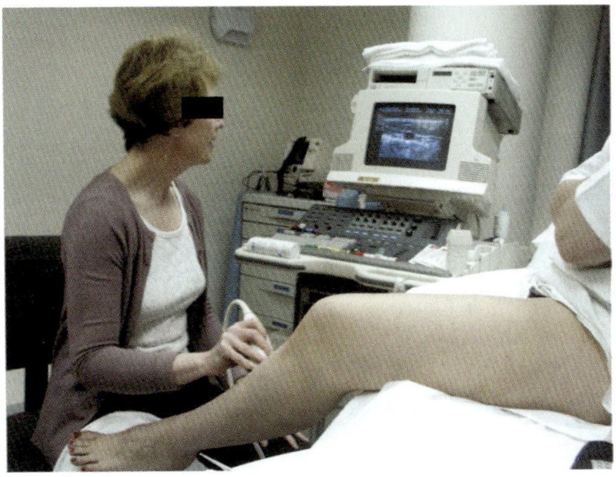

Fig. 10-19
Notre position du patient préférée lors de l'examen des veines sous-poplitées.

Techniques d'examen pour les veines sous-poplitées

Veines crurales

- Avec de l'expérience, toutes les veines crurales peuvent être identifiées. Le reflux dans les VTP est en rapport avec les signes cliniques. L'examen des VTA est optionnel.
- Examiner les VTP avec un abord médian ou postéromédial, les veines fibulaires avec un abord postéromédial ou postérieur, et les VTA avec un abord antérolatéral comme décrit pour les artères crurales (Fig. 8-25, p. 177 ; Fig. 8-26, p. 178).

GVS au-dessous du genou

- Déterminer si la GVS est présente sous le genou.
- Continuer l'examen vers le bas comme pour l'examen de la GVS sus-poplitée.
- Chercher un reflux et une thrombose.

Veines perforantes du mollet

- Les veines perforantes traversent le fascia profond qui se présente sous la forme d'une bande hyperéchogène en mode B (Fig. 10-20).

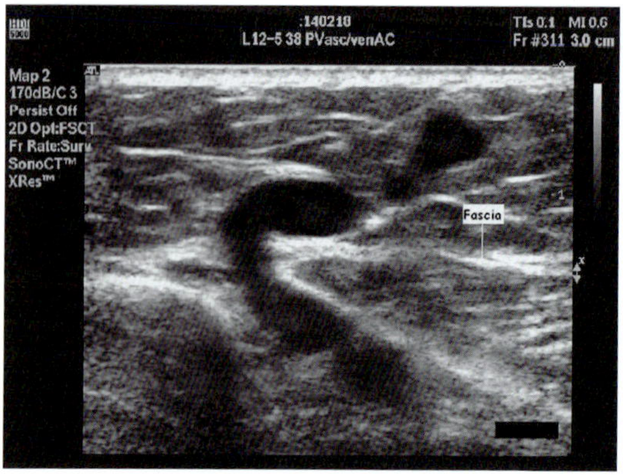

Fig. 10-20
Aspect en mode B d'une veine perforante du mollet traversant le fascia profond.

- Rechercher en Doppler couleur un reflux après compression musculaire du mollet, contraction isométrique des muscles du mollet ou compression du pied. Attendre au moins 15 s avant de répéter la compression pour permettre aux muscles du mollet de récupérer. Utiliser le Doppler spectral lorsque la direction du flux et sa durée sont ambiguës en Doppler couleur (Fig. 10-21).
- Rechercher les perforantes autour de la circonférence du mollet. Si elles sont le siège d'un flux extérieur, il faut mesurer leur diamètre en regard du fascia profond et leur distance aux malléoles externe et interne.

> ***Attention***
> Il faut insoner le fascia avec un angle de 90° pour s'assurer d'une réflexion maximale des ultrasons afin d'identifier une perforante lorsqu'elle traverse le fascia.

VEINES ILIAQUES ET VEINES OVARIQUES

Quand elle est réalisée, l'étude de ces veines l'est en dernier. Voir la Fig. 9-1, p. 189, pour l'anatomie des veines ovariques.

Position du patient et choix de la fenêtre

Le patient est allongé en décubitus sur le lit d'examen incliné en position de Trendelenburg inversé > 45°.

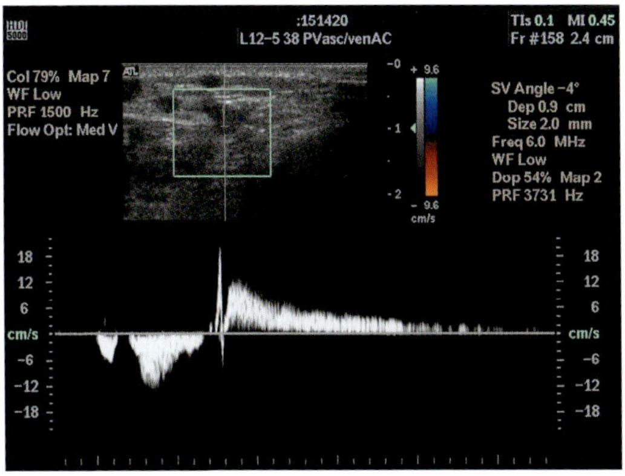

Fig. 10-21
Enregistrement en Doppler spectral d'un reflux dans la veine perforante du mollet.

Techniques d'examen des veines iliaques et ovariques

- Les veines iliaques sont habituellement dépourvues de valvules. Un reflux peut être détecté dans les afférences des VII et VIE. Le reflux de la veine ovarique, habituellement à gauche, peut être la source d'un reflux à travers les veines pelviennes chez de nombreuses femmes.
- Du côté gauche, chercher la veine rénale gauche qui croise l'aorte, part en avant et se situe en arrière de l'artère mésentérique supérieure, et la suivre jusqu'à la convergence de la veine ovarique gauche qui a un tracé ascendant et vertical.
- Du côté droit, chercher la VCI et la suivre jusqu'à la convergence avec la veine ovarique droite qui a une direction oblique en avant et en haut.
- Rechercher un reflux, spontané ou bien induit par la compression épigastrique. Si un reflux spontané est observé, il peut disparaître lors de la compression de la fosse iliaque.
- Lorsque l'on met en évidence un reflux dans la veine ovarique gauche, il faut mesurer les diamètres de ses segments proximal et distal.
- Utiliser le Doppler couleur pour balayer le plancher pelvien à la recherche de varicosités.
- Rechercher une incontinence de la VII.

RÉCIDIVE DE VARICES

Il s'agit des examens de varices les plus difficiles. Les aspects du reflux sont fréquemment différents de ceux observés avec les varices primitives et il faut savoir qu'ils sont possibles en de nombreux endroits. En cas d'antécédent de chirurgie de la GVS, examiner les portions interne et postérieure de la cuisse à la recherche d'une récidive de reflux saphène interne ou d'une source de reflux à partir des VFC, pelviennes, du ligament rond, des veines glutéales, abdominales, ovariques ou honteuses internes (ou pudendales), ou des veines perforantes de la cuisse. Examiner la jambe à la recherche d'une récidive au niveau des veines perforantes du mollet. Si le patient a des antécédents de chirurgie de la PVS, examiner la fosse poplitée à la recherche de connexions au niveau de la CPS, à partir des veines poplitées, perforantes postérieures du mollet, de la veine EC ou de la veine de Giacomini.

SURVEILLANCE APRÈS TRAITEMENT DE VARICES

Lorsque les GVS et PVS sont présentes, elles doivent être examinées sur toute leur longueur à la recherche de thrombus, de sclérose ou de reflux. L'examen doit comporter une étude complète des veines profondes.

AUTRES EXPLORATIONS

EXAMEN EN DOPPLER CONTINU-VEINES

Le Doppler continu, manipulé avec la main, peut être utilisé pour l'étude de chaque système saphène interne et saphène externe ainsi que pour l'étude des veines profondes. De nombreux praticiens considèrent qu'il fait partie en routine de l'examen clinique.

Pour la GVS :

- le patient doit être en position debout face à vous, avec le genou légèrement fléchi, talon sur le sol en appui controlatéral ;
- écouter le pouls de l'artère fémorale commune au niveau de l'aine. Déplacer la sonde un peu en dedans pour écouter un éventuel reflux dans la VFC survenant après compression du mollet ;
- déplacer la sonde encore un peu en dedans et en bas pour être en regard de la GVS et écouter un éventuel reflux apparaissant après compression du mollet. En cas de reflux, répéter la manœuvre et utiliser un doigt de votre main libre pour occlure la GVS sous la pression de la sonde afin de déterminer si cela arrête le reflux ;
- écouter à nouveau en regard des varicosités distales pour rechercher s'il existe un reflux et s'il peut être interrompu par la compression de la GVS. Pour déterminer s'il existe une connexion entre la varicosité et la

GVS, appuyer sur l'une tout en écoutant l'autre avec la sonde de Doppler continu afin d'entendre s'il existe un signal.

Pour la PVS :

- le patient se tient debout sur un marche-pied, face à vous, avec le genou légèrement fléchi, talon sur le marche-pied et en appui sur la jambe controlatérale ;
- s'asseoir derrière le patient et écouter le signal de l'artère poplitée. Déplacer la sonde juste à l'extérieur du signal artériel pour écouter la PVS, comprimer le mollet et écouter un éventuel reflux après relâchement de la compression ;
- en cas de reflux, répéter la manœuvre et utiliser un doigt de la main resté libre pour occlure la PVS sous la sonde afin de déterminer si cela arrête le reflux.

Encadré 10-4

Images échographiques à enregistrer

- Montrer l'incontinence ou le reflux grâce à un enregistrement spectral reproduit sur papier et à une vidéo en Doppler couleur.
- Échantillonner les tracés spectraux des veines proximales et de la CGS en coupe longitudinale durant la manœuvre de Valsalva.
- Enregistrer les tracés spectraux de veines plus distales et de la CPS en coupe longitudinale lors de la compression d'amont et lors de la levée de la compression.
- Enregistrer le reflux d'autres veines telles que l'EC, la veine de Giacomini et les veines jumelles.
- Enregistrer en coupe transversale en mode B les diamètres maximaux et minimaux des veines en cas de reflux au niveau de l'une des crosses ou de l'une des veines saphènes.
- Enregistrer en coupe transversale en mode B des diamètres au niveau de la limite du fascia en cas de reflux dans les veines perforantes.
- Enregistrer tout autre pathologie telle qu'un kyste de Baker.

CHAPITRE

11

Maladies des vaisseaux des membres supérieurs

L'atteinte artérielle est beaucoup moins fréquente aux membres supérieurs qu'aux membres inférieurs et les étiologies sont plus variées. La thrombose veineuse peut survenir aux membres supérieurs mais le reflux veineux est rarement un problème clinique au niveau des membres supérieurs. Les ultrasons sont une bonne méthode d'imagerie pour rechercher une pathologie, mais la plupart des patients ayant une maladie artérielle ou une thrombose veineuse bénéficient d'une angiographie pour déterminer la localisation exacte et l'étendue de la maladie. Cette approche est différente de celle utilisée pour l'exploration des artériopathies des membres inférieurs, où l'artériographie est en général seulement réalisée lorsque l'intervention chirurgicale est envisagée.

ANATOMIE

Encadré 11-1

Vaisseaux dont l'examen doit figurer dans le compte-rendu

- Artère et veine subclavières
- Artère et veine axillaires
- Artère et veine brachiales
- Artère et veine radiales
- Artère et veine ulnaires
- Veines basilique et céphalique

Autres vaisseaux dont l'étude n'est pas obligatoire

- Veine cave supérieure (VCS)
- Artère et veine brachiocéphaliques
- Arcades palmaires
- Veine antécubitale

Les variantes anatomiques sont plus fréquentes au niveau des membres supérieurs qu'au niveau des membres inférieurs. Les figures 11-1 à 11-3 illustrent la vascularisation artérielle et les figures 11-4 et 11-5 le drainage veineux.

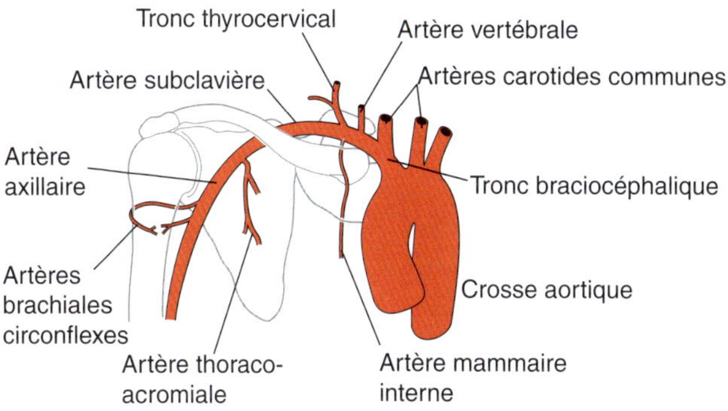

Fig. 11-1
Vue antérieure des artères au niveau de l'orifice supérieur du thorax droit et de la région axillaire.
• L'artère brachiocéphalique droite est la première branche issue de la crosse aortique.
• L'artère subclavière devient l'artère axillaire quand elle quitte l'orifice supérieur du thorax limité par la première côte, l'omoplate et la clavicule.
• L'artère mammaire interne passe distalement en arrière des cartilages des six premières côtes.

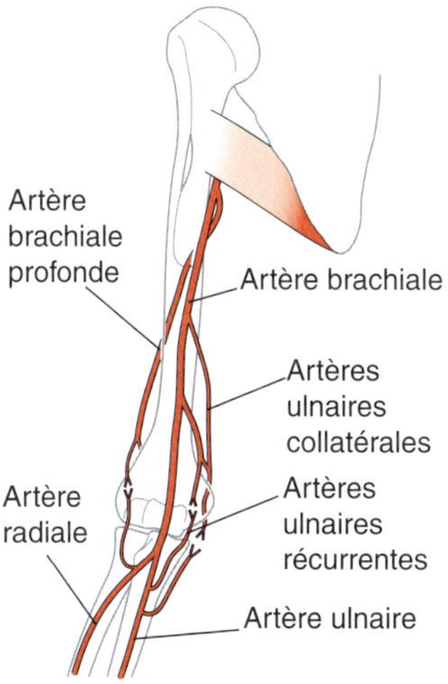

Fig. 11-2
Vue antérieure au niveau des artères du bras droit.
L'artère axillaire devient l'artère brachiale qui se dirige vers le coude où elle bifurque.

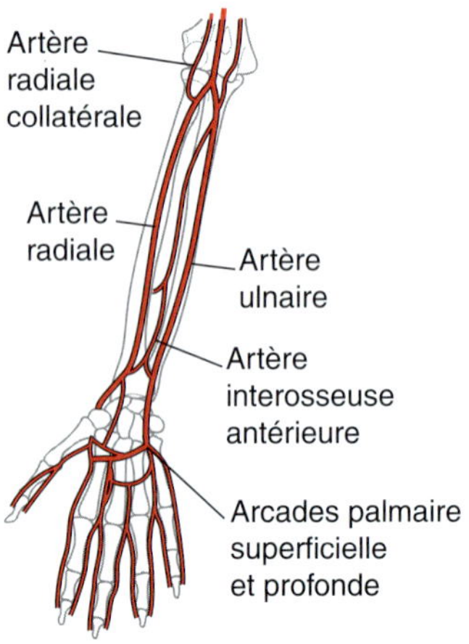

Fig. 11-3
Vue antérieure des artères de l'avant-bras droit.
L'artère radiale est latérale, tandis que l'artère ulnaire est médiale et se dirige en bas vers la main, où elles se rejoignent pour former les arcades palmaires.

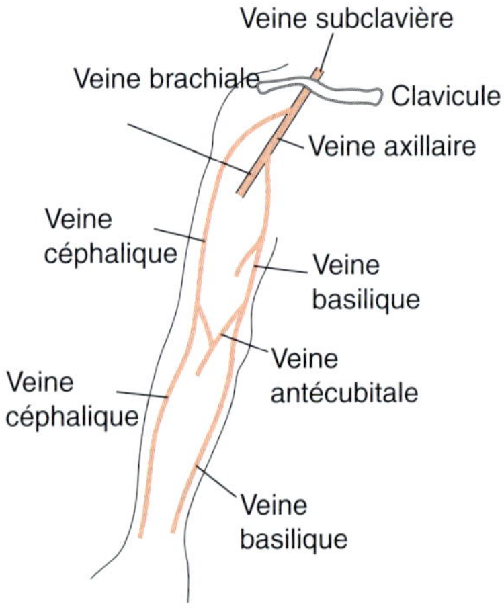

Fig. 11-4
Drainage veineux du bras droit.
Le flux veineux superficiel emprunte les veines basilique et céphalique, tandis que le drainage veineux profond est superposable au drainage artériel.

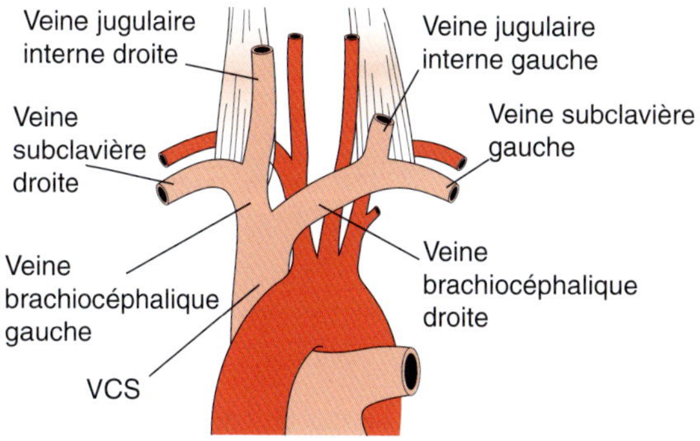

Fig. 11-5
Veines profondes du cou.
Les veines subclavières rejoignent les veines jugulaires internes pour former les troncs veineux innominés qui se rejoignent eux-mêmes pour former la VCS.

ASPECTS CLINIQUES

ANATOMOPATHOLOGIE LOCORÉGIONALE

Maladies artérielles intrinsèques

Athérosclérose et anévrismes dégénératifs

Les occlusions artérielles peuvent survenir sur tout le trajet des vaisseaux. L'atteinte athéromateuse proximale du membre supérieur est souvent asymptomatique en raison des nombreuses voies de circulation collatérale périscapulaires. Une atteinte sévère du tronc brachiocéphalique ou de l'artère subclavière peut entraîner une inversion du flux dans l'artère vertébrale qui sert de collatérale vers le membre supérieur, comme décrit dans le syndrome de « vol sous-clavier » (voir chapitre 6, p. 114). Les anévrismes du tronc brachiocéphalique et de l'artère subclavière ne sont pas rares.

Artérites auto-immunes

Les maladies inflammatoires artérielles sont décrites au chapitre 5, p. 92. Elles peuvent intéresser les branches de division de la crosse aortique et entraîner une ischémie du membre supérieur ou d'un territoire cérébrovasculaire, et peuvent également intéresser des artères plus distales entraînant une ischémie des doigts. Il s'agit des maladies suivantes :

- maladie de Takayasu ;
- maladie de Buerger ;
- artérite à cellules géantes ;
- polyartérite noueuse ;
- syndrome de Behçet ;
- sclérodermie ;
- réaction d'hypersensibilité ;
- lupus érythémateux disséminé.

Autres maladies intrinsèques

Ont également été rapportés au niveau de l'artère brachiale des cas de dysplasie fibromusculaire similaire à celles des artères rénales ou carotides, et des cas de nécrose kystique de l'adventice similaire à celle de l'artère poplitée.

Embolie

Environ 10 à 20 % des emboles intéressent les artères des membres supérieurs, le plus souvent l'artère brachiale, moins souvent les artères subclavières et axillaires, et rarement les artères situées sous le coude. La majorité a une origine cardiaque mais environ un tiers prend naissance au niveau du tronc artériel brachiocéphalique ou de l'artère subclavière.

Microtraumatismes externes répétés

Syndrome du défilé thoracique

L'artère subclavière, la veine subclavière et le plexus brachial peuvent être comprimés au niveau de l'orifice supérieur du thorax. La compression artérielle est susceptible d'entraîner un flux turbulent, une dilatation poststénotique, une rupture intimale, la formation d'un anévrisme, une thrombose ou une embolie (Fig. 11-6). La veine peut être comprimée, entraînant une thrombose veineuse profonde : c'est le **syndrome de Paget-Schroetter**.

Anomalies musculaires ou osseuses à l'origine du syndrome du défilé thoracique

- Une **côte cervicale** ou son extension fibreuse peuvent cheminer à la limite antérieure du muscle scalène interne immédiatement en dessous de l'artère. Cette anomalie est présente chez moins de 1 % des individus, est bilatérale dans 50 % des cas et n'entraîne de symptômes que dans 10 % des cas.
- Les **anomalies congénitales de la première côte** sont moins fréquentes que la côte cervicale, l'anomalie la plus fréquemment retrouvée étant une atrésie de la première côte, entraînant une exostose de la deuxième côte près de l'insertion du scalène antérieur.

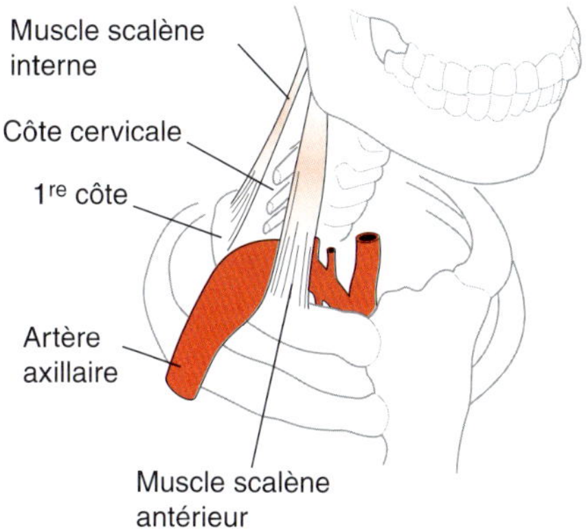

Fig. 11-6
Syndrome du défilé thoracique.
La compression de l'artère subclavière peut être à l'origine d'un anévrisme de l'artère axillaire poststénotique.
D'après la Fig. 6-1, de Myers KA, in Chant ADB, Barros D'Sa AAB (eds), *Emergency vascular practice*, Londres, Hodder Arnold, 1997.

- La **fibrose des muscles scalènes antérieur et interne** peut entraîner une compression au passage du paquet neurovasculaire en regard de la clavicule.
- Une **clavicule précédemment fracturée** peut impacter l'artère.

L'examen à la recherche d'une compression vasculaire en rapport avec un syndrome du défilé thoracique est le mieux réalisé lors de la manœuvre de « l'accolade militaire » (Fig. 11-7). Elle a un taux élevé de faux positifs chez les sujets normaux, mais un test négatif exclut pratiquement une pathologie vasculaire, tandis qu'un test positif invite à traiter les patients ayant une histoire clinique évocatrice.

Traumatisme externe de la région scapulaire

Le geste de lancer peut léser l'artère axillaire qui est comprimée par la tête de l'humérus, le bras étant en abduction et en rotation externe. Cela a bien été étudié chez les lanceurs de baseball, les joueurs de football américain et ceux qui pratiquent l'athlétisme.

Traumatisme externe des mains et des doigts

Des mouvements répétés pour prendre ou frapper la balle avec la main peuvent entraîner une thrombose des artères digitales ou de l'arcade palmaire. Le *syndrome du marteau hypothénarien* est observé chez les travailleurs qui assurent une fonction de martelage avec leur main. L'artère ulnaire est lésée juste après le canal sous l'hamatum, entraînant une thrombose aiguë ou la formation d'un anévrisme. L'utilisation de marteau

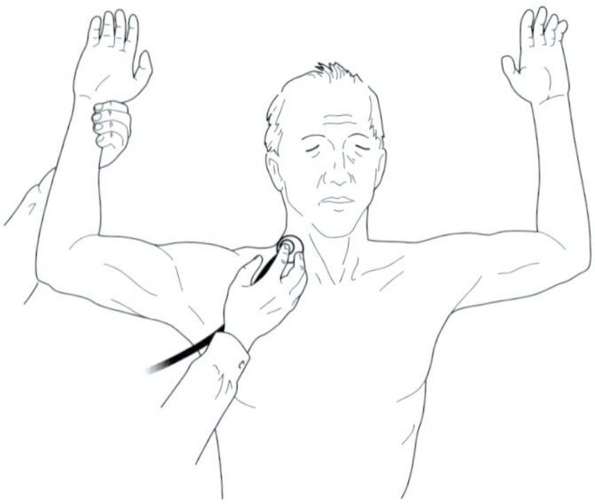

Fig. 11-7
Manœuvre de « l'accolade militaire ».
En cas d'atteinte artérielle, une vingtaine de mouvements d'ouverture et de fermeture des mains entraîne une pâleur de la main, la disparition du pouls radial, et un souffle à la base du cou.
D'après la Fig. 6-2, de Myers KA, in Chant ADB, Barros D'Sa AAB (eds), *Emergency vascular practice*, Londres, Hodder Arnold, 1997.

piqueur ou d'appareil produisant des vibrations peut entraîner un vasospasme ou une occlusion des petites artérioles distales, provoquant un **syndrome du doigt blanc**.

Traumatisme iatrogène

Parmi les étiologies spécifiques au niveau des membres supérieurs, on peut citer :

- le cathétérisme de l'artère brachiale lors d'une artériographie ou d'un monitorage de l'hémodynamique ;
- un bloc anesthésique du bras avec injection intramurale accidentelle ;
- un pontage axillofémoral thrombosé ;
- une artérite radique pour traitement d'un cancer du sein ;
- la résection de l'artère radiale en vue d'un pontage coronaire lorsqu'elle est l'artère dominante de la main.

Maladies hématologiques

La thrombose veineuse profonde du membre supérieur est le plus souvent due à un syndrome du défilé thoracique. La thrombose peut être également la conséquence d'un état d'hypercoagulabilité (voir chapitre 5, p. 81), mais cela est beaucoup moins fréquent au niveau des membres supérieurs qu'au niveau des membres inférieurs, probablement en raison des pressions veineuses plus basses et d'une stase veineuse plus rare. Le risque d'embolie pulmonaire à partir d'une thrombose veineuse profonde des membres supérieurs est inférieur à celui observé au niveau des membres inférieurs.

Syndrome de Raynaud

Le **syndrome de Raynaud primaire** est un vasospasme des doigts dû à une sensibilité anormale des terminaisons nerveuses vasomotrices. Le spasme artériolaire est induit par le froid ou une émotion, particulièrement chez les jeunes femmes. Le **syndrome de Raynaud secondaire** à une sclérodermie ou à d'autres maladies artérielles inflammatoires est plus sévère et plus prolongé ; il y a moins de différences liées au sexe et à l'âge.

ASPECTS CLINIQUES

Sont observés :

- une ischémie peu marquée à modérée entraînant une fatigabilité de l'avant-bras ou une claudication ;
- un phénomène de Raynaud avec des changements de coloration cutanée : pâleur puis cyanose et rougeur ;
- des micro-embols ou une maladie occlusive entraînant un syndrome du doigt bleu (Fig. 11-8) ;

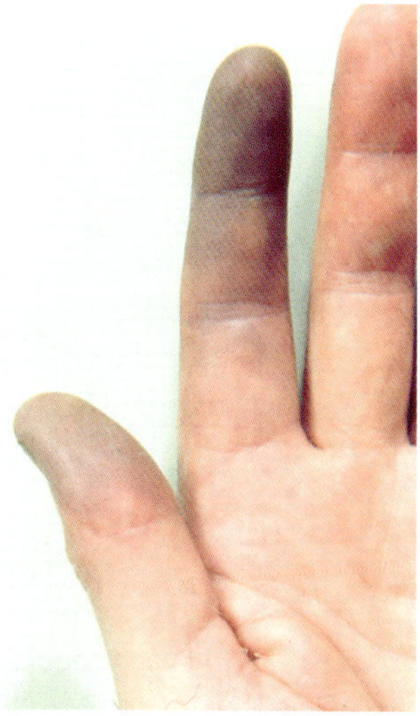

Fig. 11-8
Doigt bleuté d'origine ischémique.

- une maladie de Raynaud secondaire entraînant des troubles trophiques des doigts ou des mains (Fig. 11-9) ;
- une ischémie sévère se compliquant de gangrène (Fig. 11-10) ;
- un anévrisme palpable ;
- une obstruction veineuse avec œdème, cyanose et veines collatérales superficielles visibles.

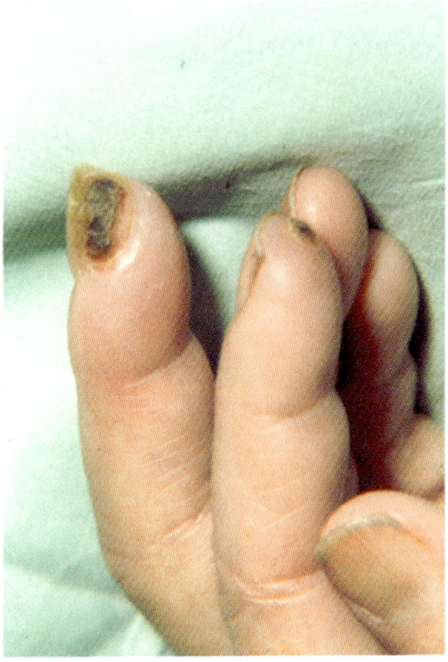

Fig. 11-9
Modifications trophiques aux extrémités d'un doigt en rapport avec une maladie de Raynaud secondaire.

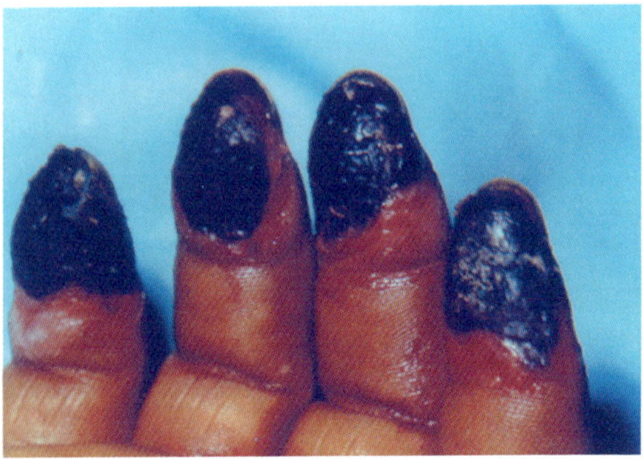

Fig. 11-10
Gangrène des extrémités des doigts.

TRAITEMENT

Maladie occlusive ou anévrismale

Un pontage chirurgical ou une endartériectomie peuvent être nécessaires (Fig. 11-11 à 11-13). Actuellement, les techniques endovasculaires qui utilisent des stents ou des pontages avec stents sont largement utilisées.

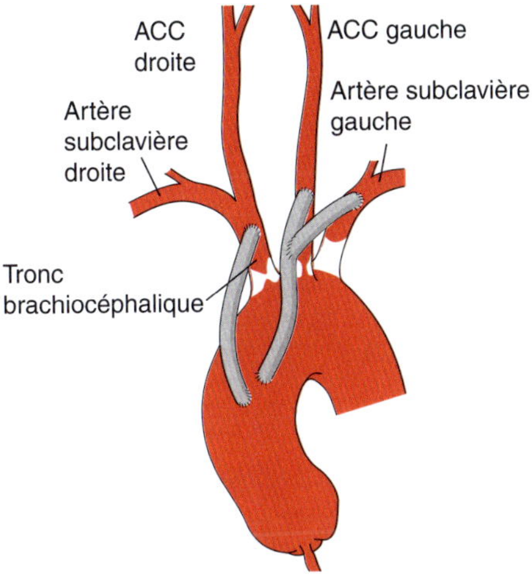

Fig. 11-11
Pontage synthétique transthoracique reliant l'aorte aux gros vaisseaux.
D'après la Fig. 6-6, de Myers KA, in Chant ADB, Barros D'Sa AAB (eds), *Emergency vascular practice*, Londres, Hodder Arnold, 1997.

Syndrome du défilé thoracique

Le traitement consiste habituellement en la résection de la première côte et de la côte cervicale, avec une dissection de toutes les attaches musculaires scalènes et des bandes fibromusculaires. Une sympathectomie cervicale peut également être pratiquée. Un anévrisme artériel peut nécessiter une reconstruction. Les thromboses veineuses sont traitées par thrombectomie ou thrombolyse.

Embolie

Les embolies sont traitées par embolectomie à travers l'artère brachiale au niveau du coude.

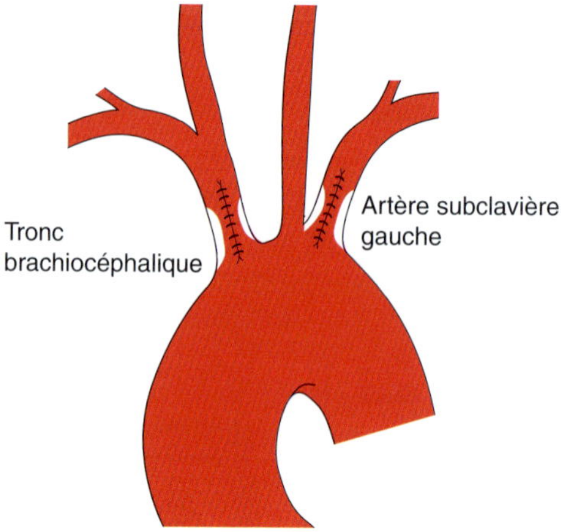

Fig. 11-12
Endartériectomie transthoracique du tronc brachiocéphalique droit ou et de l'artère subclavière gauche.
D'après la Fig. 6-5, de Myers KA, in Chant ADB, Barros D'Sa AAB (eds), *Emergency vascular practice*, Londres, Hodder Arnold, 1997.

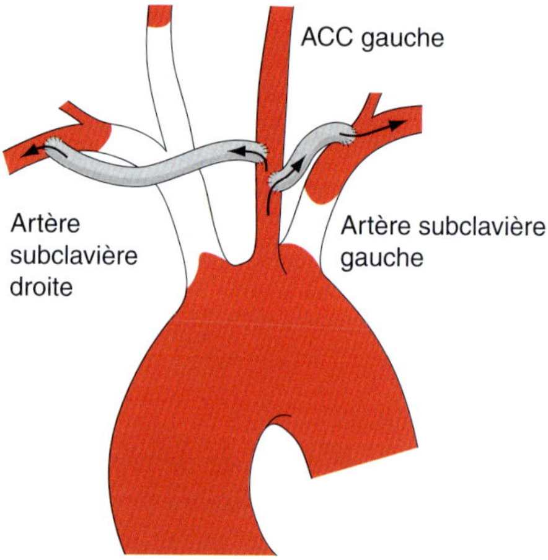

Fig. 11-13
Greffon synthétique extrathoracique reliant l'artère carotide commune à l'artère subclavière.
D'après la Fig. 6-8, de Myers KA, in Chant ADB, Barros D'Sa AAB (eds), *Emergency vascular practice*, Londres, Hodder Arnold, 1997.

CE QUE LES MÉDECINS DOIVENT SAVOIR

- Y a-t-il une sténose, une occlusion, une maladie anévrismale ou vasospastique, et quelle en est sa nature ?
- Y a-t-il des modifications du signal Doppler et une baisse des pressions dans le bras lors de la manœuvre du salut militaire pouvant révéler un syndrome du défilé thoracique ?
- Quelle est l'artère dominante de la main, élément nécessaire avant de décider de l'utilisation de l'artère radiale comme greffon pour un pontage ?
- Où la cartographie montre-t-elle des veines superficielles qu'il serait possible d'utiliser pour des greffons de pontage artériel ?
- Y a-t-il une atteinte occlusive de l'arcade palmaire, des artères métacarpiennes ou des artères digitales ?

ASPECTS CLINIQUES : AUTRES PATHOLOGIES

FISTULES ARTÉRIOVEINEUSES ET FISTULES D'HÉMODIALYSE

Techniques

Chez les patients ayant une insuffisance rénale, les interventions ont pour but de disposer d'une grosse veine permettant des ponctions répétées à l'aiguille afin de dériver le sang vers la machine d'hémodialyse. L'anastomose pour une fistule artérioveineuse (FAV) peut intéresser les veines du poignet (Fig. 11-14) ou de la région cubitale (Fig. 11-15). Plusieurs méthodes sont utilisées pour l'anatosmose entre l'artère et la veine (Fig. 11-16). Elles peuvent être également connectées par l'intermédiaire d'un greffon veineux ou synthétique, habituellement en PTFE (Fig. 11-17). Il est souhaitable de réaliser la FAV ou le greffon au niveau de l'avant-bras non dominant, mais il est des cas où il peut être nécessaire d'utiliser le bras dominant ou le membre inférieur (Fig. 8-19, p. 166).

Fistules et maturation du greffon

Il existe une phase de « maturation » d'environ 6 semaines durant laquelle la veine s'élargit progressivement pour permettre des ponctions répétées à l'aiguille. La veine efférente peut ne pas avoir une maturation suffisante :

- s'il y a des afférences veineuses ;
- si une veine perforante « vole » le flux de la veine superficielle ;

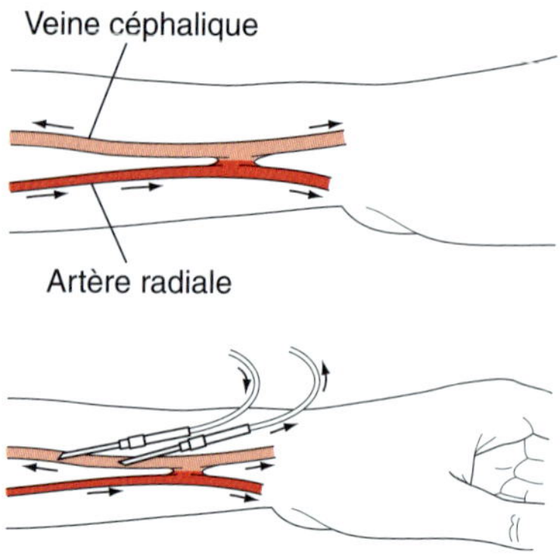

Fig. 11-14
FAV latéro-latérale du poignet.
a. La technique habituelle est d'anastomoser la veine céphalique à l'artère radiale.
b. La veine est ponctionnée pour permettre le passage du sang vers la machine de dialyse ainsi que son retour.
D'après la Fig. 7-11, d'Uldall R, *Renal nursing*, Oxford, Blackwell, 1988. Reproduction autorisée.

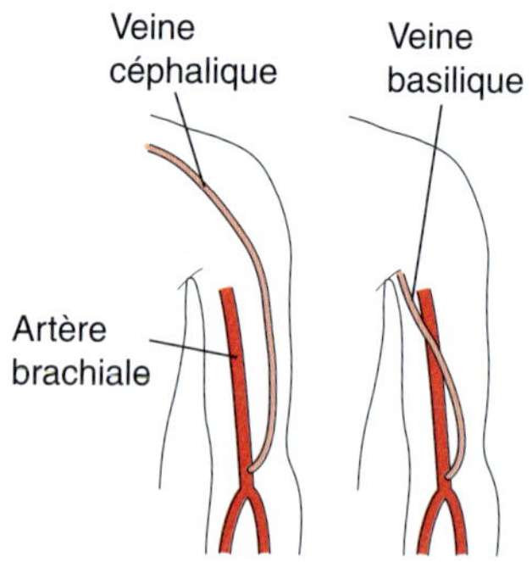

Fig. 11-15
FAV terminolatérale au niveau de la fosse cubitale. L'anastomose peut intéresser la veine céphalique ou la veine basilique.
D'après les Fig. 7-14 et 7-15, d'Uldall R, *Renal nursing*, Oxford, Blackwell, 1988. Reproduction autorisée.

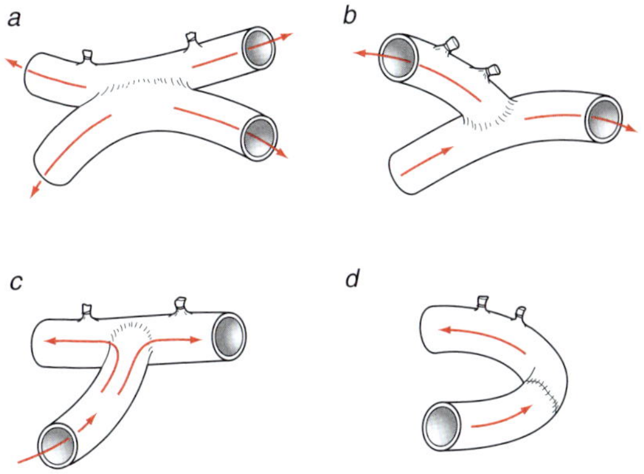

Fig. 11-16
Techniques d'anastomoses artérioveineuses.
a. Latéro-latérale.
b. Terminale sur la veine et latérale sur l'artère.
c. Terminale sur l'artère et latérale sur la veine.
d. Termino-terminale.
D'après la Fig. 23-2, de Fahey V, *Vascular nursing*, Philadelphie, WB Saunders, 1994. Reproduction autorisée.

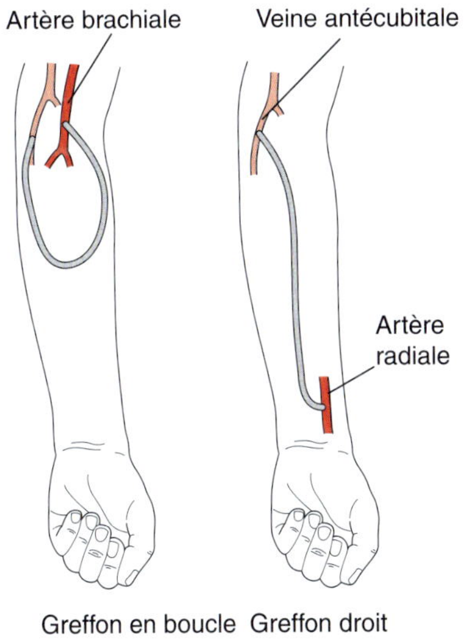

Fig. 11-17
Technique de FAV d'hémodialyse.
D'après la Fig. 7-17, d'Uldall R, *Renal nursing*, Oxford, Blackwell, 1988. Reproduction autorisée.

- si l'écoulement veineux est inadéquat ;
- si la veine est trop profonde pour la canulation.

Complications

Les complications comprennent :

- la thrombose de la veine efférente ou du greffon liée aux canulations répétées qui interrompent l'écoulement ;
- une sténose anastomotique, habituellement due à une hyperplasie néo-intimale, mais aussi à une hypoplasie liée à une boucle (*kinking*) ou à une plaque athéromateuse ;
- les hématomes et faux anévrismes ;
- les collections liquidiennes autour du greffon ;
- l'infection ;
- le « vol » de flux artériel au niveau de la main (Fig. 11-18).

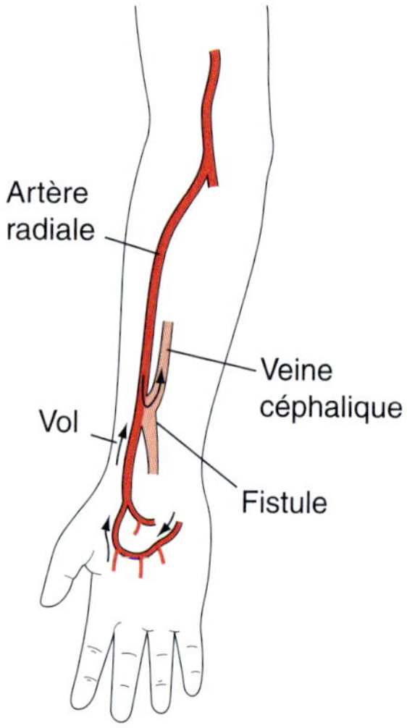

Fig. 11-18
Syndrome de vol lié à la FAV.
Le flux n'atteint pas la main à partir de l'artère radiale distale, le flux dans l'artère radiale proximale étant dirigé vers la veine.
D'après la Fig. 6-12, de Myers KA, in Chant ADB, Barros D'Sa AAB (eds), *Emergency vascular practice*, Londres, Hodder Arnold, 1997.

La détection précoce de tout dysfonctionnement du greffon permet une correction avant que celui-ci ne se thrombose. Environ un tiers des patients asymptomatiques ont une anomalie qui peut être mise en évidence par ultrasons. Les signes cliniques qui suggèrent un dysfonctionnement de la fistule ou du greffon ou bien leur occlusion sont :

- l'échec de la dilatation ou de la maturation des veines ;
- l'augmentation des pressions veineuses ;
- le gonflement du bras ;
- un flux de dialyse insuffisant ;
- une réduction du « thrill » palpatoire de la fistule ;
- un faux anévrisme palpable.

Traitement

Une sténose ou une thrombose de la fistule ou du greffon peuvent nécessiter une révision chirurgicale, une dilatation percutanée au ballonnet ou une thrombolyse percutanée.

Renseignements à fournir au médecin prescripteur

- Les systèmes veineux et artériel du patient conviennent-ils pour la construction d'une fistule ou d'un greffon ?
- Une fistule peut-elle être créé ou bien un greffon est-il nécessaire ?
- Quel est le meilleur site pour la fistule ou le greffon ?
- La veine efférente subit-elle une maturation satisfaisante pour permettre l'hémodialyse ?
- La fistule ou le greffon restent-ils indemnes de complications ?

CARTOGRAPHIE DES VAISSEAUX MAMMAIRES INTERNES

Les artères mammaires internes droite et gauche sont fréquemment utilisées pour des greffons de pontage artériel coronaire. L'ultrasonographie est utilisée pour déterminer leur présence, mesurer leur longueur et leur diamètre avant intervention, ainsi que pour la surveillance de leur perméabilité après l'intervention, alors que leur flux acquiert les caractéristiques des flux artériels coronaires avec un flux prédominant en diastole.

De plus, artères et veines mammaires internes sont utilisées pour maintenir la viabilité de lambeaux libres de peau, muscle ou cartilage utilisés pour palier un défect tissulaire en chirurgie plastique.

ÉCHO-DOPPLER

L'écho-Doppler comporte l'examen des artères depuis la crosse aortique jusqu'au poignet, et celui des veines depuis le membre supérieur jusqu'à la VCS. Le balayage des membres supérieurs est parfois un défi en raison des variantes anatomiques et des difficultés dans l'examen de la région claviculaire.

ASPECTS NORMAUX

Artères du membre supérieur

Les valeurs normales de VSM ne sont pas solidement établies. Les courbes normales sont triphasiques, mais les résistances périphériques diminuent avec l'exercice musculaire du membre et lorsque la température du membre ou de la main augmente, ce qui entraîne un aspect monophasique de la courbe avec un flux continu durant la diastole. Lorsque la température cutanée diminue, les tracés restent triphasiques mais leur vélocité diminue.

Veines du membre supérieur

- L'inspiration profonde diminue le flux veineux (voir chapitre 4, p. 78).
- La manœuvre de Valsalva diminue le flux veineux.
- On observe un remplissage couleur complet lors de la compression d'amont.
- Un flux pulsatile est observé au niveau des veines jugulaires et innominées.
- Les veines proximales ont un flux qui est modulé par la respiration.
- Un reniflement brutal entraîne un collapsus transitoire des veines proximales et une brève augmentation du flux veineux.
- Lorsqu'elles sont accessibles, les veines sont compressibles.

Fistules artérioveineuses et greffons d'hémodialyse

Pour que des vaisseaux soient considérés comme appropriés pour une fistule d'hémodialyse, les conditions suivantes sont requises :

- les artères sont normales avec un flux triphasique continu depuis les gros vaisseaux naissant de la crosse aortique jusqu'au poignet ;
- il existe une structure veineuse de diamètre > 3,5 mm permettant un écoulement veineux continu ;
- il n'y a pas de thrombose veineuse ni d'épaississement pariétal ;
- la veine choisie est accessible pour une canulation.

Une fistule ou un greffon sont considérés comme matures lorsque la veine efférente a un diamètre > 3,5 mm sur une longueur > 3 cm.

Les caractéristiques d'une fistule ou d'un greffon artérioveineux fonctionnant normalement sont :

- une VSM élevée, de 100 à 350 cm/s au niveau de la fistule ou du greffon (Fig. 11-19) ;

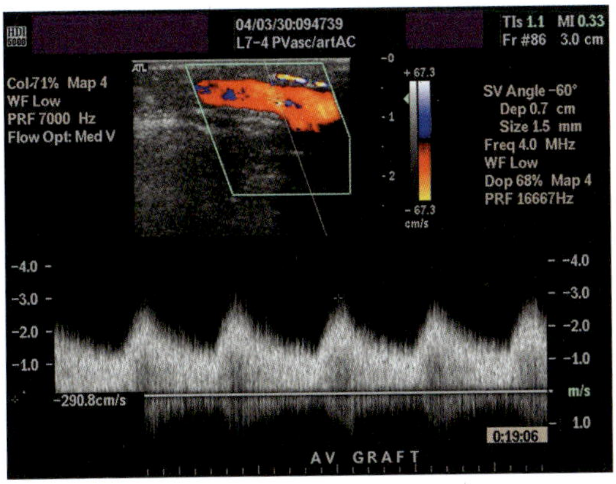

Fig. 11-19
Enregistrement spectral d'un greffon artérioveineux d'hémodialyse fonctionnant normalement.

- un tracé spectral à basse résistance avec un élargissement spectral au niveau de la fistule ou du greffon ;
- un tracé à basse résistance dans l'artère efférente et un flux pulsatile dans la veine efférente ;
- un épaississement de la paroi de la veine adjacente à la fistule ou au greffon dans la zone d'anastomose.

INDICATIONS DE L'ÉCHO-DOPPLER

- Syndrome du défilé thoracique avec des signes artériels, veineux ou neurologiques.
- Maladie des grosses artères entraînant une claudication de l'avant-bras ou une ischémie de la main.
- Syndrome de Raynaud entraînant une ischémie de la main.
- Masse pulsatile dans la région axillaire.
- Cartographie artérielle et veineuse pour choisir les vaisseaux pouvant servir de greffon pour un pontage artériel coronaire ou un pontage artériel des membres inférieurs.
- Surveillance après mise en place d'un greffon pour pontage.
- Étude des artères et des veines en vue de leur utilisation pour une fistule ou un greffon artérioveineux.
- Étude de l'effet sur la vascularisation de la main d'une fistule ou d'un greffon artérioveineux avant sa réalisation.
- Examens successifs de contrôle de la maturation d'une fistule ou d'un greffon artérioveineux.

- Examens successifs de contrôle pour détecter d'éventuelles complications au niveau d'une fistule ou d'un greffon artérioveineux.

CRITÈRES DIAGNOSTIQUES

Artères des membres supérieurs

Les critères de sténose artérielle du membre supérieur ne sont pas bien établis. On utilise en général les mêmes critères que pour les artères des membres inférieurs (voir chapitre 8, p. 170). Les critères utilisés pour le diagnostic de sténose sous-clavière sont discutés au chapitre 6, p. 115.

Veines des membres supérieurs

La thrombose d'une veine de gros calibre est diagnostiquée sur les signes suivants :

- perte de la compressibilité lorsque cette dernière peut être étudiée ;
- visualisation d'un thrombus en mode B ;
- disparition du flux en Doppler spectral ou en Doppler couleur ;
- flux diminué, variations respiratoires diminuées ou absentes (Fig. 11-20), et réponse diminuée ou absente à la manœuvre de Valsalva ou lors d'un reniflement, suggérant ainsi une occlusion proximale ;
- présence d'un flux qui n'augmente pas avec la compression d'amont, indiquant ainsi une obstruction située entre la sonde et le site de compression ;
- présence de veines collatérales.

Sténose de fistule ou de greffon artérioveineux

Critères utilisés pour le diagnostic de sténose ou d'occlusion

Sténose :

- VSM > 400 cm/s ou augmentation brutale du ratio de VSM à 3:1 dans la fistule ou l'artère afférente ;
- VSM < 50 cm/s dans la veine efférente
- nombreuses turbulences dans la veine efférente ;
- diamètre de la veine efférente < 3,5 mm en mode B (échec de maturation).

Sténose ou occlusion :

- flux diminué dans l'artère et dans la veine ;
- flux pulsatile dans l'artère mais pas dans la veine.

Occlusion :

- absence de flux tant en Doppler spectral qu'en Doppler couleur au niveau de l'artère, de la veine ou du greffon.

La suspicion du dysfonctionnement de la fistule ou du greffon doit être étudiée par artériographie.

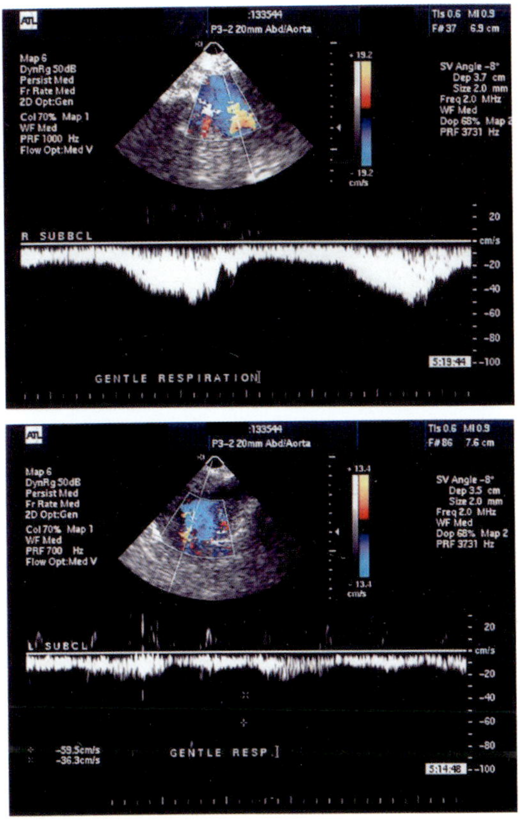

a *b*

Fig. 11-20
Modulation respiratoire au sein d'une veine subclavière, mise en évidence en Doppler spectral.
a. Modulation respiratoire dans une veine subclavière droite normale.
b. Diminution de la modulation respiratoire en aval d'une veine subclavière gauche partiellement thrombosée.

PROTOCOLES D'EXAMENS

Suivre les techniques d'examen des artères et veines périphériques abordées au chapitre 2, p. 38-40.

PRÉPARATION DU PATIENT

S'assurer que le cou et les bras sont accessibles. Interroger le patient sur la nature de ses symptômes et leur mode de survenue. Lui expliquer les manœuvres destinées à explorer le syndrome du défilé thoracique et trouver les positions qui font réapparaître les symptômes. Palper les pouls.

CHOIX DE LA SONDE

Utiliser une sonde linéaire de fréquence moyenne pour visualiser les vaisseaux jusqu'au coude. Une sonde de haute fréquence peut être nécessaire pour l'examen des vaisseaux au-delà du coude, des veines basiliques superficielles et céphaliques ainsi que des bras minces. Une sonde phased array de faible encombrement est utilisée au niveau de l'incisure jugulaire du sternum et pour visualiser les vaisseaux profonds de la base du cou.

VAISSEAUX DU DÉFILÉ THORACIQUE

Position du patient et choix de la fenêtre

Pour l'étude des vaisseaux proximaux, le patient doit être en position assise ou debout de telle sorte que sa ceinture scapulaire soit relâchée et tombe sous l'effet de la pesanteur, favorisant ainsi l'accès ultrasonore. L'examen des vaisseaux subclaviers et axillaires peut se faire avec des fenêtres suprasternales, supraclaviculaires ou infraclaviculaires. Il faut utiliser beaucoup de gel afin de maintenir un bon contact cutané dans la région de l'incisure jugulaire du sternum. L'artère axillaire est plus facile à visualiser lorsque le bras est en abduction et lorsque l'on utilise une voie d'abord axillaire, mais elle peut être également visible à travers une fenêtre antérieure. Il faut étudier les deux bras même lorsque les symptômes sont seulement unilatéraux.

Techniques d'examen des vaisseaux du défilé thoracique

Les manœuvres à utiliser pour l'étude du syndrome du défilé thoracique sont :

- l'abduction à 90° et 180° ;
- la position de « l'accolade militaire » : bras élevés à 90° avec les épaules poussées en arrière le plus loin possible ;
- la manœuvre d'Adson : bras pendants avec le cou tendu en arrière et la tête tournée du côté homolatéral, le patient maintenant une inspiration profonde ;
- n'importe quelle position qui reproduit les symptômes.

> **Attention**
> En cas de mouvement très prononcé des vaisseaux avec la respiration, demander au patient de ne plus respirer.

Tout d'abord, examiner les **artères** :

- avec le bras pendant, utiliser le mode B pour mesurer le diamètre luminal de l'artère subclavière en regard de la clavicule, et noter l'existence d'une éventuelle pathologie artérielle proximale ;
- utiliser le Doppler couleur et spectral pour mettre en évidence un aliasing et obtenir un tracé de l'artère subclavière proximale ;
- avec le bras pendant, utiliser le Doppler couleur pour mettre en évidence un aliasing, et utiliser le Doppler spectral pour mesurer la VSM dans les artères subclavières et axillaires en regard de la clavicule. Noter la présence éventuelle de turbulences poststénotiques ;
- répéter les manœuvres avec le bras dans différentes positions ;
- si une sténose serrée ou une occlusion sont mises en évidence au niveau de l'artère subclavière, examiner l'artère vertébrale homolatérale à la recherche d'un flux rétrograde ;
- noter des aspects amortis ou monophasiques des tracés au niveau de l'artère axillaire à distance d'une sténose ou d'une compression externe ;
- utiliser le mode B pour étudier les tissus mous adjacents ainsi que les structures osseuses autour de l'épaule.

Puis examiner les **veines** :

- visualiser la veine jugulaire interne depuis la base du cou jusqu'au plus haut possible en utilisant le mode B pour tester sa compressibilité, ainsi que le Doppler spectral et le Doppler couleur pour l'étude du remplissage couleur spontané, de la pulsatilité du flux et des modulations respiratoires ;
- faire réaliser au patient le test de reniflement pour déterminer si les veines se collabent, ce qui suggère qu'elles sont indemnes de thrombus ;
- avec le bras pendant, étudier les veines subclavières et axillaires dans des plans longitudinal et transversal pour mesurer les diamètres veineux et étudier les flux, la compressibilité ainsi que tout autre pathologie ;
- rechercher une compression veineuse extrinsèque, le bras étant dans des positions variées ;
- étudier la veine axillaire pour rechercher une dilatation due à une obstruction proximale ou à une occlusion.

> ***Attention***
> - Il peut y avoir une riche collatéralité veineuse au niveau du cou.
> - Les interférences dues aux structures osseuses peuvent masquer un thrombus sous-clavier proximal.
> - La couleur peut masquer un thrombus non occlusif si le gain couleur et la priorité sont réglés à un niveau trop élevé.
> - Un angle d'insonation de 90° empêche le remplissage couleur des vaisseaux.
> - Les vaisseaux subclaviers peuvent être le siège d'une image en miroir située profondément par rapport à l'interface de haute impédance plèvre–poumon qui est à l'origine d'un artéfact d'enregistrement.

VAISSEAUX DU MEMBRE SUPÉRIEUR AU-DELÀ DU DÉFILÉ THORACIQUE

Position du patient et choix de la fenêtre

Le patient étant en position debout, tourner son bras en rotation externe pour visualiser les vaisseaux du bras à partir d'une fenêtre interne entre les muscles triceps et biceps. Pour les artères les plus distales, il est plus facile de balayer avec le patient en décubitus. Pour les veines, l'examen du patient se fait en position assise ou debout afin de favoriser le remplissage qui facilite l'identification des veines. Pour le bilan pré- et postopératoire d'une fistule ou d'un greffon artérioveineux, utiliser un garrot veineux placé à la partie supérieure du bras afin de dilater les veines.

Techniques d'examen des artères des membres supérieurs

- Balayer en Doppler couleur les grosses artères du bras et de l'avant-bras, et utiliser le Doppler spectral pour enregistrer leurs VSM ; noter les segments de sténose ou d'occlusion et les situer par rapport au coude ou au poignet.
- Les VSM diminuent progressivement vers la périphérie ; il faut donc continuellement diminuer l'échelle couleur pour s'assurer d'un remplissage couleur satisfaisant.
- L'artère radiale est plus dans le prolongement de l'artère brachiale que l'artère ulnaire.
- Enregistrer les VSM au niveau de l'arcade palmaire et des artères métacarpiennes avant et après compression des artères radiale et ulnaire comme pour le test d'Allen (Fig. 11-21).

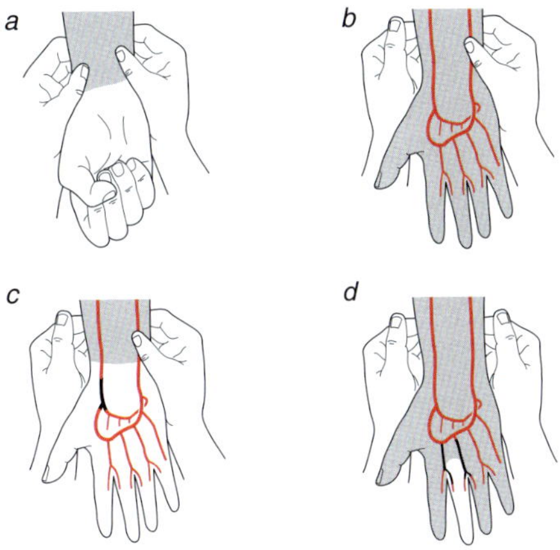

Fig. 11-21
Test d'Allen.
a. On comprime les artères radiale et ulnaire, et la main est sollicitée afin de provoquer une ischémie.
b. Chez un patient normal – la compression de l'une ou des deux artères est relâchée et l'on note une reperfusion rapide de la main.
c. Occlusion de l'artère radiale – la compression de l'artère radiale est relâchée mais il n'y a pas de reperfusion immédiate.
d. Occlusions de l'artère métacarpienne – la compression artérielle est relâchée et tous les doigts sont reperfusés à l'exception du doigt affecté par la maladie.
D'après la Fig. 6-3, de Myers KA, in Chant ADB, Barros D'Sa AAB (eds), *Emergency vascular practice*, Londres, Hodder Arnold, 1997.

Techniques d'examen des veines des membres supérieurs

- L'étude de l'incontinence n'est pas réalisée car les varices des membres supérieurs sont rares.
- Balayer les veines axillaire, brachiale, radiale, ulnaire, céphalique et basilique à la recherche d'une thrombose (voir chapitre 9, p. 195).

Attention
- Un tronc nerveux normal peut facilement être pris à tort pour une veine brachiale thrombosée.
- Il peut y avoir des duplications veineuses brachiales – s'assurer que les deux veines sont bien identifiées.
- Les veines profondes de l'avant-bras sont de petit calibre et difficiles à visualiser.

Techniques d'examen pour évaluer la faisabilité d'une fistule ou d'un greffon artérioveineux

- En Doppler spectral, étudier la modulation et la pulsatilité des veines brachiocéphalique, jugulaire interne et subclavière.
- En Doppler couleur avec des manœuvres d'accélération distale du flux et de compression en mode B, étudier la perméabilité de toutes les veines profondes et superficielles des membres supérieurs
- Noter le niveau de toute afférence ou veine perforante qui communique avec les veines céphalique ou basilique, et mesurer son niveau par rapport au pli du coude. S'assurer que les veines céphalique et basilique sont superficielles quel que soit le niveau d'examen.
- En mode B, mesurer le diamètre des veines céphalique et basilique en notant la localisation et l'étendue par rapport au pli du coude de tout segment < 3,5 mm de diamètre.
- Utiliser le Doppler couleur et le Doppler spectral pour s'assurer de la perméabilité de toutes les artères du membre supérieur et pour quantifier éventuellement le degré de sténose. Utiliser le mode B pour classer les différents types de plaques.

Techniques de balayage pour l'examen d'une fistule artérioveineuse ou d'un greffon

- Faire l'examen un jour où il n'y a aucun pansement.
- Examiner le patient en décubitus, le bras sur le côté.
- Régler l'échelle couleur à un niveau élevé pour minimiser en Doppler couleur l'aliasing qui peut être observé au niveau des vaisseaux qui circulent rapidement.
- Utiliser le mode B pour mesurer la lumière et les diamètres du greffon.
- Utiliser le Doppler couleur pour déterminer le sens du flux et détecter une sténose.
- Commencer par le Doppler spectral de l'artère brachiale dans son segment distal. Continuer en appliquant le volume d'échantillonnage tout le long de l'artère afférente jusqu'à l'anastomose, en recherchant une sténose ou une occlusion.
- Enregistrer un tracé artériel à distance de l'anastomose pour déterminer le sens du flux et détecter un « vol ».
- Ajuster l'angle du curseur lorsque le volume d'échantillonnage intéresse la connexion à la veine afférente, et continuer le balayage vers la veine subclavière.
- Mesurer les diamètres et évaluer la perméabilité des veines céphalique, basilique, brachiale, axillaire et subclavière.
- Mesurer la longueur et noter la localisation par rapport au pli du coude de tout segment de la veine efférente < 3,5 mm de diamètre.

- Mesurer par rapport au pli du coude la localisation des zones de réduction de diamètre, de thrombus, de dilatation anévrismale, de sténose artérielle ou d'occlusion.

> *Attention*
> •Des cônes d'ombre acoustique peuvent empêcher l'insonation complète d'un greffon artérioveineux.
> •La veine efférente d'une fistule ou d'un greffon artérioveineux est très superficielle, et des précautions doivent être prises pour éviter une compression qui pourrait créer un faux aspect de sténose de la veine.
> •La fistule ou le greffon peuvent avoir été mis en place dans des localisations éminemment variables.

Balayage des artères et veines mammaires internes

Il faut documenter la perméabilité, la longueur, le diamètre et les modes de division de ces artères et veines.

Balayage pour cartographie artérielle ou veineuse

- Utiliser le Doppler couleur et le Doppler spectral pour étudier la perméabilité et exclure une éventuelle sténose des artères radiales. Utiliser le mode B pour mesurer les diamètres et détecter les plaques.
- Utiliser le mode B pour étudier la perméabilité, le diamètre, la communication avec les perforantes et les afférences des veines superficielles. Utiliser le mode B pour tester la compressibilité et le Doppler couleur avec des manœuvres de compression d'amont afin de détecter un thrombus ou un épaississement de la paroi des veines.

AUTRES INVESTIGATIONS

TEST D'ALLEN

Le test d'Allen est utilisé comme un test clinique d'observation des changements de couleur cutanée afin d'établir la distribution d'une maladie artérielle occlusive des mains et des doigts (Fig. 11-21).

Le Doppler continu, la photopléthysmographie et l'écho-Doppler peuvent être utilisés en complément de l'observation clinique. On observe la présence et la direction du flux des artères radiale et ulnaire au niveau de la main à distance d'une compression active de chaque artère effectuée successivement au niveau du poignet. Les buts sont de :

- détecter une maladie artérielle occlusive des artères radiale, ulnaire, ou bien des arcades palmaires et de leurs branches, particulièrement en cas de syndrome de Raynaud ;
- déterminer laquelle de l'artère radiale ou de l'artère ulnaire est l'artère dominante de la main, avant de décider si l'on pourra utiliser l'artère radiale comme greffon et afin de vérifier que son exérèse n'entraînera pas d'ischémie de la main.

MESURES DE PRESSION

Utiliser le Doppler continu pour mesurer les pressions dans les artères brachiale, radiale et ulnaire. Une différence de pression > 20 mmHg entre les côtés droit et gauche au même niveau indique la présence d'une maladie occlusive du côté où la pression est la plus basse. Une différence de pression > 20–30 mmHg à différents niveaux du même bras indique la présence d'une maladie occlusive à son niveau. Comme au niveau des membres inférieurs, les artères très calcifiées peuvent entraîner des erreurs de lecture avec des pressions faussement élevées. Utiliser le Doppler continu pour cartographier les artères de l'arcade palmaire, les artères métacarpiennes et les artères digitales.

> **Attention**
> Ne pas gonfler un brassard sur une fistule ou un greffon artérioveineux par crainte d'entraîner une thrombose.

PHOTOPLÉTHYSMOGRAPHIE

- L'ultrasonographie dans l'étude du syndrome du défilé thoracique est complétée par l'enregistrement du flux artériel numérisé grâce à la photopléthysmographie (PPG). Placer un enregistreur de PPG à l'extrémité du majeur ou de l'index.
- Rechercher un tracé diminué ou absent avec le bras placé dans les différentes positions de recherche du syndrome du défilé thoracique.
- Rechercher un tracé diminué ou absent lors de la réalisation du test d'Allen.

Encadré 11-2
Images échographiques à enregistrer

- Enregistrer les tracés Doppler des vaisseaux listés dans l'encadré 11-1.

Pour les artères :
- enregistrer les tracés spectraux proches des sténoses et au niveau des sténoses artérielles ;
- mesurer en mode B les diamètres des dilatations anévrismales artérielles ainsi que les diamètres proximal et distal de l'artère adjacente normale.

Pour les veines :
- l'image double montrant la veine comprimée et non comprimée (si les structures osseuses ne les cachent pas durant la compression) ;
- enregistrer les tracés spectraux montrant le flux veineux avec sa modulation respiratoire spontanée et la réponse à la manœuvre de Valsalva ou à la compression distale ;
- enregistrer un éventuel thrombus veineux mis en évidence en mode B en coupes transversale et longitudinale ainsi qu'en Doppler couleur en notant s'il est occlusif ou partiel, si une reperméabilisation est présente, ainsi que sa localisation exacte et son étendue.

Pour les syndromes du défilé thoracique, avec le bras en position déclive et dans des positions reproduisant la symptomatologie :
- enregistrer les tracés spectraux et mesurer en mode B les diamètres de l'artère subclavière en regard de la clavicule ainsi que de l'artère axillaire ;
- enregistrer les tracés spectraux et mesurer en mode B les diamètres des veines subclavière et axillaire avec leur modulation respiratoire, et la réponse à la manœuvre de Valsalva ou à la compression distale.

Pour le bilan préopératoire d'une fistule ou d'un pontage artérioveineux :
- enregistrer les tracés spectraux de toutes les artères du membre supérieur ;
- enregistrer les tracés spectraux des veines proximales en montrant le flux lors de la respiration normale, et des réponses à la manœuvre de Valsalva ou à la compression distale ;
- faire des images doubles en mode B montrant les veines du membre supérieur et les veines jugulaires internes comprimées et non comprimées (quand les structures osseuses ne cachent pas les structures comprimées) ;

- enregistrer en mode B les diamètres des veines céphalique et basilique en notant leur distance par rapport à un repère lorsque leur diamètre est < 3,5 mm.

Pour le bilan postopératoire d'une fistule ou d'un greffon artérioveineux :
- mesurer en mode B les diamètres de l'artère afférente, de la fistule ou du pontage dans ses portions proximale, médiale et distale, ainsi que de la veine efférente ;
- enregistrer les tracés spectraux à ces niveaux ainsi que l'artère en aval de l'anastomose ;
- enregistrer les tracés spectraux au niveau de toute sténose en notant sa localisation exacte et son étendue.

CHAPITRE

12

Maladie rénovasculaire

L'échographie est utilisée pour détecter la maladie rénovasculaire, planifier et suivre l'évolution après traitement. Comparativement à l'angiographie numérisée, le mode duplex a une sensibilité qui n'excède pas 95 % et une spécificité de 90 % pour la détection de sténose artérielle rénale. Toutefois, le produit de contraste iodé utilisé pour l'angiographie digitalisée est néphrotoxique et expose au risque d'altération de la fonction rénale en cas d'insuffisance rénale préexistante. D'autres techniques d'imagerie, en particulier l'angioscanner et l'angio-IRM, peuvent être indiquées lorsque l'examen en mode duplex n'est pas satisfaisant au plan technique.

ANATOMIE

Encadré 12-1

Vaisseaux dont l'examen doit figurer dans le compte-rendu

- Aorte
- Artères et veines rénales
- Artères segmentaires, interlobaires, interlobulaires et arquées

Autres vaisseaux dont l'étude n'est pas obligatoire

- Artère mésentérique supérieure (AMS)
- Artère iliaque commune (AIC)
- Artère iliaque interne (AII)
- Artère iliaque externe (AIE)
- Veine cave inférieure (VCI)

Les artères rénales vont de l'aorte jusqu'au hile rénal, dans l'espace rétropéritonéal, en arrière de l'AMS, tandis que les veines rénales se jettent dans la VCI (Fig. 12-1). Les artères rénales se divisent au niveau des hiles et des reins (Fig. 12-2).

ASPECTS CLINIQUES

ANATOMOPATHOLOGIE ET SYMPTÔMES CLINIQUES

Sténose ou thrombose artérielle rénale

Les sténoses artérielles rénales sont en général d'origine athéromateuse (Fig. 12-3). Elles sont plus rarement dues à une dysplasie fibromusculaire (Fig. 12-4), en particulier chez les femmes. L'occlusion est en règle due à une thrombose compliquant une lésion athéromateuse, et est rarement

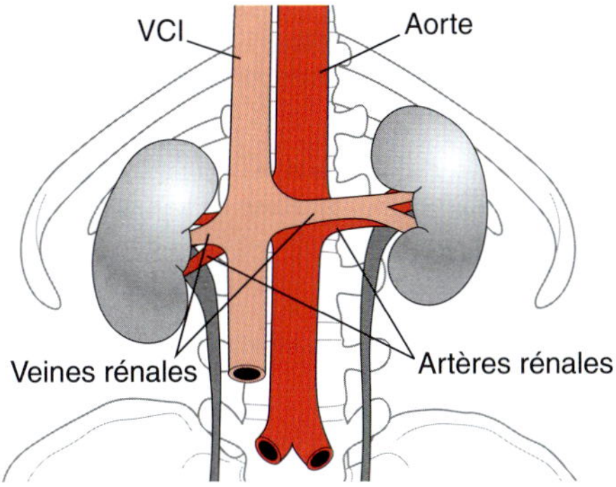

Fig. 12-1
Artères rénales.
•Elles sont doubles, naissent à peu près au même niveau en L1–L2, juste en dessous de l'AMS.
•Elles naissent approximativement à angle droit de l'aorte, l'artère rénale gauche étant plus postérieure que l'artère rénale droite.
•Elles sont fréquemment multiples, avec des artères rénales accessoires dans 15 % des cas qui naissent de l'aorte depuis les pôles supérieurs jusqu'aux pôles inférieurs des reins.
•L'artère rénale droite est plus longue que l'artère rénale gauche, et chemine en arrière de la VCI.
•L'artère rénale gauche a un trajet plus horizontal vers le rein.
Veines rénales.
•Elles cheminent antérieurement par rapport aux artères rénales.
•La veine rénale gauche est plus longue que la droite et rejoint la VCI entre l'aorte et l'AMS.
• Leurs afférences sont les veines gonadiques, surrénaliennes et lombales postérieures.

secondaire à une dysplasie fibromusculaire. Une circulation collatérale vers les branches principales peut se développer à partir d'artères extrarénales. La maladie artérielle rénale est souvent asymptomatique, mais peut conduire à l'hypertension rénale secondaire ou progressivement à l'insuffisance rénale.

Hypertension rénovasculaire

L'hypoperfusion rénale due à la maladie artérielle rénale peut entraîner la sécrétion de rénine par les cellules endocrines des glomérules. La rénine participe au feed-back qui régule la pression artérielle. La rénine est convertie en angiotensinogènes puis en angiotensines, ce qui induit une augmentation des résistances vasculaires périphériques. De plus, l'angiotensine a un effet sur la surrénale et stimule la sécrétion d'aldostérone pour retenir le sodium et l'eau. Ces deux effets concourent à la création de l'hypertension artérielle.

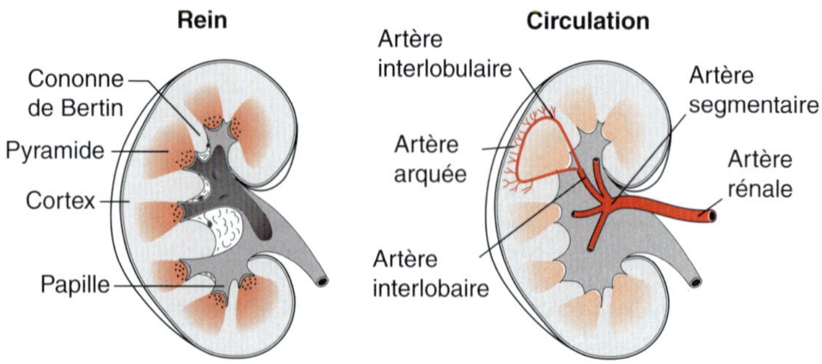

Fig. 12-2

Branches de chaque artère rénale.

•L'artère rénale se divise près du hile en branches antérieure et postérieure.

•Il existe cinq segments extrarénaux des artères rénales : apical, supérieur, moyen, inférieur et postérieur.

•Chaque artère donne une artère lobaire qui se divise en artères interlobaires et interlobulaires entre les pyramides rénales.

•Elles se terminent au niveau des artères arquées qui cheminent entre le cortex et la médulla.

• Les branches terminales sont les artérioles glomérulaires.

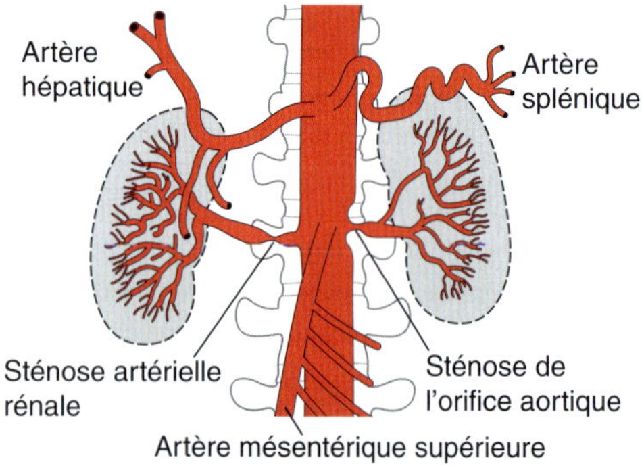

Fig. 12-3

Sténoses artérielles rénales d'origine athéromateuse.

À droite : plaque au niveau de l'artère rénale proximale.

À gauche : plaque de l'aorte adjacente (sténose ostiale).

D'après la Fig. 12-1d, de Myers KA, Marshall RD, Freidin J, *Principes of pathology*, Oxford, Blackwell, 1980. Reproduction autorisée.

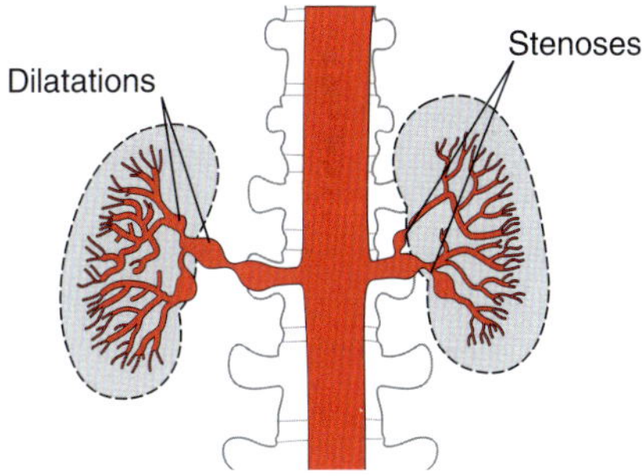

Fig. 12-4
Sténoses artérielles rénales en rapport avec une dysplasie fibromusculaire.
Sténoses multiples et dilatations dans les portions moyenne et distale des artères extrarénales.
D'après la Fig. 12-1, de Myers KA, Marshall RD, Freidin J, *Principes of pathology*, Oxford, Blackwell, 1980. Reproduction autorisée.

Néphropathie en rapport avec la maladie intrarénale

Les lésions peuvent être la conséquence de l'ischémie engendrée par la maladie artérielle rénale, ou être en rapport avec d'autres maladies primitives du rein, telles la néphropathie diabétique, les glomérulonéphrites, pyélonéphrites, nécroses tubulaires aiguës, la néphropathie aux analgésiques ou la néphro-angiosclérose. Elles entraînent des modifications morphologiques et fonctionnelles, avec une atteinte diffuse ou focale, constituée par des zones où la perfusion est diminuée ou absente, ce qui accroît les résistances vasculaires. Les patients ont une hypertension artérielle ou une créatininémie élevée. L'insuffisance rénale survient lorsque la quantité de néphrons fonctionnels est diminuée d'environ 80 %.

Thrombose veineuse rénale

La thrombose uni- ou bilatérale des veines rénales ou de la VCI peut être spontanée, secondaire à une maladie hématologique, ou en rapport avec l'extension d'un adénocarcinome rénal. Une tumeur rétropéritonéale ou des adénopathies peuvent être à l'origine d'une compression extrinsèque. La veine rénale gauche est parfois comprimée entre l'aorte et l'AMS : c'est le **nutcracker syndrome** (ou syndrome du casse-noisette).

La symptomatologie clinique peut être aiguë, associant masse du flanc, hématurie ou thrombocytopénie ; elle peut être chronique, connue sous le nom de **syndrome néphrotique**, avec protéinurie macroscopique et altération de la fonction rénale.

TRAITEMENT

L'hypertension rénovasculaire est initialement traitée médicalement. Une intervention est nécessaire lorsque l'hypertension n'est pas contrôlée ou lorsque la fonction rénale se détériore progressivement. On peut alors proposer une endartériectomie chirurgicale ou un pontage, mais les interventions qui sont actuellement les plus utilisées sont la dilatation par ballonnet et la mise en place de stents vasculaires.

L'insuffisance rénale est initialement traitée par dialyse péritonéale ou hémodialyse (voir chapitre 11, p. 247). Une transplantation rénale peut être proposée en cas d'insuffisance rénale définitive (Fig. 12-5).

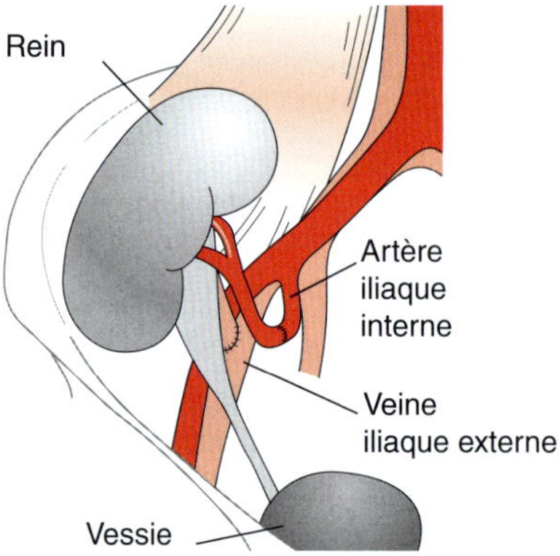

Fig. 12-5
Transplantation rénale.
•Rein dans la fosse iliaque.
•Anastomose termino-terminale de l'artère rénale avec l'artère iliaque interne, ou latéro-terminale avec l'artère iliaque commune, ou bien l'artère iliaque externe, ou l'aorte.
• Anastomose de la veine rénale avec une veine iliaque.
D'après Fig. p. 457, de Scott R, *Urology illustrated*, Elsevier, 1982.

RENSEIGNEMENTS À FOURNIR AU MÉDECIN PRESCRIPTEUR

- Existe-t-il une maladie des artères ou des veines rénales ; quelles sont sa localisation et sa sévérité ?
- Existe-t-il une maladie rénale ou des vaisseaux intrarénaux, et quelles sont sa localisation et sa sévérité ?
- Des modifications ultrasonores apparaissent-elles avec le temps lors de la surveillance d'une pathologie non traitée ?

■ Des modifications ultrasonores apparaissent-elles lors de la surveillance après dilatation de l'artère rénale, mise en place de stent, ou transplantation rénale ?

ÉCHO-DOPPLER RÉNAL

Encadré 12-2
Abréviations

- VSM : vitesse systolique maximale (cm/s)
- RAR : ratio réno-aortique = $VSM_{\text{artère rénale}}/VSM_{\text{aorte}}$
- VTD : vitesse télédiastolique (cm/s)
- RTD : ratio télédiastolique = VTD/VSM
- IR : indice de résistance = (1 – VTD/VSM) × 100
- TA : temps d'accélération = temps depuis le début du signal systolique jusqu'au pic systolique précoce (ms)
- IA : index d'accélération = montée systolique/fréquence de la sonde (cm/s^2) (KHz/s.MHz)

ASPECT NORMAL

Encadré 12-3
Mesures normales en écho-Doppler des artères rénales

Artères dans leur portion extrarénale :
- VSM : 50–150 cm/s
- RAR : 0,5–1,5
- VTD : < 50 cm/s

Artères au niveau du hile :
- TA : < 100 ms
- IA : > 3,8 cm/s^2

Vaisseaux intrarénaux :
- RTD : > 0,30
- IR : < 70

Reins en mode B :
- Longueur mesurée de pôle à pôle : > 9 cm
- Largeur : 4,5–6 cm
- Épaisseur corticale : 1–2 cm

Les **artères rénales** sont des artères terminales qui vascularisent des organes à faible résistance. Leur flux présente donc un pic systolique émoussé et un flux holodiastolique. Un élargissement spectral peut être noté lorsque l'on utilise une porte d'enregistrement large. La VSM diminue du tronc des artères rénales vers ses branches intrarénales. Les **veines rénales** ont un flux qui se dirige vers la VCI avec une modulation respiratoire et cardiaque.

INDICATIONS

- Hypertension artérielle incontrôlée.
- Hypertension artérielle chez les patients jeunes.
- Hypertension artérielle d'installation rapide.
- Souffle épigastrique ou des flancs.
- Surveillance après chirurgie rénale.
- Transplantation rénale.

Bilan avant intervention

Avant une dilatation au ballonnet ou la mise en place d'un stent, il est important de connaître :

- si la maladie se situe à l'ostium ou au niveau de l'artère rénale ;
- l'angle que fait l'artère rénale avec l'aorte ;
- s'il existe ou non des artères rénales accessoires.

D'autres techniques d'imagerie peuvent être nécessaires pour répondre à ces questions.

Avant transplantation rénale, il faut balayer l'aorte, la VCI, les artères et veines iliaques pour s'assurer que leur diamètre est suffisant et qu'il n'existe pas de pathologie à leur niveau.

Surveillance après traitement

La *dilatation de l'artère rénale au ballonnet* et la *mise en place de stent* imposent une surveillance postopératoire, car la corrélation est faible entre la resténose, le contrôle de la tension artérielle et la détérioration de la fonction rénale. Il est habituel de réaliser les examens de surveillance 1 et 6 mois après le traitement puis à un rythme annuel.

Les anomalies du **transplant rénal** qui peuvent être étudiées par ultrasonographie sont :

- les anomalies vasculaires : sténose artérielle ou veineuse rénale, thrombose ou compression, faux anévrisme ;
- les anomalies fonctionnelles : néphropathie ischémique à l'origine de nécrose tubulaire aiguë, rejet aigu ou chronique, néphropathie à la cyclosporine ;

- les anomalies morphologiques telles que l'hydronéphrose et les collections périrénales.

CRITÈRES DIAGNOSTIQUES

Sténose artérielle rénale

Seulement 80 à 90 % des artères rénales sont détectés par les échographistes experts. L'utilisation de produit de contraste ultrasonore améliore le taux de succès à plus de 95 %. Le Doppler puissance a une meilleure sensibilité pour les vaisseaux intrarénaux, mais expose aux artéfacts en flash. L'imagerie harmonique, lorsqu'elle est disponible, facilite l'identification en mode B des artères rénales et des reins. Les artères rénales accessoires sont rarement détectées par ultrasonographie et sont mieux mises en évidence par angioscanographie ou angio-IRM. Il n'y a pas actuellement de consensus en ce qui concerne les critères de détection des sténoses artérielles rénales critiques ou des anomalies parenchymateuses. Des faux négatifs peuvent être liés à une dysplasie fibromusculaire, à des sténoses des branches de division, à des artères rénales multiples ou à une fonction rénale altérée.

Encadré 12-4
Critères de sténose artérielle rénale (Fig. 12-6)

Sténose < 60 %

Artères extrarénales

- VSM : > 180 cm/s
- Pas de turbulence poststénotique
- RAR : 1,5–3,5.

Sténose > 60 %

Artères extrarénales

- VSM : > 180 cm/s
- Présence de turbulences poststénotiques
- RAR : > 3,5
- Présence d'un amortissement distal avec aspect en « tardus parvus » de la courbe spectrale.

Artères au niveau du hile

- TA : > 100 ms
- IA : > 3,7 cm/s^2

Le Doppler couleur peut mettre en évidence les turbulences poststénotiques. Les VSM peuvent redevenir normales à distance d'une sténose de l'artère rénale, mais sont souvent amorties. On préfère utiliser le ratio réno-aortique (*renal-aortic ratio* [RAR]) plutôt que les critères de VSM, sauf lorsque les VSM de l'aorte sont < 40 cm/s ou > 100 cm/s, ou bien lorsqu'il existe un anévrisme de l'aorte abdominale. Les mesures du temps d'accélération (TA) et de l'indice d'accélération (IA) (Fig. 12-6) ont été introduites, car elles ne dépendent pas de l'angle d'insonation et sont plus faciles à mesurer que les VSM artérielles ; néanmoins, elles sont moins sensibles pour la détection de la maladie artérielle rénale et ne permettent pas de distinguer une sténose sévère d'une occlusion.

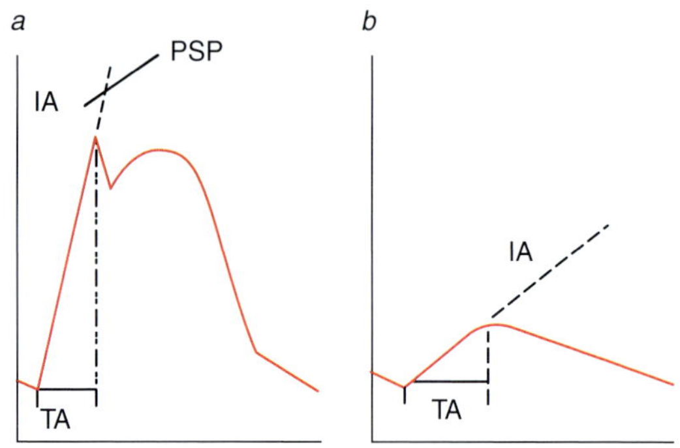

Fig. 12-6
Calcul du temps d'accélération (TA) de l'artère rénale par rapport au pic systolique précoce (PSP) et à l'indice d'accélération (IA).

a. Signal normal.

b. Signal artériel rénal de tardus parvus (tardus : accélération systolique ralentie ; parvus : pic systolique de basse amplitude) en rapport avec une sténose artérielle rénale.

D'après la Fig. 2, Lavoipierre AM, Dowling AJ, Little AF, Ultrasound of the renal vasculature, *Ultrasound Quarterly* 2000 ; 16 ; 123-32. Philadelphie, Lipincott Williams and Wilkins. Reproduction autorisée.

Thrombose de l'artère rénale

Les critères sont :

- une étude satisfaisante de l'artère rénale sans détection de flux ;
- une vélocité du flux sanguin rénal intraparenchymateux < 10 cm/s ;
- un TA augmenté au niveau du hile ;
- une atrophie rénale ;
- une circulation collatérale.

Atteinte artérielle intrarénale et maladie parenchymateuse

Chez un patient ayant une sténose artérielle rénale proximale, le TA peut être normal lorsque les résistances sont élevées, et ce en raison d'une néphropathie associée. Le RTD et la VSM peuvent tous deux être utilisés lors de la surveillance pour apprécier le rythme de progression de la maladie. L'IR préopératoire est prédictif de l'amélioration de la tension artérielle et de la fonction rénale après dilatation de l'artère rénale au ballonnet ou mise en place d'un stent – un IR > 80 % indique que le traitement a des risques d'être inefficace, tandis qu'un IR < 80 % prédit une bonne réponse.

Encadré 12-5

Critères d'atteinte artérielle intrarénale et parenchymateuse

Aspect du rein en mode B :
- longueur pôle à pôle < 8 cm et diminuée par rapport au rein controlatéral ;
- hyperéchogénicité corticale en mode B.

Caractéristiques Doppler des artères extrarénales :
- TA > 100 ms.

Caractéristiques Doppler des artères intrarénales :
- diminution du RTD
  - 0,25–0,30 : atteinte mineure ;
  - 0,20–0,25 : atteinte modérée ;
  - < 0,20 : atteinte sévère.
- IR > 80 ;
- une différence d'IR > 5 % comparativement au côté controlatéral pour une sténose unilatérale.

Thrombose de la veine rénale

Le diagnostic est établi lorsque la veine rénale est bien vue mais que l'on n'enregistre aucun signal Doppler à son niveau. Les autres signes sont : un défect de remplissage couleur de la lumière, l'absence de flux veineux au niveau du parenchyme, une néphromégalie, des veines intrarénales dilatées et des veines de circulation collatérale. Le diamètre de la veine rénale est augmenté à distance d'une compression due au syndrome *nutcracker*.

Transplantation rénale

Les ultrasons sont utilisés pour détecter les anomalies qui ne sont pas encore évidentes au plan clinique et pour rechercher les étiologies d'une altération de la fonction rénale.

- Un ratio de VSM artère rénale/artère iliaque commune > 0,3 associé à des turbulences poststénotiques est un critère diagnostique de sténose artérielle rénale > 60 %.
- Une diminution du flux diastolique, une augmentation de l'IR et du RTD sur des examens successifs peuvent indiquer, avant que les signes cliniques n'apparaissent, une nécrose tubulaire aiguë, un rejet ou une toxicité à la cyclosporine. Une diminution de l'IR est un bon signe en faveur de la régression d'une nécrose tubulaire aiguë ou d'un rejet.

PROTOCOLES D'EXAMEN

Suivre les techniques de balayage abdominal abordées au chapitre 2, p. 44.

PRÉPARATION DU PATIENT

L'examen est le plus souvent couronné de succès chez les patients minces et chez les enfants. Les vaisseaux peuvent être masqués par l'obésité, les gaz intestinaux, les mouvements respiratoires, un anévrisme de l'aorte abdominale, des calcifications artérielles, ou des cicatrices d'intervention chirurgicale. La localisation du transplant peut être déterminée d'après la topographie de la cicatrice dans la fosse iliaque droite ou gauche, tandis qu'une cicatrice dans les flancs suggère une néphrectomie. Le patient doit être préparé par une absence de prise orale dans l'heure qui précède l'examen ; après l'examen, il peut boire plusieurs verres d'eau (voir chapitre 3, p. 54).

CHOIX DE LA SONDE

Commencer avec une sonde courbe de basse fréquence. Utiliser une sonde phased array de basse fréquence et à faible empreinte pour anguler dans différentes directions, insoner entre les côtes et les gaz intestinaux et examiner les patients obèses.

POSITION DU PATIENT ET SÉLECTION DE LA FENÊTRE

Il est techniquement difficile de balayer les vaisseaux rénaux. Mettre le patient en décubitus dorsal, la tête surélevée sur le lit d'examen incliné à 10–20°, en position de Trendelenburg inversée pour que les viscères descendent doucement dans l'abdomen. Varier les positions en cas de dilatation anévrismale aortique, de tortuosité des vaisseaux ou de gaz intestinaux.

- **Aorte et artères rénales proximales** : utiliser une fenêtre antérieure au travers des muscles droits de l'abdomen.
- **Portions médiane et distale des artères rénales et reins** :
  - chez un patient mince, sans gaz, utiliser une voie d'abord antérieure, en angulant pour obtenir des images latérales droite et gauche ;
  - pour des patients obèses ou ayant des gaz, la voie d'abord passe par les flancs ou par voie intercostale, le patient étant en décubitus latéral.
- **Reins** : le patient étant en décubitus latéral, utiliser une fenêtre postérieure ou latérale à travers les espaces sous-costaux ou intercostaux. Ouvrir les espaces en demandant au patient d'étendre son bras au-dessus de sa tête ou d'étirer sa jambe.

Techniques d'examen de l'aorte

- Commencer l'examen au niveau du processus xiphoïde en coupe longitudinale pour évaluer l'aorte abdominale sur toute sa longueur. Noter une éventuelle tortuosité, une dilatation anévrismale ou des irrégularités artérielles pariétales. Faire un examen complet d'un éventuel anévrisme de l'aorte abdominale (voir chapitre 8, p. 173).
- Enregistrer les signaux spectraux le long de l'aorte. Enregistrer la VSM au niveau de l'aorte suprarénale et au niveau de l'AMS en coupe longitudinale pour pouvoir calculer le RAR.
- Étudier l'aorte en coupes transversales et se diriger en bas vers la veine rénale gauche jusqu'au niveau où elle croise antérieurement l'aorte et postérieurement l'AMS ; celle-ci constitue un repère fiable pour localiser les artères rénales. L'artère rénale droite est localisée approximativement à 10 h et l'artère rénale gauche approximativement à 4 h.

Techniques d'examen pour les artères et veines rénales

- Augmenter la vitesse de balayage pour bien enregistrer la montée systolique.

- Utiliser le Doppler couleur pour identifier chaque artère rénale au niveau de sa naissance de la paroi latérale de l'aorte juste en dessous de la veine rénale gauche.
- Commencer par l'aorte ou le hile rénal, garder un volume d'échantillonnage de petite taille, demander au patient d'arrêter de respirer pendant des intervalles de temps courts, et positionner le volume d'échantillonnage en Doppler spectral sur toute la longueur de chaque artère rénale et à son ostium.
- Enregistrer les vélocités au niveau de l'origine, et à chaque niveau où une sténose est détectée.
- Rechercher des artères rénales multiples.
- Rechercher une thrombose veineuse rénale, caractérisée par l'absence de couleur et l'absence de signal spectral au niveau de la veine.
- Rechercher un syndrome *nutcracker* où la veine rénale est comprimée entre l'AMS et l'aorte ; ce syndrome s'accompagne d'une dilatation veineuse rénale distale.

> **Conseil**
> L'artère rénale dans sa portion hilaire est le mieux identifiée en balayant le rein en coupe transversale.

Techniques d'examen des reins et de la circulation intrarénale

- Mesurer la hauteur pôle à pôle du rein (Fig. 12-7). Rechercher une augmentation de l'échogénicité corticale.

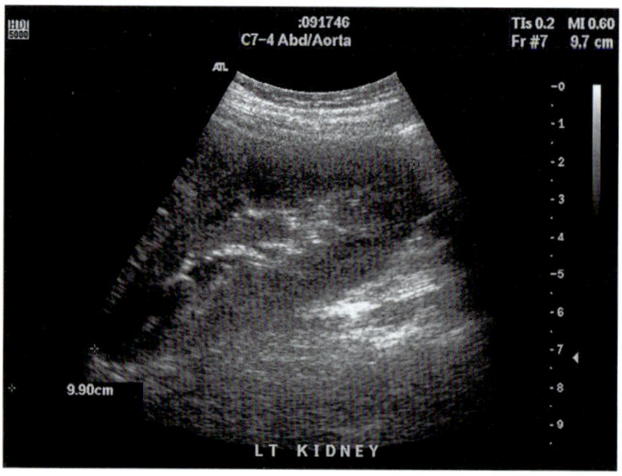

Fig. 12-7
Coupe longitudinale en mode B du rein.

- Utiliser le Doppler couleur ou le Doppler puissance pour identifier les artères et leurs branches (Fig. 1-21, p. 24). Utiliser un grand volume d'échantillonnage et supprimer la correction d'angle, car l'objectif est maintenant d'enregistrer la morphologie de la courbe Doppler et non les vélocités.
- Demander au patient de retenir sa respiration pour obtenir des spectres des artères segmentaires hilaires, des artères interlobaires, et des artères interlobulaires corticales des pôles supérieur et inférieur.
- Utiliser la modalité de calculs automatiques pour calculer le TA et l'IA au niveau du hile. Calculer le RTD et l'IR des artères intrarénales.
- Noter les anomalies non vasculaires tels que des kystes, des tumeurs, une hydronéphrose ou des calculs.

Techniques d'examen des greffons rénaux

- Examiner les artères iliaques sur toute leur longueur.
- Enregistrer l'artère rénale au niveau de l'anastomose puis continuer l'examen comme pour une artère rénale native. Étudier la perméabilité et mesurer la VSM au niveau de l'artère rénale et de l'anastomose. Étudier la perméabilité de la veine. Se rappeler que les anastomoses termino-latérales peuvent engendrer des turbulences sans augmentation des vélocités.
- La courbe d'enregistrement est normalement à haute résistance au niveau des artères iliaques et de leurs branches de division, et à basse résistance au niveau de l'artère rénale. Lorsque l'anastomose est faite avec l'artère iliaque externe, utiliser cette caractéristique pour distinguer l'artère rénale transplantée d'une branche iliaque. Lorsque l'anastomose a été faite avec l'artère iliaque interne, elle aura également un signal de basse résistance.
- Étudier le rein dans son intégralité pour détecter une diminution focale ou globale de la vascularisation parenchymateuse, et calculer l'IR au niveau des pôles supérieur et inférieur ainsi que de la région moyenne du transplant. Utiliser le mode B pour mesurer la longueur du rein, la recherche d'une hydronéphrose et des collections liquidiennes périrénales ; utiliser le Doppler couleur pour évaluer les anomalies vasculaires extrarénales ou les modifications intrarénales.
- Utiliser le Doppler puissance pour étudier l'aspect de la vascularisation du cortex.

Encadré 12-6
Images échographiques à enregistrer

- Échantillonner les tracés de Doppler spectral pour enregistrer les VSM et les VTD de l'aorte suprarénale, des deux artères rénales sur tout leur trajet, des artères au niveau du hile rénal ainsi que des vaisseaux interlobaires et interlobulaires.
- Calculer le TA et l'IA au niveau du hile, puis le RTD et l'IR au niveau des artères intrarénales.
- Enregistrer les tracés de Doppler spectral des deux veines rénales lorsque l'indication clinique le justifie.
- Enregistrer des tracés spectraux de tout site de sténose ou d'occlusion, en notant leur étendue et leur localisation depuis l'origine de l'artère rénale.
- Enregistrer les signes d'artériosclérose ou de dysplasie fibromusculaire.
- Enregistrer en mode B la mesure de la longueur de chaque rein (2 à 3 mesures pour calculer le résultat moyen).
- En Doppler puissance, montrer les images de la perfusion rénale.
- Enregistrer toute pathologie telle que kyste rénal ou calcul, ou bien anévrisme de l'aorte abdominale.

CHAPITRE

13

Artères digestives : affections du tronc cœliaque et des artères mésentériques

L'athérome est beaucoup moins fréquent au niveau de ces artères qu'au niveau d'autres axes artériels. La maladie intéresse habituellement les ostiums et peut être diagnostiquée par écho-Doppler chez plus de 90 % des patients. D'autres maladies non athéromateuses dont les aspects échographiques sont caractéristiques peuvent également affecter ces artères. L'écho-Doppler peut être suffisant pour détecter la maladie, planifier un traitement interventionnel et faire le suivi post-thérapeutique ; mais il est souvent utilisé pour sélectionner les patients devant bénéficier d'autres techniques d'imagerie.

ANATOMIE

Encadré 13-1

Artères dont l'examen doit figurer dans le compte-rendu

- Aorte abdominale
- Tronc cœliaque
- Artère splénique
- Artère(s) hépatique(s)
- Artère gastrique gauche
- Artère mésentérique supérieure (AMS)
- Artère mésentérique inférieure (AMI)

Les trois troncs artériels principaux issus de l'aorte abdominale et destinés au tractus gastro-intestinal sont le tronc cœliaque, l'AMS et l'AMI (Fig. 13-1 à 13-3). Il existe des voies anastomotiques potentielles entre ces trois systèmes (Fig. 13-4).

Les variantes anatomiques sont fréquentes, notamment :

- une artère hépatique droite naissant de l'AMS ;
- une artère hépatique commune naissant de l'aorte ;
- un tronc commun cœlio-mésentérique d'où naissent le tronc cœliaque et l'AMS.

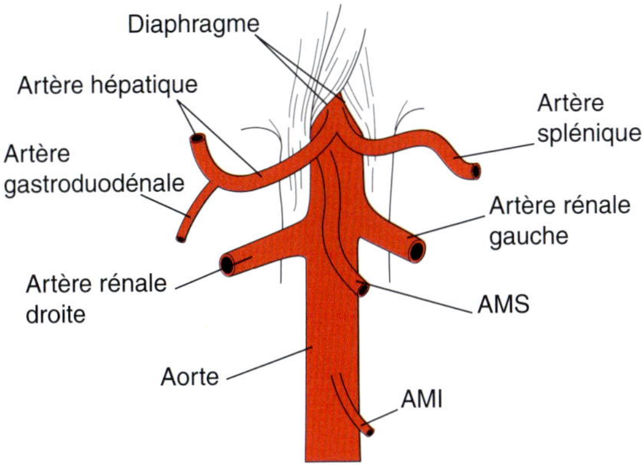

Fig. 13-1
Tronc cœliaque, AMS et AMI.
• Les trois troncs naissent de la face antérieure de l'aorte abdominale.
• Le tronc cœliaque est la première grosse branche de l'aorte abdominale.
• L'origine de l'AMS se situe 1 à 2 cm au-dessous de l'origine du tronc cœliaque, et celle de l'AMI se situe 3 à 5 cm au-dessus de la bifurcation aortique.

ASPECTS CLINIQUES

ANATOMOPATHOLOGIE, ASPECTS CLINIQUES ET TRAITEMENT

Ischémie mésentérique chronique

La sténose ou l'occlusion du tronc cœliaque ou des artères mésentériques ainsi que de leurs branches de division sont susceptibles d'entraîner une ischémie intestinale chronique. Le tronc cœliaque peut être comprimé par le ligament arqué médial. Pour que les symptômes cliniques apparaissent, en raison d'une riche circulation collatérale, il est nécessaire que deux ou trois des axes artériels soient le siège d'une sténose serrée ou d'une occlusion.

Une ischémie mésentérique est suspectée chez les patients qui ont une douleur postprandiale, un amaigrissement et une malabsorption, bien que ces symptômes soient généralement en rapport avec d'autres maladies plus fréquentes. La présentation clinique peut se résumer à de vagues symptômes abdominaux. Le traitement repose sur la reconstruction chirurgicale ou la mise en place de stent endovasculaire.

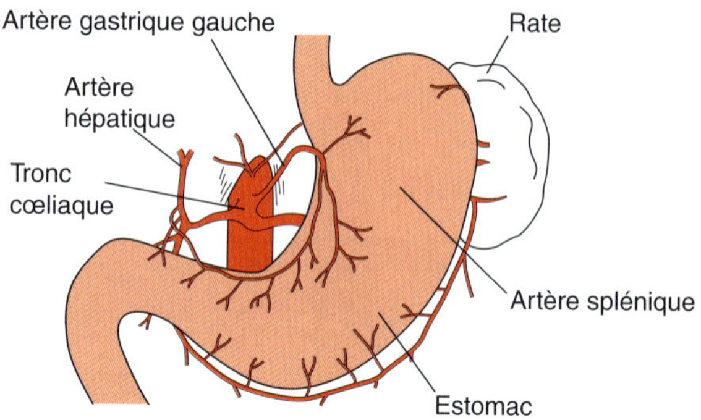

Fig. 13-2
Tronc cœliaque.
•Il se divise en artère hépatique commune, artère splénique et artère gastrique gauche à 1 à 2 cm de son origine.
•L'artère hépatique se divise en branches droite et gauche qui deviennent intrahépatiques au niveau du hile hépatique et sont accompagnées des veines portes droite et gauche.
•L'artère splénique est plus volumineuse que la veine splénique et a une topographie supérieure et antérieure.
•L'artère gastrique gauche est la plus petite des branches naissant du tronc cœliaque.
•Le tronc cœliaque vascularise le foie, l'estomac et la rate.
D'après la Fig. 19-1, de Strandness DE, *Collateral circulation in clinical surgery*, Philadelphie, WB Saunders, 1969. Reproduction autorisée.

Ischémie mésentérique aiguë

Une thrombose aiguë de l'AMS peut être due à un embol d'origine cardiaque. La thrombose aiguë de l'AMS, de ses branches distales et des veines mésentériques est souvent liée à une déshydratation sévère, à une thrombopathie, ou complique certaines thérapeutiques. Le tableau clinique comporte habituellement des douleurs abdominales, des saignements digestifs, des vomissements, une diarrhée, ou un état de choc profond. Le traitement repose sur la reconstruction chirurgicale et/ou la résection du segment d'intestin infarci.

Anévrismes des artères viscérales

Les anévrismes des artères viscérales ne sont pas fréquents. Ils peuvent intéresser les artères splénique, hépatique et l'AMS. Ils sont souvent détectés fortuitement par échographie ou devant la constatation d'une calcification pariétale en radiographie standard ; ils restent asymptomatiques jusqu'à ce qu'ils entraînent une rupture, qui est le plus souvent intrapéritonéale et dramatique. Le traitement repose sur la ligature, l'excision

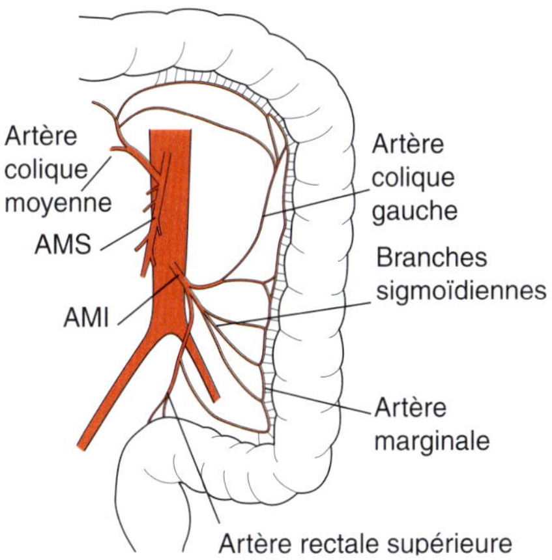

Fig. 13-3
AMS et AMI.
•L'AMS chemine à gauche de la veine mésentérique supérieure, en arrière de la veine splénique et de la veine porte, et en avant de la veine rénale gauche.
•À son origine, l'AMS est entourée d'un manchon de graisse échogène.
•L'AMS vascularise la portion distale du duodénum, l'intestin grêle et la portion proximale du côlon.
•L'AMI vascularise la portion distale du côlon et la portion supérieure du rectum.
D'après la Fig. 24-2, de Strandness DE, *Collateral circulation in clinical surgery*, Philadelphie, WB Saunders, 1969. Reproduction autorisée.

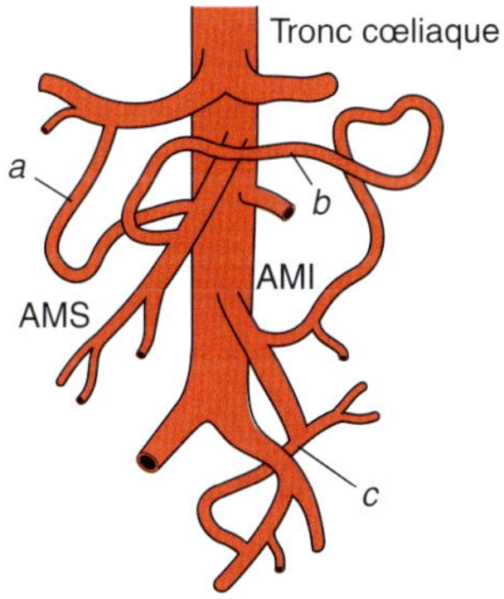

Fig. 13-4
Anastomoses reliant les trois principaux troncs artériels viscéraux.
a. Entre le tronc cœliaque et l'AMS par l'intermédiaire des artères gastroduodénales et pancréatico-duodénales.
b. Entre la branche colique moyenne de l'AMS et la branche colique gauche de l'AMI.
c. Entre la branche colique gauche de l'AMI et les branches rectales de l'artère iliaque interne – c'est « l'artère marginale de Drummond ».

ou le pontage. L'échographie permet de différencier un anévrisme d'un kyste abdominal.

DIAGNOSTICS DIFFÉRENTIELS

Les causes les plus fréquentes de douleurs abdominales chroniques ou aiguës sont :

- l'appendicite ;
- la cholécystite ;
- la pancréatite ;
- l'ulcère peptique ;
- la colique néphrétique ;
- la rupture d'anévrisme abdominal ou la prérupture.

CE QUE LES MÉDECINS DOIVENT SAVOIR

- Y a-t-il une sténose du tronc cœliaque, de l'AMS ou de l'AMI et quelle est sa sévérité ?
- Y a-t-il des signes de compression extrinsèque à l'origine du tronc cœliaque ?
- Y a-t-il une thrombose d'une ou de plusieurs artères ou de leurs branches ?
- Existe-t-il un anévrisme d'une ou des artères ; quels sont sa localisation et son diamètre ?
- Quelle est la direction du flux dans les voies de circulation collatérales chez les patients ayant une sténose ou une occlusion du tronc cœliaque ou de l'AMS ?
- Existe-t-il des variantes anatomiques ?

ÉCHO-DOPPLER

FLUX ARTÉRIEL NORMAL

Tronc cœliaque

Le tronc cœliaque et ses principales branches de division ont les mêmes aspects de flux à basse résistance avec une montée systolique raide due au passage du flux dans le foie et la rate, et une VSM < 200 cm/s (Fig. 13-5). L'ingestion alimentaire ne modifie pas le flux. L'artère gastrique est rarement visible en ultrasonographie. Le flux de l'artère splénique peut être turbulent en raison de la tortuosité de cette artère.

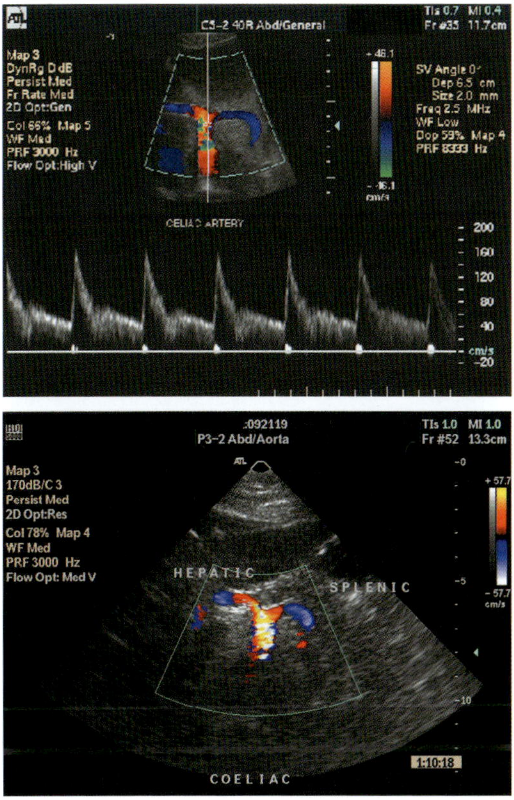

a

b

Fig. 13-5

Tronc cœliaque normal.

a. Enregistrement en Doppler spectral.

b. Aspect en Doppler couleur.

Noter le « signe de la mouette » formé par la bifurcation entre l'artère hépatique et l'artère splénique.

AMS

L'aspect du flux varie en fonction de l'activité métabolique des intestins (Fig. 13-6). À l'état de jeûne, l'AMS a normalement l'aspect d'une artère à haute résistance avec une montée systolique raide et une composante diastolique variable pouvant comporter un flux faiblement positif, un flux rétrograde ou les deux. La VSM est $<$ 275 cm/s et se situe habituellement entre 100 et 140 cm/s. Après l'ingestion d'un repas, on observe une augmentation considérable du flux mésentérique supérieur dans un délai de 20 à 30 min, une chute des résistances, un triplement de la VTD et une augmentation du diamètre artériel.

a

b

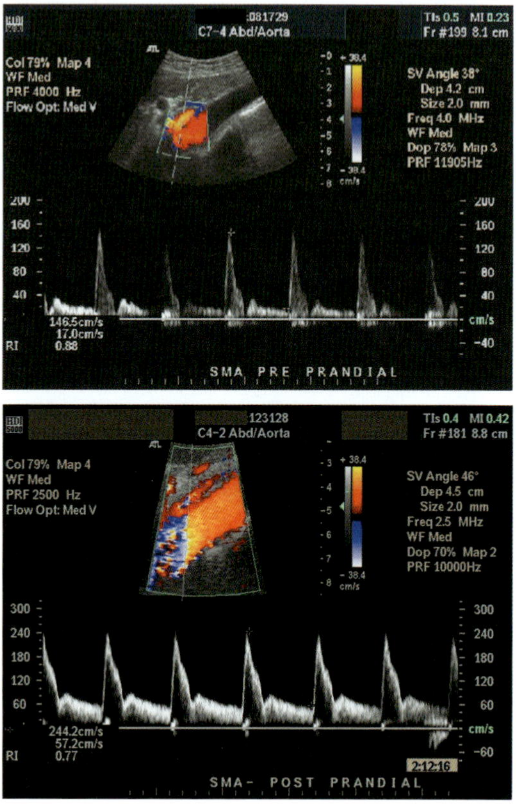

Fig. 13-6
Analyse spectrale des tracés de l'AMS.
a. Signal de haute résistance à jeûn.
b. Augmentation des vélocités avec notamment des vélocités diastoliques élevées et une absence de flux rétrograde après un repas standard.

Variations anatomiques

En cas de tronc commun cœlio-mésentérique, on observe un signal de basse résistance à l'ostium se transformant en signal de haute résistance dans l'AMS à distance de l'origine des artères hépatique et splénique. Un signal de basse résistance sera également observé à la portion proximale de l'AMS si l'artère hépatique commune ou l'artère hépatique droite naissent plus à distance.

AMI

Lorsqu'elle est visualisée, le spectre de l'AMI est semblable à celui de l'AMS, avec un aspect à haute résistance mais avec un flux diastolique moins négatif. Les valeurs normales et anormales de VSM ne sont pas définies, mais les vélocités ne sont pas aussi élevées qu'au niveau de l'AMS. Elles ne sont pas affectées par l'ingestion alimentaire.

INDICATIONS DE L'ÉCHO-DOPPLER

Les symptômes et les signes qui peuvent faire indiquer l'examen sont :

- les douleurs abdominales ;
- une perte de poids non spécifique ;
- une malabsorption ;
- un souffle épigastrique.

L'exploration des artères viscérales est nécessaire dans le but de :

- détecter une ischémie mésentérique ;
- mettre en évidence une compression cœliaque par le ligament arqué médial ;
- détecter un anévrisme d'une artère viscérale ;
- suivre l'évolution d'une sténose artérielle connue ;
- assurer la surveillance après intervention pour sténose.

CRITÈRES DIAGNOSTIQUES

Les critères recommandés ont été établis d'après les études de Moneta, et de Zwolak et al. (Moneta GL. Screening for mesenteric vascular insufficiency and follow-up of mesenteric artery bypass procedures. *Seminars in Vascular Surgery* 2001 : 14 : 186-92. Zwolak RM, Fillinger MF, Walsh DB et al. Mesenteric and celiac duplex scanning : a validation study. *Journal of Vascular Surgery* 1998 ; 27 : 1078-87).

Sténose et occlusion du tronc cœliaque

Les critères de sténose cœliaque sont figurés dans le tableau 13-1.

Tableau 13-1
Critères de sténose cœliaque

Sténose	VSM (cm/s)	VTD (cm/s)	Turbulences poststénotiques
50–70 % Sévère	> 200 > 300	> 45 > 100	Présentes Marquées

La sténose ou l'occlusion intéresse habituellement les deux premiers centimètres de l'artère (Fig. 13-7). La thrombose est caractérisée par une absence de remplissage en Doppler couleur et la perte du signal spectral. La présence d'un flux rétrograde dans l'artère hépatique indique l'existence d'une sténose serrée ou d'une thrombose du tronc cœliaque. Il peut être utile d'étudier l'artère hépatique lorsque l'identification du tronc cœliaque est difficile, ou lorsqu'il ne peut être examiné qu'avec un angle qui rend délicate l'obtention de courbes Doppler fiables.
La sténose du tronc cœliaque due à la compression du ligament arqué médial entraîne des VSM élevées durant la respiration normale, qui disparaissent en respiration profonde ou en orthostatisme. L'origine du tronc cœliaque apparaît inclinée en haut et perd son orientation rectiligne.

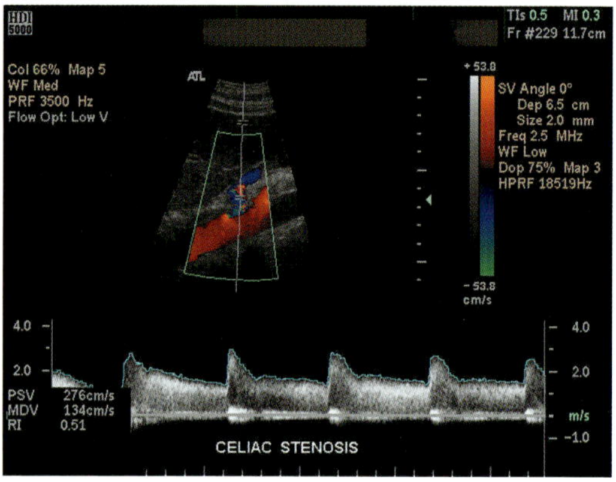

Fig. 13-7
Enregistrement spectral d'une sténose serrée du tronc cœliaque.

Sténose ou thrombose de l'AMS

Les critères de sténose de l'AMS sont figurés dans le tableau 13-2.

Tableau 13-2
Critères de sténose de l'AMS

Sténose	VSM (cm/s)	VTD (cm/s)	Turbulences poststénotiques
50–70 % Sévère	> 275 > 350	> 45 > 100	Présentes Marquées

La sténose ou la thrombose affectent habituellement la portion proximale de l'artère. L'occlusion se caractérise par une absence de remplissage couleur et la perte du signal spectral au niveau de l'AMS. Un flux rétrograde peut être observé au niveau des premières collatérales de l'AMS assurant la vascularisation de la partie plus distale de l'artère.

Pour l'étude de la sténose de l'AMS :

- les études postprandiales apportent peu d'éléments dès lors que la VSM est élevée chez le patient à jeun ; ces études ne doivent être réalisées qu'en cas de douleurs postprandiales ;
- la diminution de la VSM au-delà d'une sténose ou d'une occlusion de l'AMS est moins marquée lorsqu'une circulation collatérale efficace réinjecte l'AMS ;
- un signal Doppler de basse résistance dans l'AMI ou un aspect dilaté en mode B suggère que celle-ci sert de voie collatérale à une maladie occlusive de l'AMS ou du tronc cœliaque.

PROTOCOLES D'EXAMEN

Suivre les principes de l'examen abdominal abordés au chapitre 2, p. 44.

PRÉPARATION DU PATIENT

Le patient est à jeun avec un examen réalisé idéalement en matinée. L'abdomen doit être accessible depuis le sternum jusqu'en dessous de l'ombilic. Lorsqu'une étude postprandiale est nécessaire, il faut donner au patient une boisson très calorique, hyperprotéinée (lait aromatisé) et des biscuits, et répéter l'examen au bout de 20 min. Demander au patient de se préparer à retenir sa respiration afin de bien enregistrer le signal Doppler.

SÉLECTION DE LA SONDE

Il faut utiliser une sonde courbe de basse fréquence. Une sonde phased array peut lui être préférée lorsqu'il est nécessaire de l'anguler vers le haut, en dessous du processus xiphoïde ou par voie intercostale.

AORTE, TRONC CŒLIAQUE ET ARTÈRE MÉSENTÉRIQUE

Position du patient et sélection de la fenêtre

Il faut allonger le patient sur la table d'examen, faire les images à travers une fenêtre antérieure et, lorsque des gaz intestinaux gênent l'examen, changer la position du patient pour le décubitus latéral gauche ou pour une position inclinée en Trendelenburg légèrement inversée.

Techniques d'examen

- Identifier l'aorte suprarénale et mesurer la VSM aortique au-dessus du tronc cœliaque.

- Rechercher un anévrisme aortique ou une autre pathologie (voir chapitre 8).

- Utiliser le Doppler couleur pour examiner le tronc cœliaque sur toute sa longueur, l'AMS et l'AMI afin de détecter des anomalies localisées du flux. Utiliser le mode B pour visualiser les plaques. Balayer en Doppler toutes les artères pour s'assurer qu'une augmentation localisée de la VSM n'est pas oubliée. Ajuster le volume d'enregistrement un peu en dessous du diamètre artériel. Déterminer le sens du flux dans chacune des branches artérielles.

- Identifier le tronc cœliaque, mesurer la VSM et la VTD à son origine, au niveau de sa portion proximale et au niveau de la bifurcation en artères hépatique et splénique.

- Identifier l'AMS à distance de l'origine du tronc cœliaque, naissant de la face antérieure de l'aorte. Il est habituellement possible de suivre l'artère sur une longueur de 5 cm. Il faut mesurer la VSM et la VTD à son ostium, ainsi que dans ses portions proximale et distale.

- Noter si l'AMI est perméable, occluse ou non visualisée. L'AMI est plus souvent visible en coupe longitudinale qu'en coupe transversale. Lorsqu'elle est identifiée en coupe transversale, elle se situe à environ 12 h–2 h de l'aorte. L'AMI peut ne pas être détectée, sauf si elle joue le rôle de voie de circulation collatérale lors de maladie occlusive du tronc cœliaque ou de l'AMS, ou si le patient est mince.

- Réaliser un examen rapide de la circulation hépatoportale (voir chapitre 14, p. 310).

Attention

- En raison des variations anatomiques, ne pas considérer qu'une artère est occluse lorsqu'elle n'est pas vue.
- La tortuosité du tronc cœliaque peut rendre difficile l'obtention d'un angle d'insonation correct.
- Des calcifications sont susceptibles d'entraîner des cônes d'ombre acoustiques qui peuvent induire une interprétation erronée d'occlusion.

• Un flux accéléré dans une artère mésentérique lié à un mécanisme compensatoire peut être faussement interprété comme une sténose – toujours rechercher s'il y a ou non des turbulences poststénotiques.
Une collatérale à proximité d'une artère occluse peut être faussement interprétée comme étant l'artère normale.

Encadré 13-2
Images échographiques à enregistrer

- Enregistrer les tracés en Doppler spectral pour mesurer les VSM et les VTD des artères listées dans l'encadré 13-1.
- Les tracés Doppler de l'AMS en période postprandiale si ceux-ci sont demandés.
- Les spectres en cas de sténose ou d'occlusion, en spécifiant leur étendue et leur localisation par rapport à l'origine de l'artère.
- Toute autre pathologie, tels une pathologie portale ou un anévrisme de l'aorte abdominale.

CHAPITRE

14

Maladies du système porte et des veines hépatiques

Les maladies vasculaires intrinsèques et les compressions vasculaires extrinsèques peuvent être à l'origine de thrombose portale intra- ou extrahépatique et de thrombose des veines hépatiques. Les ultrasons sont utilisés pour apprécier les conséquences vasculaires de l'hypertension portale, planifier une procédure interventionnelle et la surveillance après traitement.

ANATOMIE

Encadré 14-1
Vaisseaux dont l'examen doit figurer dans le compte-rendu

- Veine porte
- Veines hépatiques
- Veine splénique
- Veine mésentérique supérieure (VMS)
- Veine gastrique gauche
- Artère hépatique
- Artère mésentérique supérieure (AMS)
- Veine mésentérique inférieure (VMI)
- Veine cave inférieure (VCI)

Les veines abdominales se drainent dans la VCI ou dans le système veineux portal (Fig. 14-1).

La VCI infrarénale peut être le siège d'anomalies congénitales (Fig. 14-2).

COLLATÉRALES PORTOSYSTÉMIQUES

En cas d'obstacle au flux veineux portal hépatopète, plusieurs types d'anastomoses entre les vaisseaux portes et les veines systémiques peuvent se développer et constituer des voies de circulation collatérale ou des varices (Fig. 14-3).

- La **veine gastrique gauche** rejoint la confluence entre la VMS et la veine porte, puis les veines œsophagiennes systémiques près de la jonction gastro-œsophagienne ainsi que des veines autour du lobe gauche du foie.
- La **veine paraombilicale** naît de la branche gauche de la veine porte et, après son trajet à travers le ligament rond, rejoint les veines systémiques de la paroi abdominale au niveau de l'ombilic.
- Les **anastomoses splénosystémiques** sont visibles dans la région de la tête du pancréas et dans la région œsogastrique.

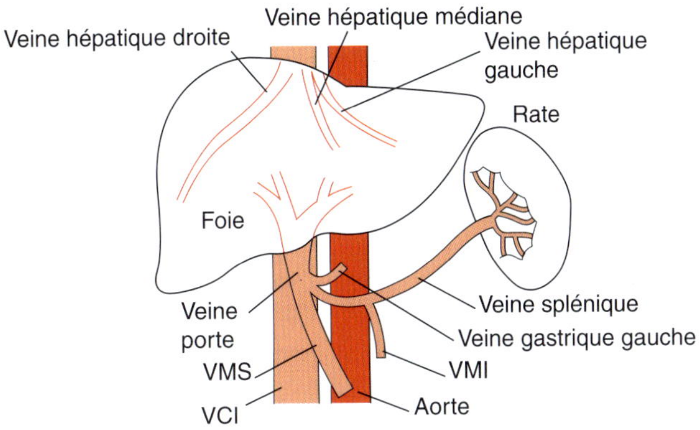

Fig. 14-1
Anatomie du système porte, des veines hépatiques et des veines systémiques.
- La VMS rejoint la veine splénique pour former le tronc de la veine porte.
- La veine porte est située en avant de la VCI et de l'AMS.
- La veine porte se divise en branches portes droite et gauche au niveau du hile hépatique et accompagne, au niveau du foie, les branches artérielles hépatiques homologues.
- Les variantes anatomiques du système porte sont peu fréquentes et incluent l'agénésie de la branche porte droite ou de la branche porte gauche, la trifurcation porte au hile hépatique, une branche porte antérieure droite naissant de la branche porte gauche, ou une branche postérieure droite naissant du tronc de la veine porte.
- Les trois veines hépatiques principales rejoignent la VCI immédiatement sous le diaphragme.

- Les **varices splénorénales** rejoignent la veine rénale gauche et les veines gonadiques.
- Les **afférences de la VMI** rejoignent, au niveau du côlon ou du rectum, les veines qui se drainent dans les veines iliaques internes.
- Les **varices rétropéritonéales** peuvent former une masse pseudotumorale.

ASPECTS CLINIQUES

Un examen ultrasonographique et Doppler en mode duplex est réalisé chez les patients ayant des signes cliniques de maladie chronique du foie ou de la rate. Les autres investigations qui peuvent être nécessaires chez ces patients sont l'endoscopie, la mesure par voie transjugulaire du gradient de pression veineuse intrahépatique, la biopsie hépatique, la tomodensitométrie, l'imagerie par résonance magnétique et l'angiographie.

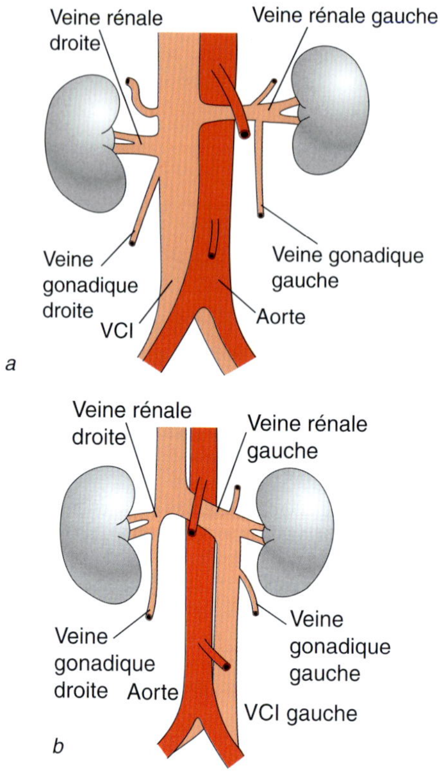

Fig. 14-2
VCI.
a. Anatomie normale.
a. VCI gauche en rapport avec la persistance de la veine azygos embryonnaire.
D'après la Fig. 23-14, de Zwiebel WJ, *Introduction to vascular ultrasonography*, Philadelphie, WB Saunders, 1994. Reproduction autorisée.

PATHOLOGIE RÉGIONALE

Hypertension portale

L'hypertension portale est définie par une élévation de la pression veineuse portale due à une augmentation de la résistance au flux portal et à une vasodilatation splanchnique. Le flux porte est alors dirigé vers les veines systémiques par l'intermédiaire de voies de circulation collatérale. De plus, en cas de thrombose porte, on note à la phase tardive une diminution du calibre de la veine porte qui est remplacée par des voies de circulation collatérale ou par un cavernome au niveau du hile hépatique.

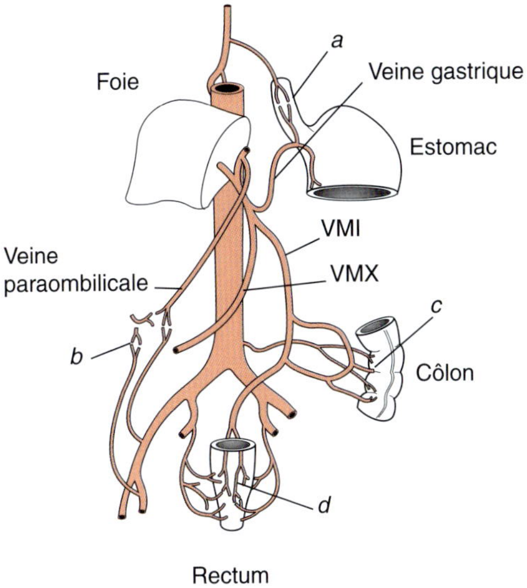

Fig. 14-3
Sites anatomiques potentiels d'anastomoses portosystémiques.
a. Œsophage.
b. Ombilic.
c. Côlon.
d. Rectum.

Les étiologies des hypertensions portales peuvent être classées de la manière suivante :

- préhépatique :
  - thrombose porte ou splénique due à une cirrhose, à des anomalies de la coagulation, à une pathologie tumorale, à un sepsis intra-abdominal ou à des causes inconnues ;
  - thrombose de la veine porte ou de la veine splénique en rapport avec une pancréatite, un cancer du pancréas ou un carcinome hépatocellulaire.
- intrahépatique :
  - cirrhose alcoolique ;
  - cirrhose posthépatitique ;
  - fibrose portale idiopathique.
- posthépatique (**syndrome de Budd-Chiari**) :
  - thrombose veineuse hépatique ou thrombose de la VCI – maladie veino-occlusive ;
  - compression extrinsèque d'étiologie tumorale ;
  - diaphragme sur la VCI, surtout chez les Asiatiques.

Syndrome de Budd-Chiari

Ce syndrome se caractérise par le développement d'une hépatosplénomégalie, d'une ascite, de douleurs abdominales en rapport avec la thrombose ou l'occlusion des veinules intrahépatiques, des veines hépatiques, ou du segment suprahépatique de la VCI. Ce syndrome peut atteindre une ou plusieurs veines hépatiques. Les étiologies sont multiples : syndromes myéloprolifératifs, troubles de l'hémostase, diaphragme congénital sur la VCI, compression extrinsèque en rapport avec un lobe caudé hypertrophié ou une tumeur hépatique, ou étiologie inconnue. Il entraîne une congestion hépatique, dont la sévérité dépend de l'étendue de la thrombose et du développement de voies de circulation veineuse collatérale. L'hypertension portale qu'il provoque peut entraîner une hémorragie digestive, tandis que l'hépatopathie chronique peut se compliquer ultérieurement de carcinome hépatocellulaire.

ASPECTS CLINIQUES

Hémorragie digestive

Elle peut être la conséquence d'une augmentation de pression dans les collatérales portosystémiques, plus particulièrement lors de saignement de varices sous-muqueuses du tiers inférieur de l'œsophage, du cardia, ou du fundus de l'estomac. Une hémorragie digestive par rupture de varices est observée chez 50 % des patients ayant une cirrhose, et a une mortalité immédiate > 10 %. Le risque de récidive de l'hémorragie est d'environ 50 %, tandis que la mortalité sans traitement à 1 à 2 ans est estimée à 50 %. Le risque hémorragique est élevé lorsque le flux dans les veines collatérales se draine dans la VCS, et faible lorsqu'il rejoint la VCI. Splénomégalie et anémie en rapport avec l'hypersplénisme sont observées dans 50 % des cas.

Ascite

L'ascite est le plus souvent secondaire à la cirrhose. Elle est fréquemment observée au début de la maladie et est favorisée par la rétention hydrique, l'insuffisance cardiaque et le développement d'une tumeur intrapéritonéale.

Encéphalopathie hépatique

Le foie détoxifie normalement les substances provenant du tractus digestif, et l'inversion du flux porte dans des collatérales portosystémiques peut entraîner l'apparition d'une encéphalopathie hépatique. Les produits de dégradation du métabolisme protéique sont particulièrement toxiques.

Un déficit neurologique potentiellement réversible peut être causé par des anastomoses portosystémiques, empruntant des collatérales ou un shunt chirurgical. Son développement spontané se manifeste de façon insidieuse par des troubles des fonctions supérieures, les stades avancés pouvant entraîner un coma.

Syndrome hépatorénal

C'est une complication grave d'une hépatopathie avancée avec hypertension portale et ascite. Il peut être provoqué par un choc, une infection, une intervention chirurgicale, une paracentèse abondante (évacuation d'un volume important d'ascite) ou des médicaments néphrotoxiques. Il est dû à une vasodilatation splanchnique intense qui diminue le volume sanguin efficace, ce qui entraîne une vasoconstriction rénale. Le syndrome est réversible sous traitement.

Dysfonction endocrinienne

L'hypothyroïdie, la féminisation et l'hypogonadisme chez l'homme sont des signes d'hépatopathie qui sont en rapport avec des défaillances du métabolisme des hormones pituitaires.

Anomalies de la coagulation

L'augmentation du risque de saignement au cours des hépatopathies est la conséquence d'une synthèse défaillante des facteurs de la coagulation.

TRAITEMENT

Le traitement médical vient en première ligne chez tous les patients. Lorsqu'une intervention chirurgicale est nécessaire pour traiter les complications, il peut s'agir :

- d'un shunt portosystémique ;
- d'un shunt portosystémique intrahépatique posé par voie transjugulaire (*transjugular intrahepatic portosystemic shunting* [TIPS]) ;
- d'une transplantation hépatique.

Shunts portosystémiques

Les shunts portosystémiques constituent la méthode traditionnelle pour décomprimer la circulation veineuse portale. L'objectif est de prévenir la récidive d'hémorragie à partir de varices. Néanmoins, il s'agit d'une intervention chirurgicale majeure dont la mortalité est appréciable ; elle peut se compliquer d'encéphalopathie et risque de gêner l'utilisation des vaisseaux pour les anastomoses d'une éventuelle transplantation hépatique.

Plusieurs techniques sont disponibles (Fig. 14-4). La veine porte, la VMS ou la veine splénique sont anastomosées à la VCI ou à l'une de ses afférences majeures, en particulier la veine rénale gauche.

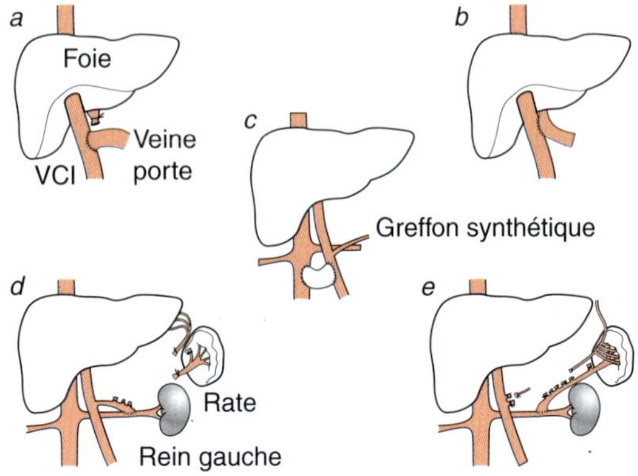

Fig. 14-4
Shunts portosystémiques.
a. Anastomose porto-cave termino-latérale permettant le drainage du sang portal dans la circulation systémique.
b. Anastomose porto-cave latéro-latérale drainant une partie du flux porte dans la VCI mais préservant une partie du flux porte hépatopète pour le foie.
c. Greffon prothétique reliant la veine porte à la VCI, utilisé lorsque les deux veines ne peuvent être anastomosées.
d. Anastomose termino-latérale entre la portion proximale de la veine splénique et la veine rénale gauche préservant le flux veineux portal.
e. Anastomose termino-latérale entre la portion distale de la veine splénique et la veine rénale gauche.
D'après la Fig. 101-4, de Terblanche J, in Rutherford RB (ed), *Vascular surgery*, Philadelphie, WB Saunders, 1995. Reproduction autorisée.

Shunts portosystémiques intrahépatiques posés par voie transjugulaire (TIPS)

Les TIPS ont largement remplacé les shunts chirurgicaux. Par voie percutanée est mis en place un stent entre des branches de division de bon calibre des veines hépatiques et de la veine porte, habituellement la veine porte droite (Fig. 14-5). Les TIPS sont les équivalents des anastomoses porto-caves latéro-latérales. Ils n'ont pas de conséquences sur une éventuelle transplantation hépatique ultérieure. Ils peuvent se compliquer d'encéphalopathie hépatique. Les TIPS peuvent être considérés comme un traitement définitif de l'hypertension portale mais ont un taux de resténose élevé. Par ailleurs, les TIPS peuvent être utilisés comme une méthode transitoire en attente de la transplantation. La procédure s'effectue habituellement sous contrôle fluoroscopique, mais l'ultrasonographie peut être utilisée pour identifier les meilleures veines et guider l'aiguille utilisée pour faire l'anastomose. Après mise en place du TIPS, la fonction hépatique peut s'améliorer et l'hémodynamique hépatique retourner à la normale en raison d'une hypertrophie du parenchyme hépatique non cirrhotique.

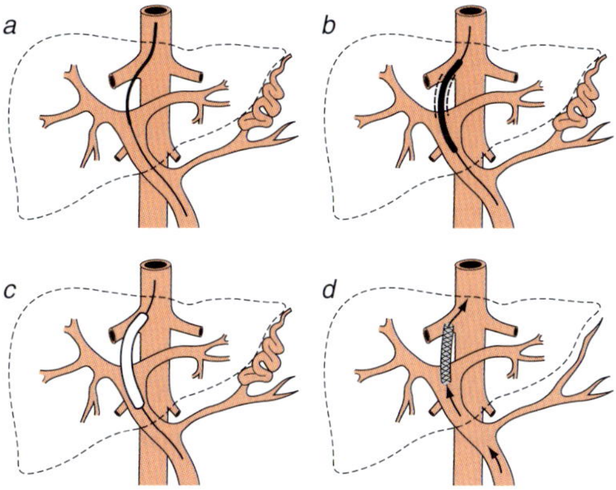

Fig. 14-5
Technique de mise en place d'un TIPS.
a. Ponction percutanée permettant la mise en place d'une aiguille cathéter dans la veine jugulaire interne puis dans la VCI, et poussée dans une veine hépatique puis dans une branche porte.
b. Mise en place sur le guide d'un ballon de dilatation qui est gonflé pour créer un trajet entre les circulations porte et systémique. Le ballon est ensuite retiré.
c. Un stent est mis en place sur le guide et déployé sur le trajet de dilatation.
d. Le stent déployé réalise un canal de communication entre les circulations porte et systémique.
D'après la Fig. 101-3, de Terblanche J, in Rutherford RB (ed), *Vascular surgery*, Philadelphie, WB Saunders, 1995. Reproduction autorisée.

Transplantation

La transplantation est largement acceptée comme le traitement définitif de l'hépatopathie chronique avancée depuis que l'efficacité des thérapeutiques immunosuppressives s'est améliorée.

Choix du traitement

Une hémorragie active peut être contrôlée par des produits pharmacologiques qui entraînent une vasoconstriction ainsi que par la compression par ballon. Les techniques endoscopiques sont ensuite utilisées pour scléroser ou ligaturer les varices. Le premier saignement ne constitue pas habituellement une indication à un traitement prophylactique chirurgical.

Les indications des shunts portosystémiques et des TIPS sont :

- l'hémorragie par rupture de varices résistant au traitement ;
- l'hémorragie due à des récidives de varices après échec de traitement endoscopique ;
- l'ascite réfractaire ;
- le syndrome de Budd-Chiari et la maladie veino-occlusive.

Les contre-indications aux shunts ou aux TIPS sont une insuffisance hépatocellulaire avancée, une hypertension pulmonaire et une encéphalopathie hépatique sévère.

La transplantation hépatique peut être nécessaire en cas d'insuffisance hépatique due à une cirrhose post-hépatite C, une cirrhose alcoolique, une thrombose portale ou veineuse suprahépatique, une atrésie biliaire, une ascite réfractaire, un syndrome hépatorénal ou des tumeurs hépatiques.

RENSEIGNEMENTS À FOURNIR AU MÉDECIN PRESCRIPTEUR

- La veine porte et les veines afférentes sont-elles perméables ?
- Les veines hépatiques et la VCI sont-elles perméables ?
- Existe-t-il des veines collatérales et des anastomoses veineuses portosystémiques ?
- Les veines anastomotiques et les anastomoses vasculaires sont-elles perméables après shunt portosystémique, TIPS, transplantation hépatique, et quelle est leur taille ?
- Quel est l'état des voies biliaires ?
- Quels sont les tailles et l'aspect du foie, de la rate et du pancréas ?
- Existe-t-il une ascite ?

ÉCHO-DOPPLER

ASPECTS NORMAUX

Flux porte et flux veineux hépatique

- Le flux porte normal est toujours dirigé vers le foie (il est **hépatopète**). Le flux dans l'artère hépatique et ses branches de division a la même direction et il peut être difficile de les distinguer en

Doppler couleur. Le flux porte qui s'éloigne du foie (**hépatofuge**) est toujours pathologique.

- La courbe spectrale portale montre un flux continu, dont la vélocité moyenne est de 15 à 20 cm/s, qui n'est pas pulsatile mais qui a une modulation respiratoire expliquant que le flux tend à diminuer durant l'inspiration et à augmenter durant l'expiration (Fig. 14-6).

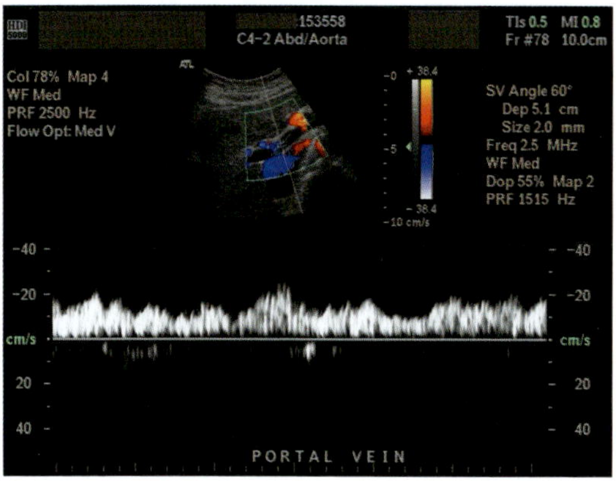

Fig. 14-6
Aspect normal du spectre de la veine porte.

- Le Doppler couleur doit remplir la lumière de toutes les veines.
- Le diamètre de la veine porte mesuré lorsqu'elle croise la VCI est < 13 mm en respiration calme, et augmente jusqu'à être < 16 mm en inspiration profonde.
- Les diamètres de la VMS et de la veine splénique augmentent de 20 à 100 % durant l'inspiration et diminuent lors de l'expiration.
- Le flux et le diamètre de la veine porte et de la VMS augmentent après un repas, tandis que le flux diminue après l'exercice musculaire.
- Les veines hépatiques ont un flux triphasique reflétant la modulation cardiaque droite ainsi que les fluctuations respiratoires (Fig. 14-7).
- Il doit être possible d'identifier trois veines hépatiques perméables.

Aspects normaux après intervention

Shunts portosystémiques

Il est possible de confirmer la perméabilité normale d'un shunt portosystémique en mettant en évidence :

- un flux transanastomotique depuis la circulation portale vers la circulation systémique en Doppler couleur et spectral ;
- une dilatation de la VCI ou de toute veine efférente ;

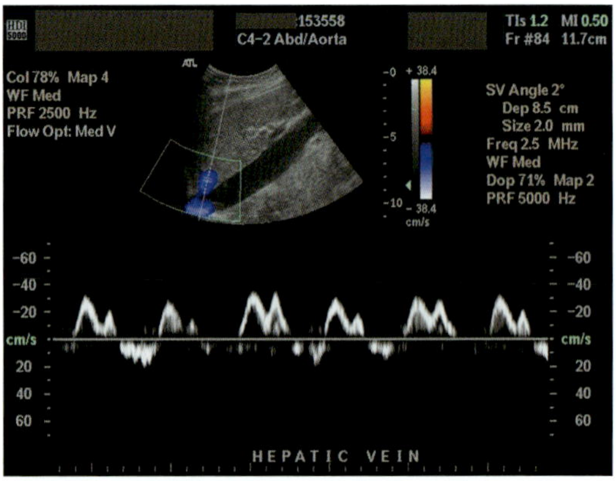

Fig. 14-7
Aspect normal du spectre veineux hépatique.

- une diminution de la taille et du nombre de veines collatérales ;
- un flux modulé par la respiration au niveau des afférences de la veine porte ;
- un flux hépatofuge au niveau des veines portes intrahépatiques en cas de shunt porto-cave latéro-latéral, une diminution de l'ascite et de la splénomégalie.

TIPS

La perméabilité d'un TIPS peut être affirmée par :

- un flux hépatopète au niveau de la veine porte principale ;
- une vélocité portale maximale estimée à 30 à 40 cm/s, au double des valeurs normales, avec un élargissement spectral dû à des turbulences et une modulation respiratoire et cardiaque du flux ;
- une vélocité dans l'artère hépatique augmentée de plus de 50 % ;
- une diminution du nombre et de la taille des veines collatérales ;
- une diminution de l'ascite et de la splénomégalie.

INDICATIONS DE L'EXAMEN

Aspects cliniques

Les symptômes, signes et complications qui peuvent amener à faire réaliser l'examen sont :

- des douleurs abdominales ;
- une ascite ;
- une hépatosplénomégalie ;
- des symptômes d'insuffisance hépatique ;

- une hémorragie digestive ;
- une maladie pancréatique.

Sélection des patients pouvant bénéficier d'une intervention

L'écho-Doppler est utilisé pour permettre de sélectionner les patients en vue d'un shunt portosystémique, d'un TIPS ou d'une transplantation hépatique. Il faut obtenir une cartographie de la veine porte, des veines hépatiques, de la VCI, de l'artère hépatique et des voies biliaires. Noter la présence de tumeurs hépatiques ou de tout autre processus pathologique. En cas d'incertitude, le bilan investigatif comprendra vraisemblablement une angiographie ou d'autres techniques d'imagerie.

Surveillance après intervention

L'incidence élevée de sténose ou d'occlusion du stent après mise en place de TIPS rend la surveillance postopératoire essentielle, avec un écho-Doppler recommandé à 48 h, puis tous les 3 mois la première année, et ensuite tous les 6 mois. La sténose de l'anastomose après shunt ou transplantation va aboutir à la réapparition des signes d'hypertension portale.

CRITÈRES DIAGNOSTIQUES

Hypertension portale

Les signes ultrasonores d'hypertension portale sont :

- un flux veineux portal de va-et-vient (flux biphasique) souvent observé en cas d'hypertension portale modérée, et un flux hépatofuge observé dans 5 % des patients ayant une hypertension portale sévère. Ces signes sont des critères **diagnostiques** de l'hypertension portale ;
- la présence de collatérales portosystémiques ou de varices. Elles sont **hautement spécifiques** ;
- la mise en évidence d'une veine paraombilicale reperméabilisée de diamètre ≥ 3 mm avec un flux hépatofuge au niveau du ligament rond. Il s'agit d'un signe **hautement spécifique et sensible** d'hypertension portale intra- ou suprahépatique ;
- une veine porte élargie dont le diamètre est > 13 mm en inspiration. Ce signe est présent dans environ 50 % des cas et est **hautement spécifique** ;
- une augmentation du calibre de la veine gastrique gauche > 6–7 mm de diamètre ;
- une diminution de la vélocité du flux veineux portal ; cela est **hautement variable**. Une augmentation < 20 % du diamètre de la veine splénique ou de la VMS lors du passage d'une respiration calme

à une inspiration profonde ; cela est **spécifique et sensible**, mais difficile à observer en pratique ;

- des veines hépatiques filiformes qui sont difficiles à enregistrer ;
- une échostructure hépatique anormale ;
- une splénomégalie (hauteur > 13 cm) dans 50 % des cas ;
- une ascite.

Thrombose veineuse portale

La thrombose veineuse portale est caractérisée par :

- en cas de thrombose aiguë, un élargissement de la veine porte occupée par le thrombus ;
- en cas d'occlusion chronique, une veine porte de petite taille, échogène, difficile à distinguer du parenchyme hépatique ;
- l'absence de flux veineux au niveau de la veine porte et au niveau du hile hépatique lorsque la sensibilité Doppler a été optimisée ;
- une transformation caverneuse de la veine porte avec des collatérales tortueuses au niveau du hile hépatique – elles ont le même type de flux que la veine porte thrombosée ;
- de nombreuses varices de gros calibre représentant des shunts portosystémiques ayant un flux veineux portal continu de basse vélocité ;
- une veine gastrique gauche de diamètre > 6–7 mm ;
- une augmentation du flux artériel hépatique.

Syndrome de Budd-Chiari

Les signes ultrasonores que l'on peut observer au niveau des veines hépatiques sont :

- en cas de thrombose, l'absence de signal vasculaire en Doppler couleur ou spectral, ou
- un flux rétrograde, turbulent ou monophasique ;
- un épaississement veineux pariétal associé à une dilatation veineuse ;
- des collatérales intrahépatiques ;
- un trajet veineux anormal ;
- des anastomoses extrahépatiques.

Les signes ultrasonores observés au niveau du système porte sont identiques à ceux précédemment décrits. En échographie, la VCI peut être anormale avec une absence de flux, une thrombose, une sténose ou une membrane cave.

Hépatopathie

L'échographie en mode B peut être utilisée pour distinguer, avec une fiabilité moyenne, les maladies hépatiques diffuses dues à une cirrhose (irrégularités nodulaires des contours hépatiques et anomalies de l'échostructure), la fibrose portale non cirrhotique (anomalies diffuses de l'échostructure), et la stéatose (augmentation de l'échogénicité parenchymateuse). Plus le degré de stéatose est important, plus les vaisseaux intrahépatiques sont difficiles à visualiser. L'échographie en mode B peut aussi détecter des tumeurs hépatiques et le Doppler couleur être utilisé pour apprécier leur vascularisation. Le guidage échographique est utilisé pour les biopsies transjugulaires ou percutanées. L'échographie donne les informations supplémentaires sur d'éventuelles maladies hépatiques, des voies biliaires, de la rate ou du pancréas.

L'hémodynamique splanchnique diffère de ce qui est observé lors des hépatopathies chroniques et des maladies hématologiques susceptibles d'entraîner une splénomégalie. La splénomégalie due à la cirrhose entraîne une diminution de la vélocité du flux portal, une augmentation des résistances artérielles spléniques et des varices œsophagiennes de grande taille, anomalies qui ne sont pas observées lors de splénomégalie primitive.

Shunts portosystémiques

Les critères qui suggèrent une sténose anastomotique n'ont pas encore été définis, mais toute augmentation au-delà de la VSM normale de 40 cm/s doit faire pratiquer des investigations complémentaires.

TIPS

- La sténose du stent entraîne une chute de la vélocité maximale qui devient < 90–100 cm/s dans la veine porte, et une augmentation de la vélocité maximale qui devient > 190–200 cm/s au niveau du stent.
- L'occlusion du stent entraîne l'absence de flux au niveau du stent et de chaque côté.
- On peut observer une modification du flux qui, d'hépatofuge, devient hépatopète au niveau de la veine porte gauche.

Transplantation hépatique

Après transplantation, l'ultrasonographie est utilisée pour détecter :

- une occlusion de l'artère hépatique ou de la veine porte qui ont été anastomosées, ou une thrombose de la VCI ;
- un infarctus hépatique ;
- un pseudoanévrisme ;
- une obstruction des voies biliaires ;
- un rejet du greffon : à la différence de ce qui est observé en transplantation rénale, le rejet des greffons hépatiques n'est pas associé à une augmentation des résistances artérielles hépatiques.

Les critères qui définissent une sténose anastomotique n'ont pas été définis, mais toute augmentation du flux veineux portal ou des vélocités artérielles hépatiques au niveau des anastomoses doit entraîner des investigations complémentaires.

PROTOCOLES D'EXAMENS

Suivre les principes généraux pour le balayage abdominal abordés au chapitre 2, p. 44.

PRÉPARATION DU PATIENT

Le patient reste à jeûn, l'examen étant réalisé idéalement en matinée (voir chapitre 3, p. 53). L'abdomen supérieur doit être accessible. Demander au patient de se préparer à retenir sa respiration de façon à pouvoir obtenir des images sans artéfact.

CHOIX DE LA SONDE

Utiliser une sonde courbe phased array de basse fréquence. Une sonde phased array est préférée pour pouvoir anguler en haut sous le processus xiphoïde ou au niveau des espaces intercostaux. Une sonde de plus haute fréquence est nécessaire pour montrer la reperméabilisation de veine paraombilicale.

VEINES HÉPATIQUES ET PORTALES

Position du patient et sélection de la fenêtre

Le patient est allongé sur le dos, sur la table d'examen. Si l'examen est difficile, utiliser le décubitus latéral gauche avec le foie comme fenêtre d'examen, ou basculer le patient en position de Trendelenburg légèrement inversée de façon à permettre la chute des viscères si les gaz intestinaux gênent l'examen. En cas d'ascite abondante, il peut être nécessaire de programmer une ponction abdominale avant l'échographie. Les fenêtres que l'on peut utiliser sont :

- pour les veines hépatiques, une fenêtre sous-costale droite ou intercostale ;
- pour la veine splénique distale, une fenêtre intercostale gauche à travers la rate ;
- pour les veines hépatiques, des fenêtres sous-costales droites, intercostales et xiphosternales en coupes transversales ;

- pour la veine hépatique droite ou un TIPS, une fenêtre intercostale droite, le patient étant en décubitus latéral gauche.

Utiliser les réglages adaptés au flux lents (voir chapitre 2)

Techniques d'examens de la veine porte et des veines afférentes

- Examiner les veines en mode B et en Doppler couleur. Étudier leur perméabilité et la direction du flux, obtenir des signaux spectraux et mesurer le diamètre de chaque veine.
- Identifier la veine splénique dans la région de la ligne médiane et la suivre vers la gauche lorsqu'elle croise le hile splénique puis devient plus profonde et a un trajet dirigé vers le haut.
- Suivre la veine splénique vers la droite, vers la confluence avec la veine porte de façon à distinguer la veine porte de la VCI et des canaux biliaires.
- Suivre la veine porte vers le haut lorsqu'elle se divise en veines portes droite et gauche à proximité du hile hépatique.
- Puis suivre la veine porte vers le bas et en dedans de son origine.
- Étudier la VMS en coupe longitudinale depuis la convergence avec la veine splénique, et enregistrer des signaux Doppler spectraux pour la distinguer de l'AMS.
- Étudier l'échostructure et la surface du foie. Mesurer la longueur de la rate et rechercher une ascite.
- Réaliser un examen rapide de la circulation artérielle splanchnique.
- Lorsque aucun flux n'est visible au niveau de la veine porte, optimiser la sensibilité Doppler en utilisant une échelle Doppler basse, un filtre de paroi bas, un angle d'insonation minimal pour la direction du flux, et une sonde de haute fréquence.

Techniques d'examens des veines hépatiques

- Examiner les veines en mode B et en Doppler couleur. Étudier leur perméabilité et la direction du flux, enregistrer les signaux Doppler spectraux et mesurer le diamètre de chaque veine.
- Balayer un peu plus haut pour étudier chaque veine hépatique lorsqu'elle se jette dans la VCI près de l'atrium droit.
- Utiliser le Doppler couleur car les veines peuvent être difficiles à identifier en n'utilisant que le mode B, surtout lors de compression extrinsèque.

VEINES COLLATÉRALES

- Rechercher des collatérales au niveau du hile splénique, dans la région médiane, dans la région de la vésicule biliaire, le long de la surface hépatique, et en regard de la paroi abdominale antérieure.

Encadré 14-2
Différenciation des veines portes et des veines hépatiques au niveau du foie

Il s'agit de structures anéchogènes. Elles peuvent être distinguées par ultrasonographie.

- Les veines portes sont entourées d'un manchon de tissu fibreux dense.
- Les veines portes ont un calibre plus large au niveau du hile hépatique, tandis que les veines hépatiques ont un calibre qui augmente près de leur convergence vers la VCI.
- La veine porte bifurque au niveau du hile hépatique tandis que les veines hépatiques se rejoignent près de leur convergence vers la VCI.
- Les branches portes intrahépatiques ont un trajet plutôt transversal, tandis que les veines hépatiques ont un trajet plutôt vertical.
- Le flux veineux portal a une modulation respiratoire, tandis que le flux veineux hépatique a une double modulation respiratoire mais également en rapport avec les contractions auriculaires droites.

- Étudier les collatérales en mode B et en Doppler couleur. Obtenir des signaux spectraux pour authentifier la présence et la direction du flux, et mesurer les diamètres de chaque veine.
- Balayer en coupe longitudinale la veine gastrique gauche qui s'étend vers le haut depuis la VMS jusqu'à la convergence avec la veine porte.
- Le ligament rond a un trajet oblique vers la gauche et se présente sous la forme d'une bande échogène avec un chenal hypoéchogène. Sa localisation est variable. Balayer la veine paraombilicale dans le ligament rond à la recherche du flux et apprécier sa direction, puis mesurer le diamètre de la lumière hypoéchogène.

SHUNT PORTOSYSTÉMIQUE ET TRANSPLANTATION HÉPATIQUE

Réaliser une étude du système veineux hépatopète et du système artériel hépatique comme décrit ci-dessus ; noter la perméabilité et enregistrer les vélocités maximales au niveau des sites anastomotiques.

TIPS

Le stent est facilement visible au niveau du foie, sous l'aspect d'une structure hautement échogène mais sans cône d'ombre acoustique, reliant une veine hépatique profondément située dans le lobe droit et une branche de la veine porte au niveau du hile hépatique.

Enregistrer la perméabilité et la direction du flux ainsi que les vélocités des vaisseaux suivants :

- à de multiples endroits au niveau du stent et des veines adjacentes ;
- au niveau d'autres veines intrahépatiques lorsque le stent n'est pas clairement visible en raison de gaz intestinaux ;
- les veines portes droite et gauche ;
- la veine porte extrahépatique ;
- la VMS et la veine splénique à leur convergence ;
- toutes les veines hépatiques principales ;
- la VCI.

Identifier le stent en mode B au moyen de coupes longitudinales, obliques et transversales, et noter sa localisation et sa position dans les veines hépatiques et portes afin de détecter, lors des examens successifs, toute migration éventuelle.

Encadré 14-3
Images échographiques à enregistrer

- Enregistrement des flux Doppler pour établir le sens du flux dans les vaisseaux listés dans l'encadré 14-1, le stent pour les TIPS, les anastomoses portosystémiques et les greffons.
- Enregistrement spectral des artères hépatiques au niveau de la sténose ou de la thrombose, en précisant son étendue et sa topographie par rapport à l'origine du vaisseau.
- Enregistrement en Doppler couleur montrant la présence des voies de circulation collatérale et enregistrement spectral montrant le sens du flux.
- Enregistrement en mode B du diamètre des veines hépatiques et portes ainsi que des voies de circulation collatérale.
- Enregistrement en Doppler couleur et pulsé montrant la thrombose porte ou veineuse hépatique.
- Image en mode B de l'échostructure et des contours hépatiques, et estimation de la taille de la rate.
- Images d'autres entités pathologiques, tels ascite, kystes biliaires ou tumeurs.

CHAPITRE

15

Maladies vasculaires péniennes

Dans la plupart des services, l'écho-Doppler en mode duplex fait partie intégrante des investigations diagnostiques de la dysfonction érectile chez l'homme, car il s'agit d'une modalité relativement atraumatique et peu onéreuse. Elle permet d'en rechercher la cause afin de choisir la thérapeutique la plus appropriée. Néanmoins, la tendance actuelle est de considérer que le traumatisme et la dépense liés à cette exploration ne sont plus justifiés depuis l'introduction du citrate de sildénafil (Viagra®) qui est de plus en plus utilisé pour traiter l'ensemble des étiologies.

ANATOMIE

Encadré 15-1

Vaisseaux dont l'examen doit figurer dans le compte-rendu

- Aorte
- Artère iliaque commune (AIC)
- Artère iliaque interne (AII)
- Artère pénienne
- Artère caverneuse

Autres vaisseaux

- Artère pudendale ou honteuse interne
- Artère urétrale
- Artère dorsale de la verge

Le tissu érectile est situé dans les corps caverneux et le corps spongieux (Fig. 15-1).

La vascularisation artérielle du pénis dépend du territoire iliaque interne (Fig. 15-2) grâce aux deux artères honteuses internes qui donnent les artères péniennes (Fig. 15-3). Le drainage veineux emprunte essentiellement la veine dorsale de la verge puis la veine honteuse interne qui se jette dans la veine iliaque interne.

ASPECTS CLINIQUES

ANATOMOPATHOLOGIE LOCORÉGIONALE

Dysfonction érectile (impuissance)

L'érection normale est un phénomène neurovasculaire. Les afférences nerveuses somatosensorielles du pénis excitent les centres cérébraux

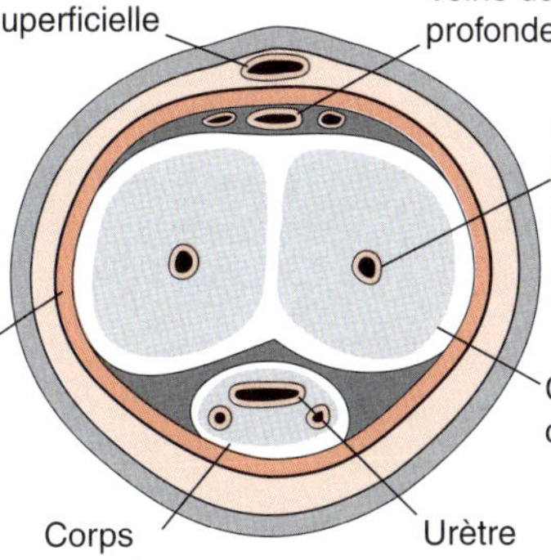

Fig. 15-1
Pénis, coupe transversale.
•Les corps caverneux constituent la majeure partie du pénis et ont une topographie dorsolatérale ; ils sont séparés par le septum médian.
•Le corps spongieux entoure l'urètre.
•Ces structures sont entourées par les fascias profonds (tunique de l'albuginée).
D'après la Fig. P31, de Scott R, *Urology illustrated*, 1982, Elsevier.

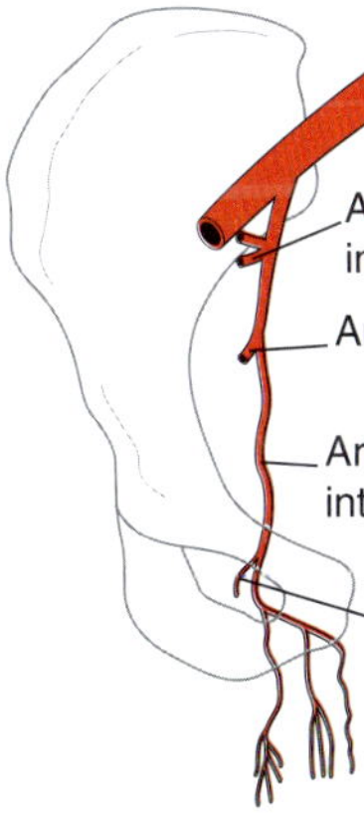

Fig. 15-2
Vaisseaux iliaques internes chez l'homme.
La branche terminale à destinée pénienne est l'artère honteuse interne qui donne l'artère pénienne.
D'après la Fig. 13-4, de Queral L, in Bergan JJ, Yao JS, *Surgery of the aorta and its body branches*, New York, Grune and Stratton, 1979. Reproduction autorisée.

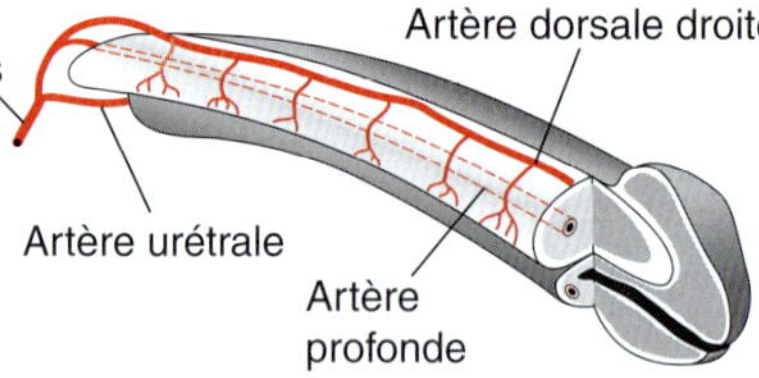

Fig. 15-3
Branches de l'artère pénienne.
•L'artère urétrale vascularise le corps spongieux et l'urètre.
•Les deux artères dorsales vascularisent la peau et le gland.
•Les deux artères caverneuses donnent des petites branches appelées artérioles hélicines qui se divisent progressivement pour former un réseau lacunaire dans chaque corps spongieux.
D'après la Fig. P31, de Scott R, *Urology illustrated*, Elsevier, 1982.

postérieurs et spinaux. Les nerfs efférents sympathiques et parasympathiques du système nerveux autonome induisent ensuite une réponse vasculaire. Le relâchement musculaire lisse des artérioles caverneuses entraîne une vasodilatation et une augmentation du flux artériel comparativement au retour veineux. La distension des sinusoïdes entraîne une compression mécanique des veinules efférentes contre la tunique de l'albuginée, ce qui empêche le retour veineux.

La dysfonction érectile a de nombreuses causes, parmi lesquelles :

- une **insuffisance artérielle** due à :
  - une thrombose aortique entraînant un syndrome de Leriche (voir chapitre 8, p. 256) ;
  - une sténose de l'AIC ou de l'AII ;
  - une infiltration sténosante ou une occlusion de l'artère honteuse interne ou de l'artère pénienne.
- une **fuite veineuse** due à :
  - une occlusion veineuse insuffisante au niveau des corps caverneux ;
  - une fuite à travers des veines dont le diamètre est augmenté.
- des **anomalies caverneuses** :
  - incapacité des vaisseaux veineux à se dilater en raison d'une maladie de La Peyronie ;
  - impossibilité de relâchement des muscles lisses caverneux en raison d'une fibrose ;
  - communication anormale entre les corps caverneux et le corps spongieux.

- une **lésion neurologique** due à :
  - une lésion spinale ;
  - une dissection chirurgicale au niveau du pelvis, par exemple lors de la réparation d'un anévrisme de l'aorte abdominale ;
  - un bloc nerveux sympathique ou une sympathectomie ;
  - des troubles du système nerveux autonome.
- des troubles d'ordre psychologique.

La dysfonction d'origine vasculaire est souvent mixte, à la fois artérielle et veineuse. Elle est souvent associée au diabète, au tabagisme et à une consommation excessive d'alcool. Les autres facteurs de risque d'artériopathie sont l'hypertension artérielle et l'hypercholestérolémie.

Troubles non mécaniques

La **maladie de La Peyronie** est une affection rare, d'étiologie indéterminée. Elle est peut-être en rapport avec des traumatismes mineurs répétés, et est souvent associée à une maladie de Dupuytren au niveau des mains. Le tissu élastique normal de l'albuginée est remplacé par un tissu fibreux, le plus souvent à la partie dorsale de la verge, ce qui entraîne, lors de l'érection, un aspect coudé. Beaucoup de patients ont des tests artériels anormaux.

Le **priapisme à haut débit** est défini par une érection persistante après un traumatisme pénien ou périnéal qui a entraîné une lésion d'une artère à haut débit avec fistule dans les corps caverneux.

Le **priapisme à bas débit** est défini par une érection persistante associée à une diminution du flux, le plus souvent due à une injection de substances vasoactives utilisées lors des tests de dysfonction érectile.

ÉVALUATION CLINIQUE

Il est important de rechercher des antécédents de diabète, d'hypertension artérielle, de maladie cardiaque et d'hypercholestérolémie, d'alcoolisme et de tabagisme, ainsi que des antécédents sexuels et psychiatriques. L'examen physique du pénis recherche des déformations ou des formations tumorales.

TRAITEMENT

Il y avait traditionnellement plusieurs options, parmi lesquelles :

- l'injection pénienne intracaverneuse de substances vasoactives ;
- des prothèses péniennes ;
- la revascularisation artérielle ;
- la chirurgie pour lier les fuites veineuses.

Actuellement, la plupart des patients sont traités par Viagra®.

RENSEIGNEMENTS À FOURNIR AU MÉDECIN PRESCRIPTEUR

- Y a-t-il une diminution du flux artériel ?
- Y a-t-il une fuite veineuse ?
- Y a-t-il une anomalie caverneuse telle la maladie de La Peyronie ?
- N'y a-t-il aucune anomalie vasculaire, et peut-on suggérer une étiologie psychologique ou neurologique ?

ÉCHO-DOPPLER

Encadré 15-2
Abréviations

- VSM : vitesse systolique maximale
- VTD : vitesse télédiastolique
- TA : temps d'accélération : temps entre le début du spectre et le premier pic systolique
- IR : indice de résistance = (1 – VTD/VSM)

ASPECTS NORMAUX

La fonction érectile normale a été étudiée chez des volontaires sains en mode duplex à l'état de flaccidité et après érection induite en administrant une substance vasoactive parmi les suivantes :

- papavérine dans les corps caverneux ;
- papavérine intra-urétrale ;
- prostaglandine E (PGE) dans les corps caverneux ;
- Viagra® par voie orale.

Elles peuvent être associées à une stimulation visuelle ou physique.

Les injections sont fréquemment utilisées en routine, bien que la simplicité liée à l'utilisation du Viagra® par voie orale soit séduisante, d'autant que les substances administrées en intracaverneux peuvent entraîner un priapisme à bas débit. Il faut attendre environ 30 à 45 min après l'administration par voie orale de Viagra® pour obtenir un effet maximal.

À l'état de **flaccidité** :

- il n'est pas possible d'étudier les artérioles hélicines, même en Doppler puissance ;
- il y a un flux systolique positif de basse résistance et un flux diastolique ;

- la VSM dans l'artère caverneuse est > 40 cm/s (Fig. 15-4) ;
- le TA est < 75 ms ;
- la VTD est de 5 à 10 cm/s en raison des basses résistances intracaverneuses.

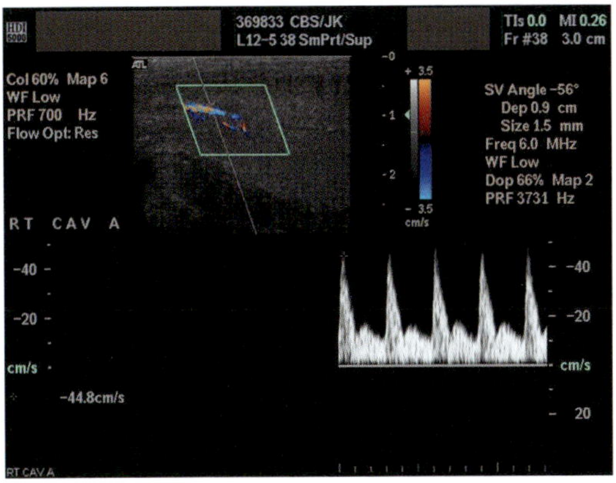

Fig. 15-4
Aspect normal du tracé Doppler d'une artère profonde du pénis lorsque le pénis est à l'état de flaccidité.

Durant l'**érection** :

- le flux est détecté dans les artères caverneuses et les artérioles hélicines ;
- il y a des changements progressifs du flux diastolique :
  - à la phase initiale, le flux diastolique augmente en raison d'une diminution des résistances ;
  - le flux télédiastolique n'est plus ensuite enregistré, tandis que la pression intracaverneuse augmente ;
  - un flux télédiastolique rétrograde est identifié, tandis que la pression intracaverneuse devient supérieure à la pression diastolique ;
  - le flux diastolique disparaît lorsque le pénis devient rigide.
- il y a une augmentation de la VSM > 80 cm/s dans les artères caverneuses proximales ;
- le diamètre de l'artère caverneuse augmente de plus de 70 % ;
- il y a, à la phase initiale, une augmentation du flux veineux ;
- puis le flux veineux diminue et disparaît lors de la pleine rigidité ;
- l'IR augmente et devient > 0,90 lorsque l'occlusion veineuse est satisfaisante.

INDICATIONS DE L'EXAMEN

- Exploration de la dysfonction érectile pour détecter un flux artériel diminué ou une fuite veineuse.
- Exploration échographique en haute résolution pour détecter des plaques péniennes au cours de la maladie de La Peyronie.
- Étude des caractéristiques du flux en mode duplex comme investigation préliminaire à la recherche étiologique d'un priapisme.

CRITÈRES DIAGNOSTIQUES DANS L'EXPLORATION DES DYSFONCTIONS ÉRECTILES

Dysfonction érectile d'origine artérielle

À l'état de flaccidité pénienne, une VSM < 25–30 cm/s et un TA > 80 ms sont suffisants pour affirmer le diagnostic. Durant l'érection, le diagnostic d'insuffisance artérielle repose sur l'absence de dilatation et de l'augmentation normale de la VSM au niveau des artères proximales et profondes du pénis, un résultat anormal étant reconnu sur une VSM < 30 cm/s.

Fuite veineuse

La fuite veineuse est suspectée lorsque les artères augmentent de calibre, lorsque la VSM y est accrue, mais avec une VTD > 5 cm/s et une diminution de l'IR à 0,85.

PROTOCOLES D'EXAMEN

PRÉPARATION DU PATIENT

Ce type d'exploration est délicat et est en général réalisé au mieux par un opérateur de sexe masculin. Une attitude sérieuse doit être observée. Un médecin doit être présent lorsque des tests agressifs sont utilisés pour provoquer l'érection.

CHOIX DE LA SONDE

Le pénis est examiné avec une sonde linéaire de haute fréquence. Le Doppler puissance est particulièrement utile pour l'étude anatomique des petits vaisseaux. On pratique un examen abdominal de routine avec une sonde de basse fréquence, courbe ou phased array, afin d'examiner les artères iliaques, surtout dans le but de détecter une sténose de l'AII (voir chapitre 8, p. 172).

Position du patient

Le patient est allongé sur le dos avec le pénis placé en position dorsale sur la région pubienne. Des champs roulés de chaque côté peuvent aider à le maintenir.

Techniques d'examen

On utilise le Doppler couleur pour mettre en évidence le flux dans tous les vaisseaux. Pour l'analyse spectrale, on utilise le Doppler couleur pour placer le volume d'exploration de façon à enregistrer les vélocités et à pouvoir faire les calculs.

Les réglages de la machine utilisent un filtre passe bas, une PRF couleur basse et un réglage couleur qui montre les flux lents.

On enregistre la VSM et la VTD dans l'aorte, dans chaque AIC et dans chaque AII. S'il y a lieu, il faut apprécier la sévérité de la sténose et l'étendue d'une thrombose (voir chapitre 8, p. 172).

Commencer à la base du pénis à l'état de flaccidité.

- Obtenir des images dans les plans transversal et longitudinal.
- Étudier l'échogénicité des corps caverneux. Ils doivent être entièrement homogènes, une augmentation de leur échogénicité devant faire suggérer l'existence d'une fibrose dans le cadre d'une maladie de La Peyronie.
- Mesurer le diamètre de chaque artère caverneuse.
- Enregistrer le signal spectral et mesurer les VSM et VTD au niveau des artères caverneuses. Calculer le TA et l'IR.

Lorsqu'une substance vasoactive est administrée, le médecin doit estimer la réponse clinique. L'examen échographique du patient est ensuite à nouveau réalisé comme indiqué ci-dessus. Si les tests sont réalisés après stimulation de l'érection, il faut noter l'intervalle de temps exact auxquels les résultats sont enregistrés.

AUTRES MODALITÉS D'EXPLORATION

ENREGISTREMENT DES POULS ET INDICES DE PRESSION PÉNIENNE/BRACHIALE

On peut utiliser la photopléthysmographie ou le Doppler continu pour mesurer la pression pénienne à distance d'un petit brassard placé à la base du pénis. L'indice de pression pénienne/brachiale normal est > 0,8, et un indice < 0,6 suggère fortement une impuissance d'origine artérielle.

EXPLORATION NEUROLOGIQUE

Les mesures des potentiels évoqués honteux internes et des temps de réflexe bulbocaverneux sont utilisées pour identifier les patients ayant une impuissance neurogène.

ARTÉRIOGRAPHIE

Un cathétérisme sélectif de l'AII peut être nécessaire pour obtenir une artériographie pénienne lors de la recherche étiologique d'un priapisme.

Encadré 15-3

Images échographiques à enregistrer

- Enregistrement spectral de l'aorte, des AIC, des AII et de toute sténose.
- Images en mode B des corps caverneux.
- Mesures en mode B des diamètres des artères caverneuses avant et après stimulation.
- Enregistrement spectral, mesure du TA et de l'IR des artères caverneuses avant et après stimulation.
- Enregistrement Doppler couleur des flux artériels et veineux avant et après stimulation.

CHAPITRE

16

Procédures écho-guidées

- **Monitorage lors de chirurgie artérielle**
- **Thérapeutiques endovasculaires des artériopathies occlusives**
- **Traitement des pseudoanévrismes**
  - Compression écho-guidée
  - Injection de thrombine écho-guidée
- **Thrombolyse**
- **Traitement de la maladie veineuse chronique**
  - Sclérothérapie écho-guidée
  - Techniques d'injection
- **Mise en place d'aiguilles et de cathéters**
  - Cathéters veineux centraux
  - Cathéters veineux périphériques
- **Échographie endovasculaire**
  - Interventions pour lésions artérielles sténosantes ou occlusives
  - Réparation endovasculaire des anévrismes
  - Traitement endovasculaire des dissections aortiques
  - Diagnostic et traitement endovasculaire des compressions de la veine cave ou des veines iliaques
  - Mise en place de filtre cave inférieur

Plusieurs techniques ultrasonores sont utilisées pour guider les gestes interventionnels lors du traitement de lésions artérielles et veineuses. Celles qui sont citées ci-après ne constituent pas une liste exhaustive.

MONITORAGE LORS DE CHIRURGIE ARTÉRIELLE

Certains chirurgiens vasculaires utilisent le mode duplex après endartériectomie ou pontage veineux infra-inguinal et avant les sutures finales afin de détecter d'éventuelles imperfections techniques pouvant être à l'origine d'anomalies hémodynamiques, telles que les dissections, boucles, plicatures ou torsions de pontage, persistance de valvules lors de pontage in situ, ou sténose résiduelle. Le taux de réintervention atteint au moins 5 %.

Lors d'une **endartériectomie carotidienne,** les anomalies suivantes des ACI ou ACC sont considérées comme sévères : VSM augmentée – VSM ACI > 50 cm/s, ou ratio de VSM ACC/ACI > 3,0, présence en mode B d'un décollement intimal ≥ 2 mm de longueur, dissection, sténose, boucle ou thrombus. Chacune de ces anomalies requiert une intervention immédiate afin de diminuer les risques d'accident vasculaire cérébral postopératoire ou de resténose tardive. L'échographie en mode duplex est alors plus performante que l'angiographie peropératoire.

Lors d'un **pontage infra-inguinal**, la constatation d'une VSM > 80 cm/s, d'un élargissement spectral, d'un ratio de vélocité > 3,0, d'une boucle, d'une plicature ou d'un thrombus impose une réintervention afin d'améliorer le taux de perméabilité précoce. Une VSM < 30–40 cm/s et l'absence de flux diastolique font discuter la création d'une fistule artérioveineuse distale ou d'un pontage distal afin d'augmenter le flux vasculaire. Toute anomalie peut faire indiquer un traitement anticoagulant postopératoire.

THÉRAPEUTIQUES ENDOVASCULAIRES DES ARTÉRIOPATHIES OCCLUSIVES

Il est habituel de réaliser les dilatations percutanées par ballonnets et les mises en place de stents sous contrôle fluoroscopique en salle de radiologie. Néanmoins, il est également possible de réaliser ces procédures en associant l'échographie en mode B (pour visualiser le passage des guides, cathéters et ballons) aux Doppler couleur et spectral (pour détecter sténose, occlusion, et vérifier que la restauration de la perméabilité vasculaire est satisfaisante après traitement). C'est au niveau des artères fémoropoplitées, facilement accessibles, que la technique de guidage échographique s'applique le mieux.

TRAITEMENT DES PSEUDOANÉVRISMES

Les pseudoanévrismes proviennent le plus souvent d'une blessure artérielle lors de la mise en place d'une aiguille cathéter dans l'artère fémorale commune à l'occasion d'une coronarographie ou d'une procédure cardiaque endovasculaire (Fig. 16-1).

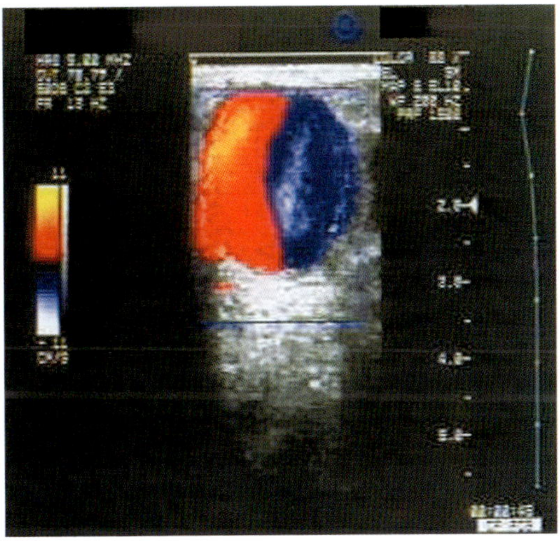

Fig. 16-1
Image en Doppler couleur d'un pseudoanévrisme.
Le flux tourbillonnaire dans le pseudoanévrisme est à l'origine d'un signe du Yin-Yang.

Des procédures écho-guidées peuvent être utilisées pour occlure le pseudoanévrisme de manière définitive et éviter la chirurgie réparatrice à ciel ouvert.

COMPRESSION ÉCHO-GUIDÉE

La pression est appliquée au point électif permettant d'occlure la zone de communication entre l'artère et le pseudoanévrisme, de telle sorte que la stase produite au sein du pseudoanévrisme entraîne sa thrombose. La procédure est couronnée de succès dans plus de 75 % des cas, mais doit souvent être répétée, mettant largement à contribution le patient et l'échographiste : la durée de la compression peut atteindre 60 min. Le taux de succès diminue lorsque le collet est large, lorsque le pseudoanévrisme est de grande taille ou déjà ancien, lorsque la douleur intense rend difficile le maintien de la compression, ou lorsque le patient reçoit des anticoagulants.

INJECTION DE THROMBINE ÉCHO-GUIDÉE

Il s'agit d'une alternative séduisante à la compression. Sous anesthésie locale, une aiguille de 20 G est introduite dans le pseudoanévrisme à distance du collet, et de la thrombine d'origine humaine est injectée doucement jusqu'à obtention d'une occlusion du pseudoanévrisme. La procédure est suivie par écho-Doppler couleur et mode B. Dans la plupart de cas, le pseudoanévrisme est occlus de manière définitive dès les premières minutes du traitement, y compris chez les patients anticoagulés. Toutefois, quelques complications ont été décrites : thrombose artérielle ou veineuse et embolie pulmonaire.

THROMBOLYSE

La thrombolyse, utilisée par exemple pour reperméabiliser un pontage d'hémodialyse thrombosé, peut être monitorée en mode B et Doppler couleur, et ce en dehors d'une salle disposant de scopie télévisée. L'échographie en mode B et le Doppler couleur confirment alors que le flux a été rétabli. Il est souvent nécessaire de compléter la thrombolyse par une dilatation par ballonnet de la sténose sous-jacente, par la mise en place d'un stent ou par une intervention chirurgicale.

TRAITEMENT DE LA MALADIE VEINEUSE CHRONIQUE

SCLÉROTHÉRAPIE ÉCHO-GUIDÉE

Le traitement habituel des varices, qui reposait sur la ligature chirurgicale et le stripping, a été complété récemment par la sclérothérapie échoguidée. La planification du traitement impose une étude préopératoire précise et soigneuse en mode duplex (voir chapitre 10).

Les résultats ont été améliorés par les techniques de préparation des produits sclérosants en suspension. La suspension éloigne le sang de la lumière et provoque un spasme veineux qui limite l'extension du thrombus. La suspension apparaît hyperéchogène en échographie, ce qui permet une injection très précise du volume nécessaire pour remplir la totalité de la veine saphène intéressée ainsi que ses afférences (Fig. 16-2). Elle ne suit pas le flux comme le ferait un liquide sclérosant et peut rester en contact avec la paroi veineuse pendant 30 min après l'injection ; cela permet au produit sclérosant d'être dilué, car il agit beaucoup plus longtemps que ne le ferait un liquide sclérosant.

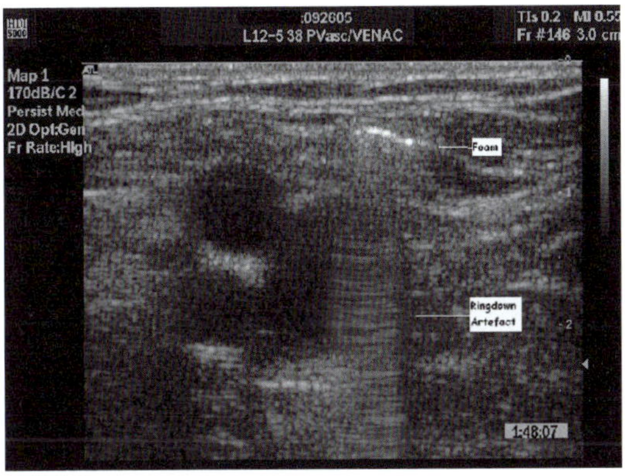

Fig. 16-2
Aspect en mode B d'une suspension dans la veine saphène et dans ses collatérales superficielles après sclérothérapie écho-guidée.
Noter la présence en arrière de la suspension d'un artéfact de réverbération.

TECHNIQUES D'INJECTION

Une table inclinable est utilisée, permettant une position de Trendelenburg inversée à 30°. Cette position rend la ponction veineuse plus facile et laisse la suspension en situation distale au niveau des veines superficielles jusqu'à ce que l'injection soit terminée. La suspension entraîne un spasme veineux si intense qu'il n'existe plus de remplissage veineux dans les segments traités, même d'origine gravitationnelle. Lorsque les veines superficielles ont été traitées, l'opérateur redresse la table et comprime la crosse de la saphène pendant 2 à 3 min afin de prévenir un éventuel passage de produit sclérosant dans les veines profondes.

Il existe plusieurs techniques pour la sclérothérapie écho-guidée.

Ponction saphène

Ponctionner le plus à distance possible de la crosse de la saphène, à un endroit où le diamètre veineux est suffisant pour en permettre une ponction facile. Il faut maintenir la sonde exactement perpendiculaire au plan cutané pour visualiser la veine dans son axe longitudinal afin de guider le trajet de l'aiguille ; l'aiguille doit être placée au milieu de l'axe de la sonde d'échographie afin de pouvoir la visualiser sur toute sa longueur et de suivre l'injection de produits sclérosants dans la veine (Fig. 16-3). Une alternative est de maintenir la sonde afin qu'elle visualise la veine dans son axe transversal, puis d'approcher l'aiguille. Cette manœuvre permet de mobiliser la sonde en haut ou en bas afin de mettre l'aiguille dans le champ de vue si elle n'a pas été placée correctement. La suspension est injectée doucement, et sa progression le long de la veine est suivie sur écran, l'injection étant immédiatement arrêtée en cas d'extravasation.

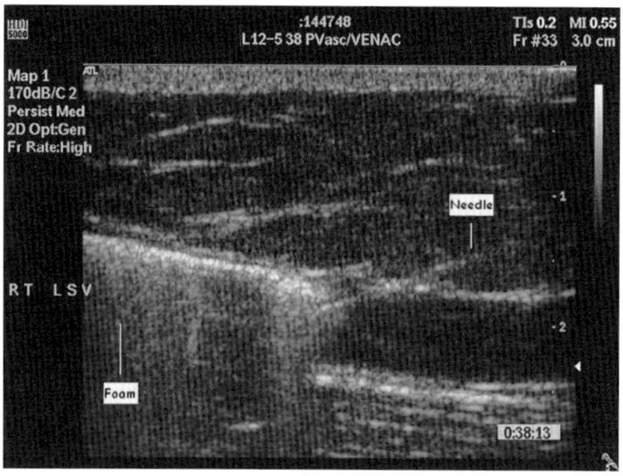

Fig. 16-3

Aspect en mode B d'une suspension qui vient d'être injectée dans la grande veine saphène lors de la sclérothérapie écho-guidée.

Injection dans les veines afférentes

Cette technique est utilisée lorsque les collatérales afférentes sont de gros calibre. L'opérateur suit le passage de la suspension dans la direction désirée et, si ce n'est pas le cas, il comprime la veine pour remplir d'autres varices. Les perforantes de gros calibre au niveau de la cuisse ou du mollet peuvent être comprimées par la sonde d'échographie ou à l'aide d'un doigt.

L'écho-guidage est parfois nécessaire pour guider l'injection sclérosante dans les veines afférentes lorsqu'une veine afférente superficielle n'est pas clairement visible. La raison la plus fréquente est d'oblitérer les veines afférentes qui se drainent à partir de veines perforantes incontinentes. Le site de la sclérose de la veine afférente est choisi le plus à distance possible de la veine perforante de façon à prévenir le passage de produits sclérosants en suspension dans une veine profonde à travers la perforante. La sonde d'échographie est ensuite déplacée vers le site de la perforante, puis l'injection est arrêtée dès que la suspension est identifiée à l'extrémité superficielle ; une compression digitale est alors appliquée pendante 2 à 3 min. Cette procédure peut être répétée pour des varices afférentes situées à proximité des perforantes.

Laser endoveineux écho-guidé et oblitération par radiofréquence

Certains phlébologues privilégient ces techniques pour le traitement des veines saphènes de gros calibre. La veine est ponctionnée le plus à distance possible, et une sonde laser ou une sonde de radiofréquence sont ensuite introduites dans la veine jusqu'au niveau immédiatement en dessous de la crosse de la saphène (Fig. 16-4). La bonne position de l'extrémité de la sonde est confirmée en mode B. La veine est détruite sur toute sa longueur, depuis la crosse de la saphène jusqu'au point de ponction, tandis que la sonde activée est retirée.

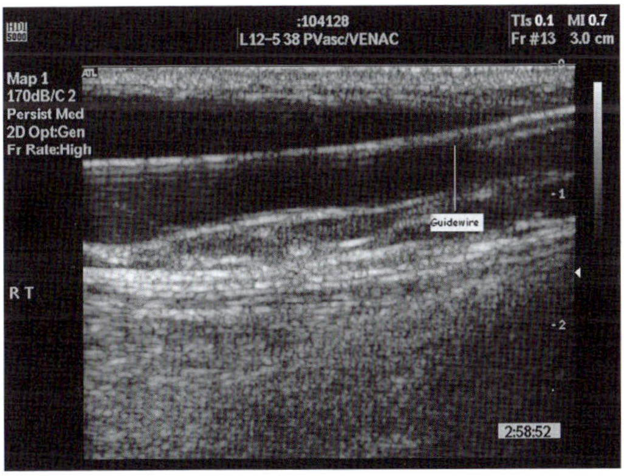

Fig. 16-4
Aspect en mode B d'un cathéter mis en place dans la grande veine saphène lors d'un traitement par laser endoveineux écho-guidé.

Sclérothérapie écho-guidée des malformations veineuses

L'intervention chirurgicale, lorsqu'elle est pratiquée pour traiter une malformation vasculaire, entraîne souvent des dégâts ou un saignement importants, et expose au risque d'exérèse incomplète. La sclérothérapie est une thérapeutique alternative, qui actuellement utilise le plus souvent un produit sclérosant en suspension, lequel est clairement identifié en mode B.

MISE EN PLACE D'AIGUILLES ET DE CATHÉTERS

L'ultrasonographie conventionnelle peut être utilisée pour guider le site de ponction fémorale lors d'une artériographie ou d'une procédure endovasculaire, afin de rendre ces procédures plus rapides et d'augmenter le taux de succès, particulièrement dans les cas difficiles de patients obèses ou porteurs de pathologie fémorale commune. Des aiguilles ayant à leur extrémité un cristal ultrasonore ont également été utilisées.
Différents types de cathéter intraveineux peuvent être mis en place sous contrôle échographique, notamment des cathéters veineux aux membres supérieurs pour injection intraveineuse de médicaments ou alimentation parentérale, administration de dérivés sanguins, exsanguinotransfusion ou monitorage physiologique. Les ultrasons peuvent être utilisés pour détecter leurs complications, notamment infection et thrombose.

CATHÉTERS VEINEUX CENTRAUX

Pour les accès veineux à long terme, notamment pour la nutrition parentérale, on préfère mettre en place des cathéters veineux centraux, mais leur insertion expose à des risques de blessure des gros vaisseaux du cou et du médiastin. Une perfusion veineuse centrale peut être insérée à partir des veines subclavière, jugulaire interne, axillaire et fémorale, l'extrémité supérieure étant située dans la veine cave supérieure ou l'atrium droit. Les cathéters peuvent être mis en place par voie percutanée sans tunnélisation, être implantés partiellement et tunnélisés, ou être implantés totalement en sous-cutané. C'est la veine subclavière qui est le site électif d'insertion, habituellement réalisée en milieu chirurgical. Néanmoins, l'écho-guidage est intéressant pour la ponction percutanée des veines jugulaire interne ou axillaire, surtout dans les cas compliqués, par exemple d'obésité ou de dyspnée. Pour la ponction axillaire, l'échographie est utilisée pour repérer la veine au-dessous de la région médioclaviculaire.

CATHÉTERS VEINEUX PÉRIPHÉRIQUES

La voie périphérique est utilisée pour les perfusions de courte durée qui réduisent les risques.

- Les **cathéters centraux insérés par voie périphérique** sont mis en place à partir des veines céphalique, basilique ou brachiale.
- Les **voies d'abord périphériques** sont insérées à partir des veines de l'avant-bras.

Ces cathéters évitent le risque de traumatisme vasculaire majeur lors de leur insertion et sont mis en place en dehors des blocs opératoires. Néanmoins, ils exposent à un risque accru de phlébite par compression mécanique, de thrombose veineuse, d'infection ou de rupture du cathéter lorsque celui-ci est laissé en place plus de quelques jours ; ces complications sont bien mises en évidence par échographie (Fig. 16-5). La localisation idéale de l'extrémité du cathéter est dans la veine cave supérieure, ce qui est confirmé au mieux par un cliché radiographique de face.

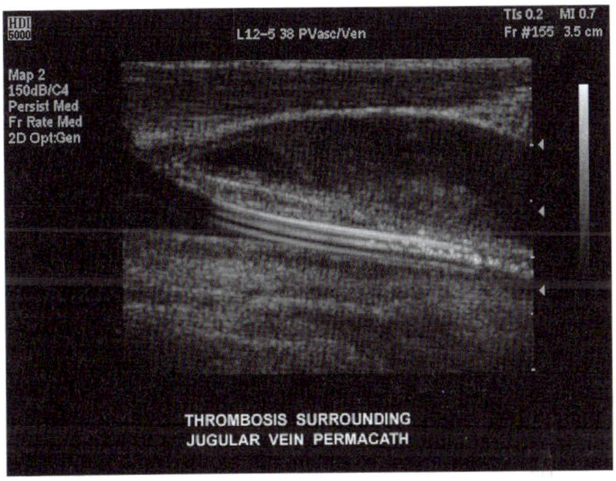

Fig. 16-5
Aspect en mode B d'un thrombus autour d'un cathéter intraveineux mis en place dans une veine jugulaire.

ÉCHOGRAPHIE ENDOVASCULAIRE

Les progrès technologiques sont rapides et l'on dispose actuellement de cathéters très fins, de 3,5 F et de sondes haute fréquence de 20 MHz pour le mode B et le Doppler couleur. L'échographie endovasculaire est de plus en plus utilisée lors d'interventions sur les vaisseaux artériels ou veineux périphériques ainsi que sur les artères coronaires, afin de bien repérer la lumière vasculaire, la paroi, les afférences, les branches de division vasculaires et les structures avoisinantes. Ces techniques évitent l'irradiation et la toxicité liée aux produits de contraste, inhérentes aux techniques radiologiques classiques sous contrôle fluoroscopique. L'échographie endovasculaire requiert un équipement supplémentaire, du personnel, des sondes jetables, mais peut avoir un excellent rapport coût/efficacité. En ce qui concerne la maladie vasculaire périphérique, elle a été utilisée dans plusieurs indications.

INTERVENTIONS POUR LÉSIONS ARTÉRIELLES STÉNOSANTES OU OCCLUSIVES

L'échographie endovasculaire permet :

- de visualiser une anatomie complexe et d'« éclaircir » des anomalies constatées lors d'artériographies ;
- de déterminer si une plaque est calcifiée ou non, excentrée ou circonférentielle ;
- de mesurer exactement les diamètres artériels et l'étendue de la maladie afin de choisir la taille la plus appropriée du ballon d'angioplastie ;
- de confirmer l'expansion complète et la fixation à la paroi artérielle d'un stent ;
- de détecter une rupture artérielle, des flaps intimaux ou une dissection après dilatation par ballon ;
- de montrer des flaps résiduels ou un thrombus après endartériectomie.

L'échographie endovasculaire a été utilisée en postopératoire pour évaluer des récidives tardives d'athérosclérose ou des hyperplasies néo-intimales.

RÉPARATION ENDOVASCULAIRE DES ANÉVRISMES

L'échographie endovasculaire mesure de façon précise les diamètres aortiques pour sélectionner les endoprothèses de calibre adapté, concourant ainsi à réduire la fréquence des ruptures de type I (voir chapitre 8). Elle modifie le choix de la taille du greffon chez approximativement un tiers des patients pour lesquels la taille avait été calculée d'après un scanner préopératoire. L'échographie endovasculaire permet de suivre l'évolution sans recourir à l'artériographie pour vérifier que les orifices artériels rénaux ou suprarénaux ne sont pas recouverts et pour détecter les fuites potentielles.

TRAITEMENT ENDOVASCULAIRE DES DISSECTIONS AORTIQUES

La réparation endovasculaire des anévrismes et la fenestration du flap de dissection améliorent la perfusion vasculaire dans le but de lever l'ischémie viscérale ou périphérique, d'occlure l'orifice d'entrée intimal, de diminuer la pression et d'initier la thrombose du faux chenal qui réduit le risque de dilatation anévrismale. L'échographie endovasculaire est utilisée en association à d'autres techniques d'imagerie pour déterminer le stade de la dissection après stabilisation initiale. Elle permet de guider l'insertion d'une endoprothèse et de choisir le site de fenestration.

DIAGNOSTIC ET TRAITEMENT ENDOVASCULAIRE DES COMPRESSIONS DE LA VEINE CAVE OU DES VEINES ILIAQUES

L'échographie endovasculaire peut être utilisée pour le diagnostic des compressions extrinsèques des gros vaisseaux, des sténoses veineuses intrinsèques et de thrombose associée, ainsi que pour guider la mise en place d'une aiguille de cathéter lors du traitement endovasculaire par dilatation au ballonnet ou stent.

MISE EN PLACE DE FILTRE CAVE INFÉRIEUR

L'échographie endovasculaire peut être utilisée pour guider la mise en place, en réanimation, d'un filtre cave inférieur. Un seul site de ponction au pli de l'aine est réalisé tant pour l'échographie endovasculaire que pour la mise en place du filtre. L'échographie endovasculaire montre les gros troncs veineux, la thrombose, et évalue le diamètre de la veine cave inférieure ainsi que la localisation idéale pour la mise en place du filtre, et ce sans avoir recours aux produits de contraste.

Lectures recommandées

Gent R. Applied physics and technology of diagnostic ultrasound. Available from : Department of Paediatric Ultrasound, Women's and Children's Hospital. Adelaide : Australie ; 1997. 5006.

Hobson RW, Wilson SE, Veith FJ. Vascular surgery : Principles and practice, 3rd ed. New York : Marcel Dekker ; 2003.

Strandness DE. Duplex scanning in vascular disorders, 2nd ed. Philadelphie : Lippincott, Williams and Wilkins ; 2001.

Zwibel WJ. Introduction to vascular ultrasonography, 5th ed. Philadelphie : WB Saunders ; 2004.

Index

A

B

C

D

E

F

G

N

O

P

Q

R

S

T

U

V

406448 - (I) - (2) - CSB90° - EXE

ELSEVIER MASSON S.A.S.
62, rue Camille-Desmoulins
92442 Issy-les-Moulineaux Cedex
Dépôt légal : septembre 2007

Achevé d'imprimer sur les presses de
SNEL Grafics sa
Z.I. des Hauts-Sarts - Zone 3
Rue Fond des Fourches 21 – B-4041 Vottem (Herstal)
Tél +32 (0)4 344 65 60 - Fax +32 (0)4 286 99 61
septembre 2007 — 42451

Imprimé en Belgique